Sperimentazione e registrazione dei radiofarmaci

Giovanni Lucignani (a cura di)

Sperimentazione e registrazione dei radiofarmaci

Normative e procedure

Con la collaborazione di
Maria Nicotra
e Annarita Meneguz

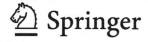 Springer

a cura di

Giovanni Lucignani
Dipartimento di Scienze della Salute
Università degli Studi di Milano
UO Medicina Nucleare e
Dipartimento dei Servizi Diagnostici
Azienda Ospedaliera San Paolo, Milano

con la collaborazione di

Maria Nicotra
Ufficio Valutazione e Autorizzazione
Area 2 Registrazione
Agenzia Italiana del Farmaco, Roma

Annarita Meneguz
Reparto di Valutazione Preclinica dei Farmaci
e Sperimentazioni Cliniche di Fase I
Dipartimento del Farmaco
Istituto Superiore di Sanità, Roma

ISBN 978-88-470-2873-9

ISBN 978-88-470-2874-6 (eBook)

DOI 10.1007/978-88-470-2874-6

© Springer-Verlag Italia 2013

9 8 7 6 5 4 3 2 1   2013   2014   2015   2016

Layout copertina: Ikona S.r.l., Milano

Realizzazione editoriale: Scienzaperta S.n.c., Novate Milanese (MI)
Stampa: Printer Trento S.r.l., Trento

Springer-Verlag Italia S.r.l., Via Decembrio 28, I-20137 Milano
Springer fa parte di Springer Science+Business Media (www.springer.com)

Presentazione

Sin dall'antichità il farmaco è stato considerato nella sua duplice natura di preziosa risorsa, in grado di assicurare o perlomeno mantenere la salute del singolo e della collettività e, contestualmente, di strumento potenzialmente nocivo o addirittura tossico, laddove non persino inutile. La ricerca, che nel corso dei secoli ha avuto la finalità di scoprire nuovi farmaci sempre più efficaci e mirati, ha permesso di passare dalle primordiali miscele di sostanze naturali vantate come panacea per ogni male ai più recenti e innovativi farmaci, in grado di permettere terapie sempre più personalizzate.

La lunga strada percorsa da rimedio empirico a farmaco di qualità, sicuro ed efficace, è stata segnata da errori e frustranti insuccessi, ma anche da invenzioni, che hanno contribuito a debellare gravi patologie e a migliorare in modo significativo la qualità della vita di molti malati ed ha visto interventi da parte del legislatore, sempre mirati alla tutela del malato, grazie alla corretta applicazione di un complesso sistema di norme e di linee guida tecnico-scientifiche e regolatorie, che necessitano di un costante aggiornamento.

Questo libro costituisce il primo tentativo in Italia di una elaborazione organica della complessa materia che regola lo sviluppo, l'immissione in commercio e l'uso clinico dei radiofarmaci ed è volto a fornire un riferimento il più possibile completo non solo per gli addetti ai lavori, ma anche per coloro che desiderano affrontare in maniera consapevole tali ambiti di attività. L'intrinseco valore scientifico, infatti, suscita grande attenzione attorno a questa materia, non solo nel mondo della Medicina Nucleare, ma anche in altri settori accademici ed industriali, dove è legittimamente elevato l'interesse per nuovi e sempre più specifici strumenti clinici. I radiofarmaci sono utilizzati, oltre che a scopo terapeutico, a scopo diagnostico, per curare o rilevare e caratterizzare processi patologici o normali funzioni biologiche, ma sono anche sempre più spesso impiegati nella ricerca di base e in quella applicata. Il numero dei centri PET nel mondo è in costante aumento, come pure il numero di compagnie farmaceutiche, che utilizzano prodotti radiomarcati nel periodo di scoperta e valutazione di nuovi prodotti. Il futuro è rappresentato da radiofarmaci altamente specifici in natura, che possano servire come strumenti per la ricerca e per applicazioni cliniche.

Ci piace pensare che una migliore conoscenza della normativa, che regola questi prodotti, possa contribuire alla definizione di un nuovo paradigma per lo sviluppo accelerato di radiofarmaci innovativi, che integri le esigenze dei medici nucleari e quelle della ricerca farmaceutica, ma che tenga anche conto del ritmo accelerato di avanzamento scientifico imposto dalla post-genomica e dalla comprensione dei meccanismi biologici alla base della malattia. Anche se molta ricerca viene effettuata in vitro, ciò che alla fine deve essere compreso è l'effetto nell'organismo vivente dei mammiferi, inclusi i pazienti, che sono l'unico vero modello di malattia umana.

Ci auguriamo che questo libro, scritto dagli autori dei vari capitoli con grande attenzione alle regole, ma anche con passione, si riveli un utile strumento destinato a colmare le lacune presenti in questo settore.

Roma, febbraio 2013   Enrico Garaci
                                                   Presidente Istituto Superiore di Sanità

                                                                                  Luca Pani
                                        Direttore Generale Agenzia Italiana del Farmaco

Prefazione

Con l'entrata in vigore delle Norme di Buona Preparazione dei Radiofarmaci per Medicina Nucleare (NBP-MN), nel luglio 2011 si è verificata una svolta epocale, con un impatto culturale e tecnologico senza precedenti, sulla formazione del personale medico, farmacista, tecnico e infermieristico e sulla pratica della medicina nucleare in Italia.

L'Associazione Italiana di Medicina Nucleare e Imaging Molecolare (AIMN) ha affrontato questa sfida impegnandosi in un articolato programma di formazione e aggiornamento per i professionisti della disciplina, avviato nel corso dell'anno 2009, e pubblicando nel marzo 2011 il volume *La qualità nella preparazione dei radiofarmaci*. In quel volume – che rappresenta un fondamentale strumento di riferimento per la pratica clinica – sono compendiati i diversi aspetti relativi alla normativa sulla produzione dei radiofarmaci, alla gestione delle tecnologie e al controllo dei processi ai fini del mantenimento di elevati standard di qualità e sicurezza nella pratica corrente.

Nel solco della strategia di continua crescita professionale e scientifica di tutti coloro che operano nella medicina nucleare e con la volontà di perseguire con costanza il rafforzamento della propria identità e del proprio ruolo, l'AIMN ha deliberato la pubblicazione di questo secondo volume, dedicato alla sperimentazione e alla registrazione dei radiofarmaci, che vede la luce dopo una preparazione necessariamente lunga. Tale decisione deriva dall'attenzione che l'AIMN ha sempre dedicato all'evoluzione della sperimentazione, della produzione e dell'uso dei radiofarmaci, nella consapevolezza che la sperimentazione clinica di e con nuovi radiofarmaci sia indispensabile per la crescita della disciplina. Il volume è anche il risultato tangibile di una strategia di costante e proficua collaborazione con le principali istituzioni nazionali che svolgono un ruolo nel controllo e nella valutazione dei farmaci, inclusi naturalmente i radiofarmaci: l'Istituto Superiore di Sanità e l'Agenzia Italiana del Farmaco.

Questo volume pone le basi per un rilancio – nell'ambito di un quadro normativo stringente ma divenuto più chiaro – della sperimentazione in medicina nucleare in Italia. In un momento in cui l'investimento in ricerca rappresenta un fattore decisivo per l'uscita da una crisi economico-finanziaria globale, il volume vuole anche rappresentare uno strumento, un supporto e, soprattutto, uno stimolo all'innovazione e alla ricerca di nuove sostenibili vie per l'ottimizzazione delle procedure diagnostiche e terapeutiche con radiofarmaci attraverso una collaborazione tra gli specialisti operanti in ambito ospedaliero e accademico, le imprese del settore e gli enti regolatori.

Lo spirito di collaborazione, che è alla base di una crescita ordinata della nostra disciplina, ha anche caratterizzato la stesura dei capitoli e ha costituito un fondamentale momento di conoscenza reciproca e incontro tra il mondo della medicina nucleare e gli enti regolatori. Il confronto non si è sviluppato in astratto, ma attraverso il dialogo – inizialmente guardingo, ma ora sereno e costruttivo – tra persone con diverse competenze ma con un comune obiettivo: il perseguimento della salute del paziente in modo sostenibile e sicuro. L'apertura al dialogo e la conoscenza diretta tra persone ha consentito di superare la rigida interlocuzione tra figure istituzionali anonime. Grazie alla continua interazione e alla necessaria puntualizzazione, i capitoli del volume hanno anche acquistato un valore "autobiografico" per la medicina nucleare, proiettandone verso le discipline affini e complementari, e verso l'esterno, un'immagine veritiera. Dalla pluralità dei contributi scaturisce l'immagine di una scienza diagnostica e terapeutica con altissimo valore tecnologico e metodologico, che svolge oggi un ruolo cruciale in una delle aree di frontiera più avanzate, quella della medicina personalizzata, basata su un approccio molecolare alla diagnosi e al trattamento.

Il volume non sarebbe stato possibile senza il concorso dell'Agenzia Italiana del Farmaco e dell'Istituto Superiore di Sanità e di tutti gli autori che hanno contribuito – con fatica, ma anche con tenacia e determinazione – alla sua realizzazione.

Un riconoscimento particolare va alle colleghe Annarita Meneguz e Maria Nicotra, che hanno rivisto tutti i capitoli, elucidando aspetti di difficile interpretazione, chiarendo concetti e districandosi tra norme talora di non facile integrazione; senza il loro impegno questo volume non avrebbe visto la luce. Si ringrazia inoltre Marco Martorelli per la scrupolosa revisione editoriale del testo.

L'auspicio è che questo volume possa essere un riferimento per rafforzare in Italia, in un nuovo clima di collaborazione, una politica di sviluppo della ricerca con radiofarmaci. In questo campo il nostro Paese ha saputo dare importanti contributi, cui è seguita una fase di stallo per la scarsa chiarezza e il fraintendimento delle regole e dei ruoli, divenuti finalmente più chiari anche nel corso dell'elaborazione stessa di questo testo.

A tutti noi spetta il compito, come sempre, di sfruttare un'opportunità.

Milano, febbraio 2013   Giovanni Lucignani
                                                                                                                     Presidente AIMN

Indice

Gli indirizzi internet citati nel testo e nelle bibliografie dei capitoli sono stati verificati nel mese di gennaio 2013.

Elenco degli Autori

Lisa Bodei
Terapia Radiometabolica
Divisione di Medicina Nucleare
Istituto Europeo di Oncologia, Milano

Francesco Bonetto
Direzione Generale della Prevenzione
Dipartimento della Sanità Pubblica
e dell'Innovazione
Ministero della Salute, Roma

Stefano Boschi
Struttura Semplice Radiofarmacia PET
UO Medicina Nucleare
Policlinico S.Orsola-Malpighi, Bologna

Maria F. Cometa
Reparto di Valutazione Preclinica dei Farmaci
e Sperimentazioni Cliniche di Fase I
Dipartimento del Farmaco
Istituto Superiore di Sanità, Roma

Alessandro D'Arpino
Servizio Farmaceutico
Azienda Ospedaliera di Perugia, Perugia

Angela Del Vecchio
Unità Ispezioni di Farmacovigilanza
Agenzia Italiana del Farmaco, Roma

Adriano Duatti
Sezione di Medicina Nucleare
Dipartimento di Scienze Chirurgiche
Anestesiologiche e Radiologiche
Università di Ferrara, Ferrara

Paola A. Erba
Dipartimento di Oncologia, dei Trapianti
e delle Nuove Tecnologie in Medicina
Università di Pisa, Pisa

Fulvia Fabi
Dipartimento del Farmaco
Istituto Superiore di Sanità, Roma

Umberto Filibeck
UNICRI Consultant

Alessandro Giordano
UOC Medicina Nucleare
Dipartimento di Scienze Radiologiche
Policlinico Universitario A. Gemelli
Università Cattolica del S. Cuore, Roma

Laura Giuliani
Ufficio Valutazione e Autorizzazione
Area 2 Registrazione
Agenzia Italiana del Farmaco, Roma

Gianluca Gostoli
Dipartimento del Farmaco
Istituto Superiore di Sanità, Roma

Marcello Leopoldo
Dipartimento Farmaco-Chimico
Università degli Studi di Bari A. Moro, Bari

Anna Rosa Marra
Ufficio Valutazione e Autorizzazione
Area 2 Registrazione
Agenzia Italiana del Farmaco, Roma

Annarita Meneguz
Reparto di Valutazione Preclinica dei Farmaci
e Sperimentazioni Cliniche di Fase I
Dipartimento del Farmaco
Istituto Superiore di Sanità, Roma

Paola Minghetti
Dipartimento di Scienze Farmaceutiche
Università degli Studi di Milano, Milano

Rosa M. Moresco
Dipartimento di Scienze Chirurgiche
Università degli Studi di Milano
Centro PET Ciclotrone
Ospedale San Raffaele, Milano

Maria Nicotra
Ufficio Valutazione e Autorizzazione
Area 2 Registrazione
Agenzia Italiana del Farmaco, Roma

Roberto Perrone
Facoltà di Farmacia
Università degli Studi di Bari A. Moro, Bari

Alberto Pupi
Sezione di Medicina Nucleare
Dipartimento di Fisiopatologia Clinica
Università degli Studi di Firenze, Firenze

Claudio Rossetti
Dipartimento Tecnologie Avanzate
Diagnostico Terapeutiche
Ospedale Niguarda Ca' Granda, Milano

Piero A. Salvadori
Istituto di Fisiologia Clinica
Consiglio Nazionale delle Ricerche, Pisa

Massimo Salvatori
UOC Medicina Nucleare
Dipartimento di Scienze Radiologiche
Policlinico Universitario A. Gemelli
Università Cattolica del S. Cuore, Roma

Monica Santimaria
Ufficio Valutazione e Autorizzazione
Area 2 Registrazione
Agenzia Italiana del Farmaco, Roma

Riccardo Schiavo
UO Medicina Nucleare
Ospedale Belcolle
AUSL Viterbo, Viterbo

Isabella Sestili
Dipartimento del Farmaco
Istituto Superiore di Sanità, Roma

Carlo Tomino
Ufficio Ricerca e Sperimentazione Clinica
Area Pre-Autorizzazione
Agenzia Italiana del Farmaco, Roma

Carmela Zappalà
Ufficio Valutazione e Autorizzazione
Area 2 Registrazione
Agenzia Italiana del Farmaco, Roma

Perché sperimentare e registrare i radiofarmaci?

1

M. Nicotra, A. Meneguz, A.R. Marra

1.1
Introduzione

Nel contesto normativo-regolatorio costruito per garantire la disponibilità di medicinali di qualità, sicuri ed efficaci, sono stati inseriti tra la fine degli anni Ottanta e i primi anni Novanta i radiofarmaci, composti già da tempo utilizzati nella pratica clinica e sottoposti alle norme radioprotezionistiche, che non sempre sono oggetto di adeguato interesse da parte dell'industria, a causa delle loro proprietà intrinseche. Questi medicinali possiedono infatti alcune caratteristiche peculiari, che li differenziano significativamente dai farmaci convenzionali. In particolare, la natura radioattiva, la limitata validità dipendente dall'emivita spesso breve del radionuclide (che complica la logistica) e le quantità somministrate molto basse (che richiedono talvolta produzioni esigue o addirittura su base di dose individuale) limitano in alcuni casi il mercato di interesse e non favoriscono gli investimenti industriali necessari; per poter essere utilizzati in clinica, molti radiofarmaci richiedono quindi la preparazione su piccola scala direttamente negli ospedali. Queste peculiarità rendono sicuramente più difficile l'applicazione dello stesso quadro giuridico dei farmaci convenzionali, generalmente fabbricati su grande scala da parte dei produttori.

Specialmente con l'avvento della tomografia a emissione di positroni (PET), che si basa sull'impiego di radionuclidi con breve emivita, la necessità di norme specifiche è diventata evidente, anche in considerazione del fatto che, a tutt'oggi, la pratica corrente

Sperimentazione e registrazione dei radiofarmaci. Giovanni Lucignani (a cura di)
DOI: 10.1007/978-88-470-2874-6_1 © Springer-Verlag Italia 2013

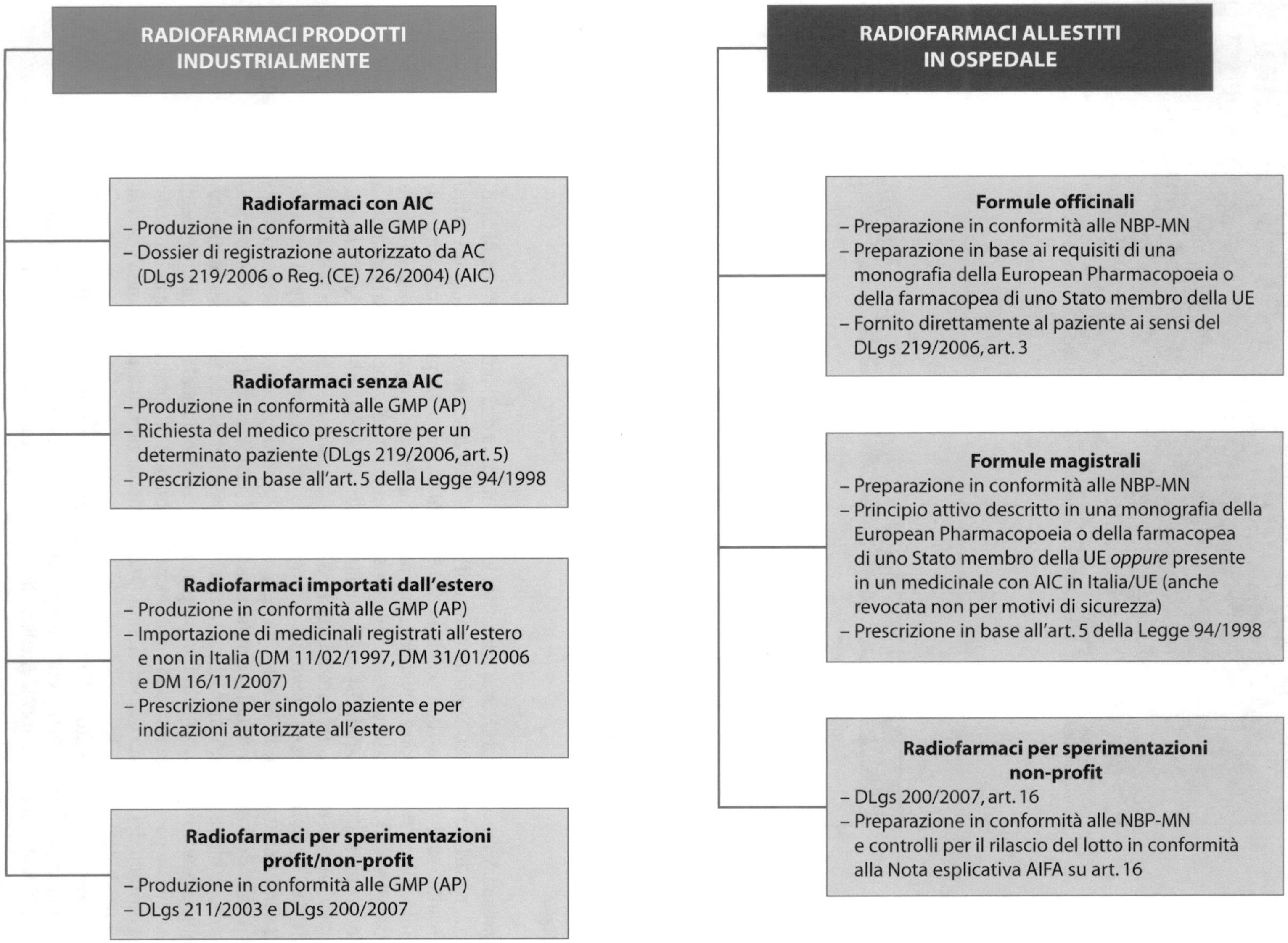

RADIOFARMACI ALLESTITI IN OSPEDALE

Formule officinali
– Preparazione in conformità alle NBP-MN
– Preparazione in base ai requisiti di una monografia della European Pharmacopoeia o della farmacopea di uno Stato membro della UE
– Fornito direttamente al paziente ai sensi del DLgs 219/2006, art. 3

Formule magistrali
– Preparazione in conformità alle NBP-MN
– Principio attivo descritto in una monografia della European Pharmacopoeia o della farmacopea di uno Stato membro della UE *oppure* presente in un medicinale con AIC in Italia/UE (anche revocata non per motivi di sicurezza)
– Prescrizione in base all'art. 5 della Legge 94/1998

Radiofarmaci per sperimentazioni non-profit
– DLgs 200/2007, art. 16
– Preparazione in conformità alle NBP-MN e controlli per il rilascio del lotto in conformità alla Nota esplicativa AIFA su art. 16

RADIOFARMACI PRODOTTI INDUSTRIALMENTE

Radiofarmaci con AIC
– Produzione in conformità alle GMP (AP)
– Dossier di registrazione autorizzato da AC (DLgs 219/2006 o Reg.(CE) 726/2004) (AIC)

Radiofarmaci senza AIC
– Produzione in conformità alle GMP (AP)
– Richiesta del medico prescrittore per un determinato paziente (DLgs 219/2006, art. 5)
– Prescrizione in base all'art. 5 della Legge 94/1998

Radiofarmaci importati dall'estero
– Produzione in conformità alle GMP (AP)
– Importazione di medicinali registrati all'estero e non in Italia (DM 11/02/1997, DM 31/01/2006 e DM 16/11/2007)
– Prescrizione per singolo paziente e per indicazioni autorizzate all'estero

Radiofarmaci per sperimentazioni profit/non-profit
– Produzione in conformità alle GMP (AP)
– DLgs 211/2003 e DLgs 200/2007

Fig. 1.1 Nella pratica clinica il Medico Nucleare può ricorrere sia a radiofarmaci prodotti industrialmente (*a sinistra*) sia a radiofarmaci allestiti in ospedale (*a destra*). I riferimenti normativi citati sono approfonditi in specifici capitoli di questo volume

in Europa non è armonizzata nei diversi Stati membri. Le sfide principali, a questo proposito, riguardano gli standard di qualità per la preparazione su piccola scala, i requisiti di qualità per le preparazioni usate nella pratica corrente e a fini sperimentali, le norme di autorizzazione all'uso clinico, la formazione del personale e l'adeguamento delle indicazioni autorizzate alla pratica clinica corrente da parte dei titolari di autorizzazione all'immissione in commercio (AIC). Quest'ultimo aspetto – che non è limitato solo ai radiofarmaci – favorisce inevitabilmente un incremento dell'uso *off label*, con conseguente riduzione delle garanzie per il paziente, ma anche per l'utilizzatore finale, costretto ad assumersi personalmente la responsabilità della valutazione della sicurezza e dell'efficacia del medicinale e del profilo rischio/beneficio.

1.2
I percorsi regolatori possibili per la scelta consapevole e l'uso corretto dei radiofarmaci

Questo volume si propone di illustrare in maniera organica ed esaustiva il complesso apparato normativo regolatorio, in cui ricadono i radiofarmaci. A tal fine, è sembrato opportuno sgombrare il campo da interpretazioni errate e fornire chiarimenti sulla corretta applicazione della normativa in materia di radiofarmaci, affinché la loro preparazione e il loro uso clinico rispettino i requisiti di qualità, sicurezza ed efficacia nella tutela sia del paziente sia del personale sanitario che li utilizza.

La Fig. 1.1 illustra le tipologie di radiofarmaci disponibili per il Medico Nucleare, mentre la Fig. 1.2 riporta uno schema decisionale per il loro corretto uso clinico.

Si è scelto di porre la necessità clinica come punto di partenza dell'albero decisionale poiché tale approccio appare il più idoneo a fornire una visione d'insieme, in grado di illustrare tutte le opzioni regolatorie consentite dalla normativa vigente.

Di fronte a una determinata necessità individuata dal medico, la prima domanda da porsi, in relazione allo specifico quesito clinico, è se sia possibile utilizzare un radiofarmaco nelle condizioni cliniche (indicazione, posologia, modo e via di somministrazione ecc.) autorizzate, definite quindi *on label*.

Nel caso la risposta sia affermativa, la prima scelta dovrebbe ricadere su un radiofarmaco autorizzato. Infatti, come previsto dalla normativa vigente, il rilascio dell'AIC avviene in seguito a un approfondito e rigoroso processo di valutazione dei dati tecnici e scientifici prodotti dalle aziende nei loro dossier di registrazione da parte delle Autorità regolatorie istituite a tale scopo, tra le quali l'Agenzia Italiana del Farmaco (AIFA) in Italia, la European Medicines Agency (EMA) in Europa, la Food and Drug Administration (FDA) negli Stati Uniti (vedi Cap. 12). Il rilascio dell'AIC garantisce quindi per un dato medicinale i requisiti di qualità, sicurezza ed efficacia e il documento che riassume e certifica tali dati è il Riassunto delle Caratteristiche del Prodotto (RCP), parte integrante dell'autorizzazione del medicinale e redatto in conformità ai dati presentati dall'azienda nel proprio dossier. Il rilascio dell'AIC presuppone l'autorizzazione alla produzione (AP) delle officine coinvolte in ogni fase del processo produttivo, rilasciata a seguito di visita ispettiva da parte dell'Autorità Competente, per valutare che la produzione avvenga in conformità ai requisiti delle Buone Pratiche di Fabbricazione (GMP, Good Manufacturing Practice). I requisiti di qualità del medicinale sono soddisfatti non solo dalla conformità del processo produttivo alle GMP, ma anche dalla conformità della

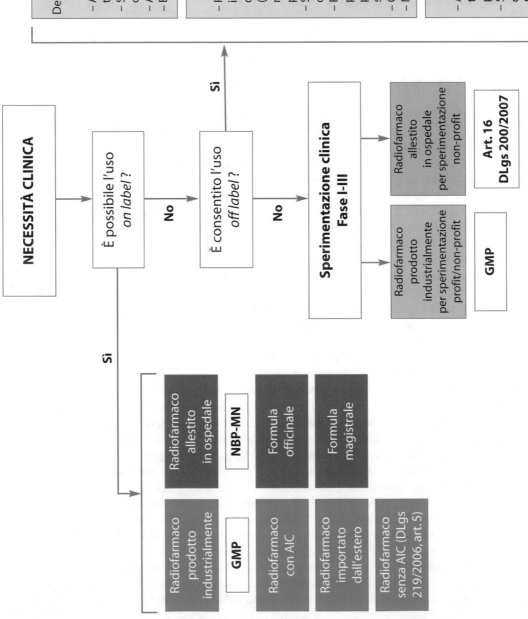

Fig. 1.2 Albero decisionale dei percorsi a disposizione del Medico Nucleare per una scelta consapevole del corretto uso clinico del radiofarmaco prodotto industrialmente o allestito in ospedale

relativa parte del dossier di registrazione alle linee guida e alla normativa di settore (vedi Cap. 2).

La qualità è sicuramente un requisito imprescindibile per la garanzia di sicurezza ed efficacia del medicinale. Tuttavia, la sicurezza dimostrata nel dossier di registrazione è strettamente correlata all'uso clinico proposto dall'Azienda richiedente l'AIC, dimostrato nel dossier di registrazione mediante studi clinici effettuati in conformità alle Norme di Buona Pratica Clinica (GCP, Good Clinical Practice) e a tutte le pertinenti linee guida di settore e autorizzato dall'Autorità Competente. Ciò significa che – con il rilascio dell'AIC – un'Autorità regolatoria garantisce che sono soddisfatti i requisiti di qualità, sicurezza ed efficacia; qualunque utilizzo del medicinale al di fuori delle condizioni autorizzate non offre tale garanzia al paziente, che ha il diritto di ricevere il miglior trattamento disponibile (diagnostico o terapeutico che sia), a meno che non sussistano le condizioni previste dalla normativa vigente per un uso off label del medicinale (vedi Cap. 13).

Qualora il radiofarmaco che risponde al quesito clinico posto non sia autorizzato in Italia, è possibile importarlo da un Paese estero dove sia regolarmente autorizzato e commercializzato in base al DM 11 febbraio 1997 [1], così come modificato dal DM 31 gennaio 2006 [2] e dal DM 16 novembre 2007 [3]. In tal caso, il medico è tenuto a inviare al Ministero della Salute e all'ufficio doganale di competenza, che deve autorizzare l'importazione del farmaco, la documentazione prevista dall'art. 2 del DM 11 febbraio 1997. L'importazione di tali medicinali è giustificata da oggettivi caratteri di eccezionalità, richiede l'assenza di valide alternative cliniche e l'impiego per un determinato paziente e nelle condizioni di uso autorizzate nel Paese di provenienza, per trattamenti non superiori a trenta giorni e sotto la diretta responsabilità del medico prescrittore.

In deroga al Titolo III del DLgs 219/2006 [4], che disciplina l'immissione in commercio di medicinali per uso umano, l'art. 5 dello stesso decreto consente, in casi giustificati ed eccezionali, la produzione industriale di medicinali su richiesta, scritta e non sollecitata, del medico a ciò ritenuto idoneo dalle norme in vigore, il quale si impegna a utilizzare i suddetti medicinali su un determinato paziente proprio o afferente alla struttura in cui opera, sotto la sua diretta e personale responsabilità. A tale ipotesi si applicano, ai fini della prescrizione, le disposizioni previste per le preparazioni magistrali dall'art. 5 della Legge 8 aprile 1998, n. 94 [5]. L'interpretazione più corretta di tale norma appare quella per la quale tali medicinali – essendo permessi dalla normativa citata solo limitatamente a un determinato paziente per esigenze cliniche particolari, dietro assunzione di responsabilità del medico prescrittore, e nel caso di prescrizione per indicazioni non autorizzate anche previo consenso informato del paziente – non possono essere commercializzati e tantomeno formare oggetto di gara pubblica.

La normativa attuale consente, al di fuori dell'ambito di applicazione della Direttiva 2001/83/CE [6], e di conseguenza del DLgs 219/2006, la preparazione di un medicinale secondo formula officinale o magistrale. L'art. 3 del DLgs 219/2006 definisce "formule officinali" i medicinali preparati in farmacia in base alle indicazioni della European Pharmacopoeia o delle Farmacopee nazionali in vigore negli Stati membri dell'Unione Europea e destinati a essere forniti direttamente ai pazienti serviti da tale farmacia. Ai fini della preparazione, devono essere soddisfatte tutte le specifiche di qualità definite dalla pertinente monografia di farmacopea, nonché i requisiti di qualità previsti dalle Norme di Buona Preparazione dei Medicinali in Farmacia (NBP-F) [7] riportate nella Farmacopea Ufficiale Italiana (FUI) e – per estensione interpretativa ai radiofarmaci allestiti nelle Medicine Nucleari – dalle Norme di Buona Preparazione per Medicina

Nucleare (NBP-MN) [8], riportate nella FUI ed entrate in vigore il 1 luglio 2011. L'art. 3 del DLgs 219/2006 definisce "formule magistrali" i medicinali preparati in farmacia in base a una prescrizione medica destinata a un determinato paziente. Anche in questo caso, ai fini della preparazione, devono essere soddisfatti i requisiti di qualità previsti dalle NBP-F e dalle NBP-MN e, ai fini della prescrizione, quanto previsto dall'art. 5 della Legge 94/1998.

La regolamentazione di tali preparazioni allestite in farmacia e/o in ospedale presenta indubbiamente delle lacune. L'art. 3 del DLgs 219/2006 sopra citato rinvia, ai fini della prescrizione, a una norma primaria nazionale (Legge 94/1998), che reca disposizioni in materia di sperimentazioni cliniche in campo oncologico, oltre a misure in materia sanitaria. L'art. 5 della Legge 94/1998 disciplina la prescrizione delle preparazioni magistrali, limitandola espressamente alle preparazioni che sono a base di principi attivi descritti nelle farmacopee dei Paesi dell'Unione Europea o contenuti in medicinali prodotti industrialmente, il cui commercio, in Italia o in altro Paese dell'Unione Europea, è autorizzato (AIC) o è stato autorizzato (purché, nel secondo caso, l'AIC non sia stata revocata o non confermata per motivi attinenti ai rischi d'impiego del principio attivo). L'applicazione di tale articolo alle preparazioni magistrali di radiofarmaci, sulla base di un'AIC rilasciata per medicinale autorizzato a base dello stesso principio attivo, pur non essendo espressamente vietata, può presentare potenziali problemi legati alla qualità della preparazione da somministrare: per i radiofarmaci, infatti, nella maggior parte dei casi non è presente un principio attivo separato da utilizzare per la produzione del prodotto finito, al contrario di quanto generalmente accade per i farmaci convenzionali, per la maggior parte dei quali è disponibile un documento tecnico relativo al processo di produzione, ai requisiti di qualità e ai controlli analitici, che viene valutato da una Autorità regolatoria in sede di rilascio di un'AIC (Drug Master File).

Un ulteriore aspetto problematico in questi casi è relativo al fatto che – non essendo disponibile un documento pubblico, che riporti i requisiti di qualità cui attenersi nella preparazione, equivalente dal punto di vista regolatorio a una monografia di farmacopea – manca lo strumento per verificare che il radiofarmaco allestito in ospedale garantisca un profilo in termini di qualità, sicurezza ed efficacia sovrapponibile a quello del radiofarmaco autorizzato da un'Autorità regolatoria a seguito di valutazione del dossier. Inoltre, qualora la preparazione magistrale non sia prescritta per un'indicazione corrispondente a quella del medicinale industriale autorizzato a base dello stesso principio attivo, e quindi sia utilizzata per un uso clinico off label, il comma 3 dell'art. 5 della Legge 94/1998 stabilisce espressamente che il medico deve sempre ottenere il consenso del paziente prima del trattamento e specificare nella ricetta le esigenze particolari, che giustificano il ricorso alla prescrizione del magistrale. Appare quindi evidente che l'applicazione di tale articolo alle preparazioni magistrali – in particolare quando effettuate sulla base di un'AIC rilasciata per altro radiofarmaco e per somministrazioni al di fuori delle indicazioni autorizzate – non può essere effettuata automaticamente, ma richiede piuttosto la definizione di procedure specifiche e controllate, oltre a un'esplicita assunzione di responsabilità sia da parte del professionista che prepara il radiofarmaco magistrale, sia da parte del clinico che lo somministra per indicazioni non autorizzate, per le quali assume solo su di sè la valutazione del profilo di sicurezza ed efficacia (vedi Capp. 4 e 13).

Nei casi in cui non sia possibile un uso on label del radiofarmaco necessario, occorre valutare se sia consentito un suo uso off label mediante uno degli strumenti normativi esistenti nella legislazione nazionale, rappresentati in particolare da due norme primarie, la Legge 648/1996 [9] e la Legge 94/1998 [5], e da una norma secondaria, il DM 8/5/2003 [10] (noto anche come "decreto per l'uso compassionevole"). Tra tali norme l'unica che consente l'erogazione del radiofarmaco a totale carico del Servizio Sanitario Nazionale (SSN), qualora siano rispettate le condizioni previste per l'applicazione, è la Legge 648/1996 (integrata dalle Determinazioni AIFA 29/5/2007 [11], 16/10/2007 [12] e 9/12/2008 [13]). I dettagli delle normative che regolano l'uso off label – consentito solo in ambiti rigorosamente definiti e in presenza di studi clinici pubblicati di Fase almeno II – sono illustrati nel Cap. 13.

Qualora non sia applicabile nessuna delle norme sopra citate, e quindi non sia consentito l'uso off label, è necessario attivare una sperimentazione clinica di Fase I, II o III.

La produzione e l'importazione di medicinali sottoposti a sperimentazione clinica (Investigational Medicinal Product o IMP) sono disciplinate dall'art. 8 del DLgs 200/2007 [14], che stabilisce per l'autorizzazione alla fabbricazione o all'importazione gli stessi requisiti già previsti dall'art. 13 del DLgs 211/2003 [15] per tali medicinali, sancendo definitivamente che l'autorizzazione alla fabbricazione e all'importazione degli IMP deve essere rilasciata dall'AIFA in conformità a quanto previsto dal Titolo IV del DLgs 219/2006, previa verifica ispettiva diretta ad accertare che la produzione avvenga in conformità alle GMP.

In deroga a quanto previsto dall'art. 8 sopra citato, l'art. 16 del DLgs 200/2007 consente che i laboratori per la preparazione di radiofarmaci per medicina nucleare operanti in strutture ospedaliere pubbliche o a esse equiparate siano autorizzati alla produzione di medicinali per sperimentazione anche in assenza delle condizioni previste dall'art. 13, comma 2, del DLgs 211/2003, che stabilisce che il titolare dell'autorizzazione alla fabbricazione deve disporre in maniera permanente e continua di una Persona Qualificata, tenuta a vigilare affinché i medicinali per sperimentazione siano prodotti e controllati secondo i requisiti di GMP stabiliti dalla norma comunitaria e ad attestare che ogni lotto di medicinale sia conforme alle disposizioni previste dallo stesso DLgs 211/2003. Con l'inserimento di tale articolo, il legislatore ha inteso consentire, in ambito ospedaliero e solo per sperimentazioni non a fini di lucro (quindi escludendone la vendita), la preparazione di radiofarmaci sperimentali all'interno dei reparti di Medicina Nucleare in conformità alle NBP-MN [8]. La possibilità di produrre radiofarmaci sperimentali secondo le NBP-MN in siti che non sono Officine Farmaceutiche e in assenza di una Persona Qualificata rappresenta una significativa deroga alla norma che regola la produzione di tutti gli altri medicinali sperimentali; proprio per questo motivo, il legislatore ha mantenuto i compiti attribuiti alla Persona Qualificata previsti dai commi 3, lettera a), e 4 (escluso il secondo periodo) dell'art. 13 del DLgs 211/2003, assegnandoli al Responsabile della Produzione. In proposito, l'AIFA ha pubblicato una Nota esplicativa sull'art. 16 del DLgs 200/2007 [16] allo scopo di fornire agli addetti ai lavori, che intendono eseguire sperimentazioni consentite dall'art. 16, gli elementi di cui tenere conto per le parti non coperte dalle NBP-MN e richieste dal citato richiamo all'art. 13 del DLgs 211/2003.

Le sperimentazioni con radiofarmaci rappresentano una sfida importante, poiché la Direttiva 2001/20/CE [17] ha introdotto una serie di requisiti generali (tra i quali una documentazione standardizzata) e specifici di qualità farmaceutica molto stringenti; in particolare tale direttiva ha introdotto l'obbligo di produrre secondo GMP tutti i prodotti in investigazione (IMP), compresi i radiofarmaci in investigazione (rIMP), senza distinzioni tra le preparazioni su piccola scala e quelle su grande scala. Successivamente il quadro normativo è stato ulteriormente rafforzato con l'emanazione della Direttiva 2005/28/CE [18], che ha introdotto l'obbligo di un'autorizzazione speciale per la fabbricazione degli IMP.

Queste norme, e le relative linee guida, hanno di fatto reso impossibile sperimentare i radiofarmaci all'interno di studi clinici con le stesse modalità utilizzate prima dell'emanazione della Direttiva 2001/20/CE; tuttavia, nonostante abbiano imposto ai medici nucleari un più complesso percorso per lo sviluppo di nuovi radiofarmaci, esse hanno il grande merito di offrire maggiori garanzie all'Autorità competente e maggiore sicurezza ai partecipanti alle sperimentazioni. Va infatti considerato che, per quanto riguarda le preparazioni per singolo paziente, la maggiore preoccupazione delle autorità regolatorie è come possano essere garantiti i requisiti di qualità in assenza di autorizzazione all'immissione in commercio o alla sperimentazione clinica. Il processo autorizzativo è particolarmente impegnativo, in quanto non riguarda solo gli studi clinici che valutano l'efficacia o la sicurezza di un nuovo radiofarmaco, ma anche quelli nei quali i radiofarmaci vengono utilizzati per monitorare l'efficacia del trattamento con nuovi farmaci o nuove applicazioni. I requisiti e le modalità per una corretta conduzione di sperimentazioni cliniche interventistiche che richiedono l'uso di radiofarmaci in investigazione sono illustrati e discussi nel Cap. 3.

Un cenno particolare richiede infine il DM 17 dicembre 2004 [19], che stabilisce regole generali per l'esecuzione delle sperimentazioni cliniche dei medicinali, con particolare riferimento a quelle volte al miglioramento della pratica clinica. Per un'adeguata applicazione di questo decreto, appare fondamentale il consapevole e corretto lavoro dei Comitati etici, cui è attribuito il compito di stabilire se una sperimentazione rientri o meno tra quelle volte al miglioramento della pratica clinica. Poiché si applicano anche alle sperimentazioni che, pur non essendo finalizzate al miglioramento della pratica clinica, rispondono ai requisiti di cui all'art. 1, comma 2, lettere a-d (vedi Cap. 3, Box 3.1), le disposizioni di questo decreto possono essere applicabili anche a rIMP; va tuttavia ricordato che, in accordo con l'art. 2, commi 1 e 2, del decreto, nel caso di sperimentazioni interventistiche con radiofarmaci non finalizzate al miglioramento della pratica clinica le spese per il radiofarmaco sperimentale e le eventuali spese aggiuntive non possono essere poste a carico del SSN.

1.3
Conclusioni

La risposta a una necessità clinica correttamente individuata potrà risultare adeguata ed efficace per il destinatario finale solo se tutte le figure, che a vario titolo si occupano del radiofarmaco, sono in grado di operare in modo sinergico e pienamente aderente ai requisiti di qualità, sicurezza ed efficacia previsti dalla normativa del settore a garanzia della tutela della salute del malato.

L'attuale quadro normativo e regolatorio di riferimento, che disciplina i molteplici aspetti della vita di un medicinale, dalla sperimentazione alla registrazione e al suo uso clinico, è complesso e, per i radiofarmaci in particolare, non è sempre facile la comprensione e la corretta applicazione di quanto previsto dal legislatore.

L'albero decisionale riportato in questo capitolo introduttivo (vedi Fig. 1.2) illustra schematicamente le tematiche fondamentali trattate nel volume, ponendo al centro dell'interesse generale la tutela della salute del malato e cercando di inquadrare in modo organico:

- la normativa di settore, trattata in maniera esaustiva nei capitoli 2 (Normativa europea e normative nazionali sui radiofarmaci), 3 (Normativa europea e nazionale sui radiofarmaci: la sperimentazione clinica), 4 (Classificazione dei radiofarmaci), 12 (Le procedure di autorizzazione all'immissione in commercio dei medicinali per uso umano) e 13 (Usi off label dei farmaci: quali strumenti normativi?);
- gli aspetti procedurali e di qualità, trattati nei capitoli 5 (I radiofarmaci e la farmacopea), 8 (Le norme di Buona Pratica di Laboratorio), 9 (Le Norme di Buona Pratica Clinica e le responsabilità dello sperimentatore), 10 (La preparazione di un Investigational Medicinal Product Dossier (IMPD) e 11 (Ruolo e funzioni dei Comitati etici nelle sperimentazioni cliniche dei medicinali);
- i requisiti fondamentali per lo sviluppo di nuovi prodotti della ricerca non clinica e clinica, discussi nei capitoli 6 (Sperimentazione preclinica di radiofarmaci) e 7 (Sperimentazioni cliniche con radiofarmaci);
- gli aspetti formativi, trattati nel capitolo 14 (Percorsi formativi e figure professionali nella preparazione dei radiofarmaci), poiché un'adeguata formazione di tutti gli operatori coinvolti è indispensabile per preparare, sperimentare, registrare e utilizzare in modo corretto nella pratica clinica i radiofarmaci.

Bibliografia

1. Decreto del Ministro della Sanità 11 febbraio 1997 Modalità di importazione di specialità medicinali registrate all'estero
2. Decreto del Ministro della Salute 31 gennaio 2006 Modificazioni al decreto 11/2/1997, recante: Modalità di importazione di specialità medicinali registrate all'estero
3. Decreto del Ministro della Salute 16 novembre 2007 Modifica del Decreto 11 febbraio 1997, concernente modalità di importazione di specialità medicinali registrate all'estero
4. Decreto Legislativo 24 aprile 2006, n. 219, Attuazione della direttiva 2001/83/CE (e successive direttive di modifica) relativa ad un codice comunitario concernente i medicinali per uso umano, nonché della direttiva 2003/94/CE
5. Legge 8 aprile 1998, n. 94, Conversione in legge, con modificazioni, del decreto-legge 17 febbraio 1998, n. 23, recante disposizioni urgenti in materia di sperimentazioni cliniche in campo oncologico e altre misure in materia sanitaria
6. Direttiva 2001/83/CE del Parlamento Europeo e del Consiglio del 6 novembre 2001 recante un Codice comunitario relativo ai medicinali per uso umano
7. Farmacopea Ufficiale della Repubblica Italiana, XI ed. Norme di Buona Preparazione in Farmacia
8. Farmacopea Ufficiale della Repubblica Italiana, XII ed. Norme di Buona Preparazione dei Radiofarmaci per Medicina Nucleare
9. Legge 23 dicembre 1996, n. 648, Conversione in legge del decreto-legge 21 ottobre 1996, n. 536, recante misure per il contenimento della spesa farmaceutica e la rideterminazione del tetto di spesa per l'anno 1996
10. Decreto del Ministro della Salute 8 maggio 2003 Uso terapeutico di medicinale sottoposto a sperimentazione clinica
11. Agenzia Italiana del Farmaco - Determinazione 29 maggio 2007 http://www.agenziafarmaco.gov.it/sites/default/files/111.176126.118131378362875ed.pdf
12. Agenzia Italiana del Farmaco - Determinazione 16 ottobre 2007 http://www.agenziafarmaco.gov.it/sites/default/files/determina_161007.pdf

13. Agenzia Italiana del Farmaco - Determinazione 9 dicembre 2008 http://www.agenziafarmaco.gov.it/ sites/default/files/det_091208.pdf

14. Decreto Legislativo 6 novembre 2007, n. 200, Attuazione della direttiva 2005/28/CE recante principi e linee guida dettagliate per la buona pratica clinica relativa ai medicinali in fase di sperimentazione a uso umano, nonché requisiti per l'autorizzazione alla fabbricazione o importazione di tali medicinali

15. Decreto Legislativo 24 giugno 2003, n. 211, Attuazione della direttiva 2001/20/CE relativa all'applicazione della buona pratica clinica nell'esecuzione delle sperimentazioni cliniche di medicinali per uso clinico

16. Agenzia Italiana del Farmaco - Gruppo di lavoro sui radiofarmaci: Nota esplicativa art. 16 D.L.vo 200/2007 Laboratori pubblici per la preparazione di radiofarmaci per medicina nucleare autorizzati alla produzione di radiofarmaci per sperimentazione clinica no profit http://www.aimn.it/lex/ comunicato_AIFA_sperimentazione.pdf

17. Direttiva 2001/20/CE del Parlamento Europeo e del Consiglio del 4 aprile 2001 concernente il ravvicinamento delle disposizioni legislative, regolamentari ed amministrative degli Stati membri relative all'applicazione della buona pratica clinica nell'esecuzione della sperimentazione clinica di medicinali ad uso umano

18. Direttiva 2005/28/CE della Commissione dell'8 aprile 2005 che stabilisce i principi e le linee guida dettagliate per la buona pratica clinica relativa ai medicinali in fase di sperimentazione a uso umano nonché i requisiti per l'autorizzazione alla fabbricazione o importazione di tali medicinali

19. Decreto del Ministro della Salute 17 dicembre 2004 Prescrizioni e condizioni di carattere generale, relative all'esecuzione delle sperimentazioni cliniche dei medicinali, con particolare riferimento a quelle ai fini del miglioramento della pratica clinica, quale parte integrante dell'assistenza sanitaria

Normativa europea e normative nazionali sui radiofarmaci

2

M. Nicotra, C. Rossetti

L'attuale collocazione normativa dei radiofarmaci tra i medicinali risale a poco più di vent'anni fa: solo nel 1989, infatti, la Direttiva 89/343/CEE [1] ha esteso a radiofarmaci, generatori di radionuclidi, kit e precursori di radionuclidi gli stessi obblighi previsti per i prodotti medicinali in materia di produzione, autorizzazione all'immissione in commercio (AIC), distribuzione e uso. Questi composti – noti al mondo clinico sin dagli anni Trenta per le loro proprietà di traccianti radioattivi – erano già sottoposti alle normative relative alla radioprotezione; tuttavia, l'applicazione della complessa normativa sui medicinali a tali prodotti dalla natura peculiare, che indubbiamente li differenzia da altre tipologie di farmaci, ha reso di difficile attuazione l'immediata implementazione delle disposizioni normative e ha spesso richiesto adattamenti a livello di legislazione nazionale.

2.1
La normativa europea

La normativa europea è emanata dalle istituzioni preposte dell'Unione Europea (UE), che si configura come un'organizzazione sovranazionale con il potere di promulgare proprie leggi, efficaci in tutti gli Stati membri, e con un ruolo di coordinamento in diversi settori. Per quanto concerne il settore dei medicinali, la normativa europea disciplina in particolare gli aspetti relativi alla tutela della salute pubblica e alla libera circolazione delle merci, che comprendono, tra l'altro, l'autorizzazione all'immissione in commercio, la sperimentazione clinica e la farmacovigilanza. La UE non entra, invece, nel merito

Sperimentazione e registrazione dei radiofarmaci. Giovanni Lucignani (a cura di)
DOI: 10.1007/978-88-470-2874-6_2 © Springer-Verlag Italia 2013

di aspetti come i prezzi e la classificazione ai fini della rimborsabilità, che sono regolati da leggi nazionali, riguardando la politica sanitaria dei singoli Stati membri.

Il processo europeo di armonizzazione normativa in ambito farmaceutico è iniziato nel 1965 con l'adozione della Direttiva 65/65/CEE [2], il cui fine ultimo era assicurare la qualità delle valutazioni scientifiche preliminari all'immissione in commercio dei medicinali e consentire ai medicinali innovativi il rapido accesso al mercato. Questa direttiva è stata recepita in Italia con il DLgs 178/1991 [3], insieme alle modifiche e alle ulteriori norme nel frattempo emanate dalla Commissione, inclusa la Direttiva 89/343/CEE [1] riguardante i radiofarmaci. Nel 2001 è stata emanata la Direttiva 2001/83/CE [4], definita Codice comunitario in quanto raccoglie in un unico testo gran parte della normativa relativa ai farmaci per uso umano, recepita con le sue successive modifiche e integrazioni dal DLgs 219/2006 [5], che ha abrogato e sostituito quello del 1991.

L'obiettivo di una normativa unitaria e armonizzata tra i vari Stati membri è tuttavia, ancora oggi, realizzato solo in parte. I motivi sono diversi e legati sia ai differenti ambiti di competenza delle varie Direzioni Generali in cui è organizzata la Commissione Europea, sia alla natura intrinseca e al differente potere di efficacia dell'atto normativo emanato in sede europea, sia al fatto che gli aspetti relativi alla radioprotezione, anche per quanto riguarda i radiofarmaci, sono regolamentati da Euratom e non dalla Commissione Europea. Occorre precisare che gli atti del diritto comunitario – regolamenti, direttive, decisioni, raccomandazioni e pareri – non hanno uguale importanza in termini di effetti, né gli stessi scopi. In particolare, i regolamenti hanno portata generale e sono obbligatori in tutti i loro elementi, pertanto sono direttamente applicabili nell'ordinamento nazionale senza necessità di recepimenti. Le direttive, invece, sono finalizzate al conseguimento obbligatorio di un determinato risultato da parte degli Stati membri. Tuttavia, nonostante lo scopo della direttiva sia il ravvicinamento delle legislazioni, in modo da permettere una graduale eliminazione delle differenze tra le legislazioni nazionali, poiché la forma e i mezzi adottati dai singoli Stati per la realizzazione dell'obiettivo sono lasciati alla loro libera iniziativa, il risultato finale del recepimento delle direttive europee in ambito nazionale può talvolta, paradossalmente, contribuire ad accrescere le difformità tra gli Stati membri. Per ovviare a tale problema, in alcuni casi vengono emanate direttive dettagliate o *self-executing*, che in genere si limitano a chiarire norme già presenti nei trattati e impongono un obbligo meramente negativo in modo chiaro e incondizionato e non necessitano, quindi, di norme applicative.

Gli atti adottati dalle istituzioni comunitarie possono essere distinti, sulla base dei loro effetti legali, in atti vincolanti (regolamenti, direttive, decisioni) e atti di indirizzo (risoluzioni, comunicazioni, linee guida). Esistono anche atti che, pur non essendo norme in senso stretto, presentano contenuti cui la normativa vigente conferisce aspetti vincolanti, quali la European Pharmacopoeia [6], elaborata e pubblicata dallo European Directorate for the Quality of Medicines (EDQM), il Notice to Applicants (informazioni ai richiedenti) e le linee guida contenenti i principi di Good Manufacturing Practice (GMP), di Good Clinical Practice (GCP), di Good Laboratory Practice (GLP) e di Good Pharmacovigilance Practice (GVP).

Il nucleo essenziale del quadro legislativo farmaceutico europeo è contenuto nella raccolta *The rules governing medicinal products in the European Union* [7], costituita da dieci volumi e pubblicata dalla Commissione Europea per disciplinare il settore dei medicinali per uso umano e per uso veterinario. La normativa di base applicabile ai medicinali per uso umano, contenuta nel Volume 1, è supportata da una serie di linee guida che sono pubblicate negli altri volumi della raccolta e che, nel loro insieme, costituiscono la struttura regolatoria di riferimento in ambito farmaceutico: il Volume 2 contiene il Notice to Applicants, il Volume 3 le linee guida a carattere tecnico-scientifico, il Volume 4 le linee guida relative alle GMP, il Volume 9A le linee guida relative alla farmacovigilanza (tale volume sarà gradualmente sostituito a partire dal luglio 2012 con le GVP pubblicate dalla European Medicines Agency) e il Volume 10 le linee guida relative agli studi clinici.

Molti aspetti, soprattutto di tipo tecnico-scientifico e regolatorio, sono definiti all'interno di linee guida: tali documenti comunitari – pur avendo finalità di indirizzo e, in genere, natura non vincolante – sono predisposti allo scopo di rispondere nel modo migliore o più appropriato a un obbligo previsto dalle norme europee e sono destinati ai richiedenti o titolari di AIC, alle autorità competenti e/o alle altre parti interessate. Le linee guida, pertanto, sono da tenere in debita considerazione, poiché rappresentano una posizione comunitaria condivisa e armonizzata e, per quanto riguarda quelle a carattere tecnico-scientifico, lo stato dell'arte della conoscenza scientifica di settore. In generale, approcci alternativi a quanto previsto dalle linee guida sono accettabili solo se adeguatamente giustificati. Occorre tenere presente che, oltre a quelle contenute nella raccolta citata, altre linee guida e documenti tecnici e regolatori sono pubblicati direttamente dalla Commissione Europea, dalla European Medicines Agency (EMA) e dai Direttori delle Agenzie per i Farmaci (HMA, Heads of Medicines Agencies) [8].

La Tabella 2.1 riassume gli atti applicabili al settore farmaceutico; tali atti – caratterizzati da base legale e natura differenti – costituiscono e definiscono un complesso sistema regolatorio. La loro numerosità e varietà rende conto della difficoltà non solo di conoscere in modo adeguato, ma anche di saper integrare, interpretare e applicare un gran numero di documenti redatti da istituzioni differenti e con finalità diverse, allo scopo di disciplinare il settore farmaceutico, a garanzia dei requisiti di qualità, sicurezza ed efficacia dei medicinali, in relazione all'uso cui sono destinati e a tutela della salute pubblica. Essi si applicano ai vari aspetti della vita dei medicinali e quindi, con le dovute ed esplicitate eccezioni, anche a quella dei radiofarmaci, i quali, rientrando a pieno titolo nella definizione fornita dal Codice comunitario, seguono la normativa generale sui medicinali. Per i dettagli delle normative europee che si applicano ai medicinali per uso umano, e quindi anche ai radiofarmaci, per i relativi recepimenti e le normative nazionali nei vari ambiti di applicazione, si veda la Tabella 2.2, nella quale, per privilegiare gli aspetti più attinenti al settore farmaceutico, non sono state riportate le normative europee e nazionali relative alla radioprotezione. Per i dettagli della normativa europea e nazionale relativa alla sperimentazione clinica, si rinvia al Cap. 3.

Il Codice comunitario disciplina molteplici aspetti relativi ai medicinali: immissione in commercio, fabbricazione e importazione, obblighi relativi a etichettatura e foglietto illustrativo, classificazione ai fini della fornitura, distribuzione all'ingrosso, pubblicità e farmacovigilanza (quest'ultimo aspetto è disciplinato anche da norme successive: Regolamento UE 1235/2010 [9], Direttiva 2010/84/UE [10] e Regolamento UE 520/2012 [11]). Il Codice non regolamenta gli aspetti relativi alla sperimentazione clinica, disciplinata da altre direttive europee.

Il Codice comunitario si applica ai medicinali preparati industrialmente, o nella cui fabbricazione interviene un processo industriale, destinati a essere immessi in commercio negli Stati membri (art. 2). Sono esclusi dal campo di applicazione di questa normativa:

• le formule magistrali, ovvero i medicinali preparati in farmacia in base a una prescrizione medica destinata a un determinato paziente;

Tabella 2.1 Atti vincolanti e atti di indirizzo del sistema regolatorio europeo in ambito farmaceutico

Tipologia	Atti
Atti vincolanti	– Norme europee che entrano automaticamente nell'ordinamento nazionale (per esempio Regolamenti, Direttive *self-executing*, Decisioni)
	– Norme nazionali (come Leggi e Decreti Legislativi) che recepiscono norme europee (per esempio, Direttive)
	– Norme nazionali (Leggi, Decreti Legislativi, Decreti Ministeriali ecc.) che disciplinano aspetti non coperti dalla normativa europea
Atti cui la norma conferisce aspetti vincolanti	– European Pharmacopoeia, pubblicata dallo European Directorate for the Quality of Medicines (EDQM) (Direttiva 2001/83/CE, Allegato I)
	– Notice to Applicants (Vol. 2 della raccolta *The rules governing medicinal products in the European Union*, Direttiva 2001/83/CE, Allegato I; il Vol. 2C contiene un elenco di linee guida correlate a richieste regolatorie e procedurali, per esempio: Summary of Product Characteristics, Package Information and Classification for the Supply, Readability of the Label)
	– Linee guida relative alla Good Manufacturing Practice (GMP) (Vol. 4 della raccolta *The rules governing medicinal products in the European Union*, Direttiva 2003/94/CE)
	– Linee guida relative alla Good Clinical Practice (GCP) e alla conduzione degli studi clinici (Vol. 10 della raccolta *The rules governing medicinal products in the European Union*; Direttiva 2001/20/CE)
	– Linee guida relative alla Good Laboratory Practice (GLP) per la conduzione di studi non clinici (Direttive 2004/9/CE e 2004/10/CE e DLgs 219/2006, Allegato I)
	– Linee guida relative alla Good Distribution Practice (GDP), pubblicate dalla Commissione Europea (serie "C" dell'*Official Journal* 94/C 63/03; Direttiva 2001/83/CE, art. 84)
	– Linee guida relative alla Farmacovigilanza (Good Pharmacovigilance Practice, GVP, i cui primi sette moduli sono in vigore dal 2 luglio 2012; Direttiva 2001/83/CE, come modificata dalla Direttiva 2010/84/UE e dal Regolamento UE 520/2012)
	– Procedure e linee guida sviluppate dallo European Directorate for the Quality of Medicines (EDQM) in collaborazione con esperti dei laboratori ufficiali per il controllo dei farmaci (Official Medicines Control Laboratories, OMCL) (Direttiva 2001/83/CE, art. 114)
Atti di indirizzo	– Atti comunitari (per esempio Risoluzioni, Comunicazioni)
	– Linee guida scientifiche relative a qualità, sicurezza ed efficacia (alle quali fanno riferimento gli allegati alla Direttiva 2001/83/CE e al Notice to Applicants), adottate dal Committee for Medicinal Products for Human Use (CHMP) e pubblicate dalla European Medicines Agency (EMA)
	– Linee guida pubblicate on line sul sito dei Direttori delle Agenzie per i Farmaci (HMA, Heads of Medicines Agencies)
	– Documenti tecnici, procedurali e regolatori, documenti "modello" (per esempio Quality Review of Documents, QRD), documenti pubblici (per esempio Public statements, Reflection papers, Question and Answer documents, Recommendations e Procedural advices) pubblicati dalla European Medicines Agency (EMA)
	– Linee guida di Società scientifiche internazionali (per esempio EANM); linee guida nazionali

Tabella 2.2 Normativa relativa ai medicinali per uso umano che si applica ai radiofarmaci

Normativa europea	Recepimenti e normativa nazionale	Oggetto
Direttiva 2001/83/CE consolidata	DLgs 219/2006 consolidato	Codice comunitario relativo ai medicinali per uso umano preparati industrialmente
Art. 3	Art. 3	Fattispecie escluse dalla disciplina della Direttiva 2001/83/CE
punto 1 Formule magistrali	comma 1.a (art. 5 Legge 94/1998, "Legge Di Bella")	Prescrizione di preparazioni magistrali La preparazione avviene secondo quanto richiesto dalle NBP-MN (Farmacopea Ufficiale Italiana XII Ed.)
punto 2 Formule officinali	comma 1.b European Pharmacopoeia o farmacopea di uno Stato membro (fonte secondaria del diritto in Italia emanata dal Ministero della Salute)	Prescrizione di preparazioni sulla base di una monografia di farmacopea La preparazione avviene secondo quanto richiesto dalle NBP-MN (Farmacopea Ufficiale Italiana XII Ed.)
punto 3 Medicinali sperimentali, fatto salvo quanto richiesto dall'art. 13 della Direttiva 2001/20/CE	comma 1.c (art. 16 DLgs 200/2007) Normative nazionali sulla sperimentazione clinica	Fabbricazione e importazione di medicinali in fase di sperimentazione
Art. 5, paragrafo 1	Art. 5, comma 1 (art. 5 Legge 94/1998, "Legge Di Bella")	Casi di non applicazione del Titolo III Prescrizione di medicinali preparati industrialmente su richiesta del medico per un determinato paziente
Art. 7	Art. 7	Radiofarmaci preparati al momento dell'uso a partire da generatori, kit o precursori autorizzati e secondo le istruzioni del fabbricante autorizzate dall'Autorità regolatoria La preparazione avviene secondo quanto richiesto dalle NBP-MN (Farmacopea Ufficiale Italiana XII Ed.)
Direttiva 2003/94/CE	DLgs 219/2006	Principi e linee direttrici delle buone prassi di fabbricazione relative ai medicinali per uso umano e ai medicinali per uso umano in fase di sperimentazione
Direttiva 2001/20/CE	DLgs 211/2003	Applicazione della buona pratica clinica nell'esecuzione della sperimentazione clinica di medicinali per uso umano
Direttiva 2005/28/CE	DLgs 200/2007	Principi e linee guida per la buona pratica clinica relativa ai medicinali in fase di sperimentazione per uso umano e requisiti per l'autorizzazione alla fabbricazione o importazione di tali medicinali
–	Legge 189/2012	Conversione in legge, con modificazioni, del decreto-legge 13 settembre 2012, n. 158, recante disposizioni urgenti per promuovere lo sviluppo del Paese mediante un più alto livello di tutela della salute

- le formule officinali, ovvero i medicinali preparati in farmacia in base alle indicazioni della European Pharmacopoeia o delle farmacopee nazionali in vigore negli Stati membri della UE e destinati a essere forniti direttamente ai pazienti serviti dalla farmacia;
- i medicinali sperimentali, fatto salvo quanto previsto dall'art. 13 della Direttiva 2001/20/CE [12], relativamente alla loro fabbricazione e importazione;
- i radionuclidi utilizzati in forma preconfezionata (art. 3);
- i medicinali preparati industrialmente su prescrizione medica scritta e non sollecitata e destinati a un determinato paziente sotto la diretta e personale responsabilità del medico prescrittore (art. 5).

La deroga concessa dall'art. 5 è stata introdotta per rispondere esclusivamente a esigenze speciali di determinati pazienti, sotto la piena responsabilità dell'operatore sanitario autorizzato che prescrive il farmaco; in linea di principio, pertanto, i medicinali prodotti sulla base di tale articolo non devono avere un "equivalente farmaceutico" dotato di AIC disponibile sul mercato. La Direttiva 2001/83/CE non richiede l'AIC per i radiofarmaci preparati al momento dell'uso, secondo le istruzioni del fabbricante, da persone o stabilimenti autorizzati a usare tali medicinali e in centri di cura autorizzati, purché siano preparati a partire da generatori, kit o radiofarmaci precursori regolarmente autorizzati (art. 7).

L'autorizzazione all'immissione in commercio di un radiofarmaco è subordinata all'autorizzazione alla fabbricazione del medicinale, sulla base di quanto richiesto dal Titolo IV del Codice comunitario, che prevede espressamente che la produzione industriale di qualsiasi medicinale avvenga in conformità alle GMP, a partire da sostanze attive fabbricate anch'esse secondo le linee direttrici dettagliate sulle buone prassi di fabbricazione delle materie prime, così come richiesto dalla Direttiva 2003/94/CE [13]. Le GMP sono la parte della garanzia della qualità che assicura che i medicinali siano prodotti e controllati secondo norme di qualità adeguate all'uso cui sono destinati; esse si applicano a tutte le operazioni che richiedono l'autorizzazione prevista dall'art. 40 della Direttiva 2001/83/CE [4] e dall'art. 13 della Direttiva 2001/20/CE [12] (recepita in Italia con il DLgs 211/2003 [14]), e dai relativi aggiornamenti. Il Volume 4 della raccolta *The rules governing medicinal products in the European Union* [7] comprende nove capitoli, contenenti i requisiti di base, e diciannove allegati, che coprono ambiti di applicazione specifici e che, per alcuni processi produttivi, possono anche applicarsi simultaneamente. È strutturato in tre parti: la Parte I copre i principi per la produzione dei prodotti finiti, la Parte II i principi per la produzione delle sostanze attive utilizzate come materiali di partenza e la Parte III comprende alcuni documenti correlati alle GMP. Tra gli allegati, l'Allegato 3 riguarda la produzione dei radiofarmaci e la versione aggiornata è entrata in vigore a marzo 2009; l'Allegato 13 riguarda la produzione degli IMP (*investigational medicinal product*) ed è entrato in vigore a luglio 2010.

2.2
Le normative nazionali

A differenza di quanto avviene per le produzioni industriali di radiofarmaci e di radiofarmaci sperimentali – per le quali le norme citate e le linee guida di GMP offrono un quadro normativo-regolatorio di riferimento, sicuramente complesso, ma consolidato e applicato rigorosamente in tutti gli Stati membri – la preparazione di radiofarmaci come formule officinali o magistrali, non rientrando nell'ambito di applicazione della Direttiva 2001/83/CE [4], è sotto la responsabilità dei singoli Stati membri.

Numerosi radiofarmaci utilizzati in medicina nucleare per la pratica clinica o per uso sperimentale sono preparati al momento dell'uso presso le strutture sanitarie, soprattutto nel caso di radiofarmaci che non sono di interesse industriale (per esempio perché contenenti radionuclidi con emivita molto breve, e quindi con logistica sfavorevole) o che sono destinati a un mercato potenziale molto ridotto, a maggior ragione se sono necessari elevati costi di investimento per gli studi clinici. La qualità, imprescindibile per la sicurezza e l'efficacia, deve in ogni caso essere adeguatamente garantita, affinché la preparazione del radiofarmaco o del radiofarmaco sperimentale possa essere somministrata a un paziente. Tuttavia, la definizione dei requisiti di qualità non è univoca in ambito europeo e, nonostante in linea di principio le GMP siano applicabili anche alle preparazioni su scala ridotta, i requisiti stringenti che la normativa richiede obbligatoriamente per le produzioni industriali non si adattano completamente e facilmente alle preparazioni su scala ridotta di radiofarmaci, per le peculiarità intrinseche di tali prodotti. Questa esigenza è stata soddisfatta in modo molto diverso dalle legislazioni nazionali dei singoli Stati membri e ciò ha determinato la grande disomogeneità riscontrabile nella pratica radiofarmaceutica europea.

L'Autorità regolatoria britannica – MHRA (Medicines and Healthcare products Regulatory Agency) – regolamenta anche l'attività delle radiofarmacie e richiede la piena applicazione delle GMP anche per le produzioni ospedaliere di radiofarmaci e di radiofarmaci sperimentali. La MHRA rilascia un'autorizzazione per prodotto (*licensed products*), sulla base di una verifica ispettiva per il rilascio della certificazione GMP in conformità alle norme europee, oppure un'autorizzazione per struttura (*licensed facilities*), prevista dalla legislazione britannica, che in qualche caso è stata concessa anche a laboratori universitari. Per esempio nel 2006 – dopo mesi di rigorose prove di sicurezza e valutazioni da parte della MHRA – è stata rilasciata l'autorizzazione al Wolfson Molecular Imaging Centre dell'Università di Manchester, che ha consentito a questo centro di sviluppare, sperimentare, produrre e somministrare all'uomo radiofarmaci PET [15]. Secondo la normativa britannica, i radiofarmaci definiti *specials* – cioè sprovvisti di AIC, ma prodotti sulla base di una prescrizione da parte di un operatore sanitario autorizzato e sotto la sua personale responsabilità, per soddisfare un'esigenza speciale di un determinato paziente – possono essere preparati, oltre che in siti industriali certificati GMP, anche in impianti provvisti di una specifica autorizzazione. Per produzioni correlate ad attività su scala ridotta, inclusi i medicinali sperimentali, la MHRA rilascia a tali impianti delle *manufacturer's "specials" licences*, che possono anche essere concesse a farmacie autorizzate (*registered pharmacies*), sulla base di una certificazione GMP [16]. Tra i requisiti del personale di tali impianti, la *manufacturer's "specials" licence* richiede la nomina di specifici responsabili della produzione e del controllo di qualità, almeno uno dei quali deve essere un farmacista; non è richiesta una qualifica specifica in radiofarmacia, ma entrambi i responsabili devono dimostrare "esperienza e formazione adeguate"; non è necessaria la presenza di una persona qualificata (*qualified person*). La stessa MHRA è anche responsabile del rilascio delle autorizzazioni alla sperimentazione clinica, configurando una semplificazione regolatoria rispetto alla situazione italiana, nella quale – sino all'entrata in vigore della Legge 189/2012 [17] – sono state coinvolte, a vario titolo, autorità competenti diverse (vedi Cap. 3). Una sezione del sito della MHRA è dedicata alle sperimentazioni cliniche con radiofarmaci PET e fornisce sia esempi di sperimentazioni che richiedono la presentazione di una regolare domanda per sperimentazione clinica (CTA, *clinical trial application*) – e di una conseguente autorizzazione (come nel caso in cui sia in valutazione un IMP, anche se il radiofarmaco PET è usato solo per valutare l'end point dello studio e non è esso stesso un IMP) – sia esempi di sperimentazioni per le quali non è richiesta una CTA in quanto nessuno dei prodotti utilizzati nella sperimentazione è un IMP (come nel caso di uno studio per comparare due modalità di scanning, PET e RM, per la stadiazione dei tumori). Sono anche disponibili due documenti guida per la presentazione dei necessari IMPD (*investigational medicinal product dossier*) non clinici e farmaceutici [18, 19].

Una situazione molto diversa è presente in Germania, dove l'Autorità regolatoria (BfArM, Bundesinstitut für Arzneimittel und Medizinprodukte) ha invece escluso i radiofarmaci dalla norma di recepimento delle direttive europee che prevedono l'obbligatorietà delle GMP per le produzioni di medicinali e di medicinali sperimentali e ha mantenuto l'utilizzo di radiofarmaci e radiofarmaci sperimentali all'interno della normativa radioprotezionistica, svincolandoli quindi dal requisito di certificazione di conformità alle GMP. In alcuni casi la preparazione del radiofarmaco è assoggettata alla responsabilità diretta del medico. La normativa tedesca non consente la preparazione di radiofarmaci in farmacia; gli standard operativi sono sotto il controllo dei singoli Land e questo porta a una disomogeneità anche a livello nazionale. Recentemente la normativa nazionale ha concesso la possibilità di utilizzare i radiofarmaci senza il rilascio di un'AIC o di uno stato di IMP, purché vengano preparati in istituzioni autorizzate specificamente allo scopo e per un ridotto e definito numero di preparazioni settimanali [20].

In Spagna la preparazione dei radiofarmaci viene effettuata solitamente nelle Medicine Nucleari, ma può anche essere effettuata in strutture denominate *Radiofarmacias*; queste sono generalmente strutture esterne alla Medicina Nucleare e indipendenti da essa, anche se possono essere fisicamente presenti all'interno della struttura di Medicina Nucleare. Ciò fa sì che il Medico Nucleare debba richiedere la preparazione interna a una struttura di fatto esterna alla Medicina Nucleare. La normativa spagnola non consente la preparazione di prodotti iniettabili come formule magistrali.

In Italia sono state redatte le Norme di Buona Preparazione dei Radiofarmaci per Medicina Nucleare (NBP-MN), pubblicate nella Farmacopea Ufficiale della Repubblica Italiana ed entrate in vigore il 1° luglio 2011 [21]. Il campo di applicazione delle NBP-MN comprende tutte le preparazioni di radiofarmaci che vengono effettuate con scopo diagnostico o terapeutico in ambito clinico (incluse quelle in cui si effettua la radiomarcatura di materiale autologo del paziente). La preparazione di radiofarmaci per sperimentazioni non-profit è invece regolata dal DLgs 200/2007 (art. 16) [22].

Seppure non esaustiva, questa panoramica europea evidenzia una persistente disomogeneità tra le normative nazionali relative ad aspetti importanti della vita dei radiofarmaci, e in particolare alle preparazioni su scala ridotta; le differenze riguardano non solo gli aspetti produttivi, ma anche quelli applicativi, come l'utilizzo di tali medicinali in campo diagnostico o terapeutico per indicazioni cliniche non autorizzate. La distanza presente in alcuni ambiti tra impianto normativo e attività clinica è determinata da alcuni elementi critici, che devono ancora essere inquadrati in modo armonico a livello europeo e nazionale e che possono essere così schematizzati:

• contestualizzazione di prescrizione e preparazione all'interno della prestazione clinica complessiva, che riguarda, per esempio, la definizione della posologia in base alla strumentazione utilizzata;

- corretta individuazione delle indicazioni diagnostiche, che tenga conto anche del bersaglio biologico del radiofarmaco;
- corretto utilizzo in ambito clinico di radiofarmaci non sperimentali privi di AIC.

Per colmare questo divario, è necessario considerare il contesto clinico in cui si collocano i radiofarmaci. La preparazione e l'utilizzo dei radiofarmaci sono solo due fasi di un processo molto più complesso, che prevede l'analisi del caso clinico specifico e del relativo quesito, l'identificazione della corretta prestazione diagnostica o terapeutica, la prescrizione della prestazione idonea, la prescrizione del radiofarmaco per l'indicazione individuata, la preparazione e la somministrazione del radiofarmaco, l'acquisizione e l'interpretazione delle immagini nel caso di radiofarmaco diagnostico, la conclusione della terapia e la dimissione del paziente nel caso di radiofarmaco terapeutico. Ognuna di queste fasi ha ricadute a livello normativo e solo una reale integrazione può garantire sia la qualità dell'assistenza e la sicurezza dovute al paziente, sia la sicurezza degli operatori. Questo approccio richiede la definizione di un contesto normativo-regolatorio più armonizzato e definito da regole chiare a livello europeo, soprattutto per le preparazioni di radiofarmaci su piccola scala in ambito sanitario, che hanno un notevole impatto sia nella pratica clinica quotidiana sia nell'attività di sperimentazione clinica. Tale quadro di riferimento può essere garantito da una maggiore comunicazione tra autorità competenti nazionali e dal coinvolgimento di competenze diverse opportunamente coordinate a livello nazionale ed europeo.

Bibliografia

1. Direttiva 89/343/CEE del Consiglio del 3 maggio 1989 che estende il campo di applicazione delle direttive 65/65/CEE e 75/319/CEE e che prevede norme aggiuntive per i radiofarmaci
2. Direttiva 65/65/CEE del Consiglio del 26 gennaio 1965 per il ravvicinamento delle disposizioni legislative, regolamentari ed amministrative relative alle specialità medicinali
3. Decreto Legislativo 29 maggio 1991, n. 178, Recepimento delle direttive della Comunità economica europea in materia di specialità medicinali
4. Direttiva 2001/83/CE del Parlamento Europeo e del Consiglio del 6 novembre 2001 recante un Codice comunitario relativo ai medicinali per uso umano
5. Decreto Legislativo 24 aprile 2006, n. 219, Attuazione della direttiva 2001/83/CE (e successive direttive di modifica) relativa ad un codice comunitario concernente i medicinali per uso umano, nonché della direttiva 2003/94/CE
6. European Pharmacopoeia (7th edn) http://www.edqm.eu/en/European-Pharmacopoeia-1401.html
7. Eudralex - The Rules governing medicinal products in the European Union http://ec.europa.eu/health/documents/eudralex/index_en.htm
8. Procedure for European Union Guidelines and related documents within the pharmaceutical legislative framework (EMEA/P/24143/2004 rev. 1 corr – March 2009) http://www.ema.europa.eu/docs/en_GB/document_library/Scientific_guideline/2009/10/WC500004011.pdf
9. Regolamento (UE) n. 1235/2010 del Parlamento Europeo e del Consiglio del 15 dicembre 2010 che modifica, per quanto riguarda la farmacovigilanza dei medicinali per uso umano, il regolamento (CE) n. 726/2004 che istituisce procedure comunitarie per l'autorizzazione e la sorveglianza dei medicinali per uso umano e veterinario, e che istituisce l'agenzia europea per i medicinali e il regolamento (CE) n. 1394/2007 sui medicinali per terapie avanzate
10. Direttiva 2010/84/UE del Parlamento europeo e del Consiglio del 15 dicembre 2010 che modifica, per quanto concerne la farmacovigilanza, la direttiva 2001/83/CE recante un codice comunitario relativo ai medicinali per uso umano
11. Regolamento di esecuzione (UE) n. 520/2012 della Commissione del 19 giugno 2012 relativo allo svolgimento delle attività di farmacovigilanza previste dal regolamento (CE) n. 726/2004 del

Parlamento europeo e del Consiglio e dalla direttiva 2001/83/CE del Parlamento europeo e del Consiglio

12. Direttiva 2001/20/CE del Parlamento europeo e del Consiglio del 4 aprile 2001 concernente il ravvicinamento delle disposizioni legislative, regolamentari ed amministrative degli Stati membri relative all'applicazione della buona pratica clinica nell'esecuzione della sperimentazione clinica di medicinali ad uso umano

13. Direttiva 2003/94/CE della Commissione dell'8 ottobre 2003 che stabilisce i principi e le linee direttrici delle buone prassi di fabbricazione relative ai medicinali per uso umano e ai medicinali per uso umano in fase di sperimentazione

14. Decreto Legislativo 24 giugno 2003, n. 211, Attuazione della direttiva 2001/20/CE relativa all'applicazione della buona pratica clinica nell'esecuzione delle sperimentazioni cliniche di medicinali per uso clinico

15. The University of Manchester (2006) MHRA specials license extended to include GMP tracers http://www.mhs.manchester.ac.uk/imagingfacilities/aboutus/news/archive/licenseextension/

16. Medicines and Healthcare products Regulatory Agency (2008) The supply of unlicensed relevant medicinal products for individual patients, MHRA Guidance Note No.14 [under review] http://www.mhra.gov.uk/Publications/Regulatoryguidance/Medicines/Guidancenotes/

17. Legge 8 novembre 2012, n. 189, Conversione in legge, con modificazioni, del decreto-legge 13 settembre 2012, n. 158, recante disposizioni urgenti per promuovere lo sviluppo del Paese mediante un più alto livello di tutela della salute

18. Medicines and Healthcare products Regulatory Agency. Illustrative guidance for applications to the competent authority to commence an exploratory single dose clinical trial in accordance with guidance in ICH topic M3 (R2) Non-Clinical Safety Studies for the Conduct of Human Clinical Trials and Marketing Authorisation for Pharmaceuticals http://www.mhra.gov.uk/home/groups/l-ctu/documents/websiteresources/con084652.pdf

19. Medicines and Healthcare products Regulatory Agency. Chemical Pharmaceutical and Biological Data http://www.mhra.gov.uk/home/groups/l-ctu/documents/websiteresources/con084653.pdf

20. Decristoforo A, Peñuelas I (2009) Towards a harmonized radiopharmaceutical regulatory framework in Europe? Q J Nucl Med Mol Imaging 53(4):394-401

21. Decreto del Ministro della Salute 30 Marzo 2005 Approvazione e pubblicazione del I Supplemento alla XI Edizione della Farmacopea ufficiale della Repubblica italiana - Norme di buona preparazione dei radiofarmaci per medicina nucleare

22. Decreto Legislativo 6 novembre 2007, n. 200, Attuazione della direttiva 2005/28/CE recante principi e linee guida dettagliate per la buona pratica clinica relativa ai medicinali in fase di sperimentazione a uso umano, nonché requisiti per l'autorizzazione alla fabbricazione o importazione di tali medicinali

Normativa europea e nazionale sui radiofarmaci: la sperimentazione clinica

3

A. Meneguz

Indice dei contenuti

3.1
Introduzione

A partire dal giugno 1991, con il recepimento in Italia della Direttiva 89/343/CEE [1], il campo di applicazione della normativa in materia di specialità medicinali è stato esteso anche ai radiofarmaci, ai generatori, ai kit e ai precursori radioattivi (radionuclidi utilizzati per la preparazione di sostanze radiomarcate prima della somministrazione). In precedenza tali prodotti erano sottoposti a normative diverse da paese a paese. Questo capitolo si propone di illustrare la normativa che regola le sperimentazioni cliniche, incluse quelle che comportano l'impiego di radiofarmaci sperimentali, come definiti nel Cap. 1. Anche per i radiofarmaci appare importante sottolineare che il sistema regolatorio non è limitato alle norme legalmente vincolanti, quali i regolamenti europei o i decreti legislativi, ma include anche le linee guida "regolatorie"e una serie di regole di buona pratica, note come *Good Standard Practice* (GXP, Good X Practice), che saranno in questo capitolo brevemente introdotte al fine di fornire una visione d'insieme dell'apparato regolatorio, ma che verranno approfondite, unitamente ad altri aspetti metodologici, nei Capp. 8 e 9.

Sperimentazione e registrazione dei radiofarmaci. Giovanni Lucignani (a cura di)
DOI: 10.1007/978-88-470-2874-6_3 © Springer-Verlag Italia 2013

3.2
Linee guida "regolatorie"

Le linee guida cui si fa riferimento in questa trattazione sono linee guida scientifiche "regolatorie" (d'ora in avanti abbreviate in LGSR), e non quelle rilasciate da società e associazioni scientifiche, per esempio quelle relative alle procedure di medicina nucleare rilasciate dall'AIMN (Associazione Italiana di Medicina Nucleare ed Imaging Molecolare). Per quanto riguarda queste ultime, va sottolineato che hanno un importante ruolo di revisione sistematica della letteratura e che consentono la messa a punto di metodologie a supporto della medicina nucleare, ma anche che nella loro emissione occorre porre particolare attenzione – nel caso di metodologie terapeutiche che prevedono l'uso di radiofarmaci dotati di Autorizzazione all'immissione in commercio (AIC) – al rispetto delle informazioni contenute nel Riassunto delle caratteristiche del prodotto (RCP) e nel Foglietto illustrativo (FI). Questi sono infatti gli unici documenti ufficiali che descrivono le principali caratteristiche dei medicinali autorizzati: ogni variazione relativa ad aspetti di qualità, non clinica e clinica (indicazioni terapeutiche e diagnostiche e avvertenze), rientra in un uso sperimentale o speciale, regolato da apposite disposizioni.

Nella conduzione degli studi di qualità, non clinica e clinica, oltre che nella preparazione del dossier a supporto della domanda di autorizzazione a una sperimentazione clinica, il richiedente deve tener conto delle LGSR, cioè degli orientamenti scientifici in materia di qualità, sicurezza ed efficacia dei medicinali per uso umano, adottati dal CHMP (Committee for Medicinal Products for Human Use) e pubblicati come linee guida dall'EMA (European Medicine Agency), l'Agenzia europea del farmaco. Per quanto riguarda la parte di qualità (chimico-farmaceutica e biologica) del dossier, devono essere anche considerate tutte le monografie, comprese quelle generali, e i capitoli generali delle farmacopee europea e italiana applicabili. Il CHMP, precedentemente denominato CPMP (Committee for Proprietary Medicinal Products), è il Comitato principale dell'EMA responsabile della registrazione dei prodotti medicinali a livello europeo.

Una LGSR è un documento comunitario (quando rilasciato dall'EMA) o nazionale (quando rilasciato dalla specifica autorità competente: in Italia l'AIFA, Agenzia Italiana del Farmaco) che – tenendo in considerazione il quadro previsto dalla legislazione farmaceutica comunitaria – fornisce informazioni relative ad aspetti scientifici specifici, che riflettono un approccio europeo armonizzato, sulla base delle più aggiornate conoscenze scientifiche. Pur non avendo valore legale, le LGSR rappresentano orientamenti scientifici da considerarsi come posizioni comunitarie armonizzate che, se seguite da tutte le parti interessate (quali richiedenti e regolatori) faciliteranno la valutazione, l'approvazione e il controllo dei medicinali in fase di sperimentazione e di registrazione nell'Unione Europea (UE). Le linee guida sono generalmente redatte in modo da lasciare un margine di flessibilità e da non creare indebite restrizioni normative al progresso scientifico; va inoltre ricordato che i proponenti possono adottare approcci alternativi, a condizione che questi siano opportunamente giustificati, e ancor meglio discussi preventivamente con l'Autorità regolatoria.

Le principali LGSR attualmente in vigore in Europa sono quelle dell'ICH (International Conference on Harmonisation), i cui partner, in rappresentanza delle agenzie regolatorie e dell'industria farmaceutica europea, americana e giapponese sono, rispettivamente: EMA e EFPIA (European Federation of Pharmaceutical Industries and Associations);

FDA (Food and Drug Administration), PhRMA (Pharmaceutical Research and Manufacturers of America) e PMDA (Pharmaceuticals and Medical Devices Agency); JPMA (Japan Pharmaceutical Manufacturers Association). I temi ICH sono suddivisi in quattro categorie principali, cui sono stati attribuiti codici ormai universalmente accettati: Q (*quality*), S (*safety*), E (*efficacy*) e M (*multidisciplinary*). Una volta raggiunto un avanzato livello di armonizzazione (step 4), una linea guida ICH segue in Europa un preciso iter:
- dapprima viene recepita dall'EMA attraverso il CHMP;
- quindi viene pubblicata dalla Commissione Europea nella Disciplina relativa ai medicinali nell'Unione Europea [2];
- successivamente viene codificata come linea guida CHMP/ICH (per esempio CPMP/ICII/286/95 Non-clinical safety studies for the conduct of human clinical trials and marketing authorization for pharmaceuticals, ICH M3 (R2), June 2009);
- infine, viene inserita nel sito dell'EMA, sezione Scientific Guidelines [3].

Tutte le linee guida ICH sono disponibili sul sito dell'ICH [4]. Ogni agenzia regolatoria che partecipa ai lavori dell'ICH mantiene la propria autonomia nell'emettere linee guida, valide solo sul proprio territorio, per la gestione di aspetti che non abbiano ancora raggiunto il consenso all'armonizzazione ICH. Pertanto l'EMA, mediante il lavoro di gruppi tecnico-scientifici e previa approvazione del CHMP, prepara e adotta linee guida europee destinate a fornire una base per l'armonizzazione tra gli Stati membri dell'Unione Europea (per esempio CHMP/QWP/306970/2007 Guideline on radiopharmaceuticals). L'assenza del riferimento ICH nella sigla della linea guida consente di identificarla immediatamente come valida solo nel territorio europeo.

3.3
Sistema Good X Practice

Anche ai radiofarmaci in sperimentazione la legislazione farmaceutica impone rigorosi requisiti di qualità a garanzia dell'integrità dei dati e dei prodotti. Gli strumenti che consentono di perseguire questi obiettivi consistono in un insieme di buone pratiche di qualità (GXP), che includono, tra l'altro:
- buone pratiche di fabbricazione (GMP, Good Manufacturing Practice);
- buone pratiche di laboratorio (GLP, Good Laboratory Practice);
- buone pratiche cliniche (GCP, Good Clinical Practice).

Le GMP rappresentano quella parte dell'assicurazione della qualità volta a garantire che i prodotti siano costantemente fabbricati e controllati in conformità a norme adeguate all'uso cui sono destinati. I principi e le linee guida relative alle buone pratiche di fabbricazione dei medicinali per uso umano, come prodotti finiti o in fase di sperimentazione, sono fissati dalla Direttiva 2003/94/CE [5]. Per l'interpretazione dei principi e delle linee guida GMP è inoltre disponibile una serie di allegati, che modificano o integrano le linee guida, dettagliandole per determinate tipologie di prodotti, o forniscono indicazioni più specifiche su un particolare argomento [6].

Le GLP definiscono i principi secondo cui vanno programmate, condotte, controllate, registrate e riportate le ricerche di laboratorio, allo scopo di ottenere dati sperimentali di elevata qualità. I principi delle GLP sono stati adottati dall'OCSE (Organizzazione per la cooperazione e lo sviluppo economico) per promuovere la qualità e la validità dei dati sperimentali utilizzati per valutare la sicurezza di sostanze e prodotti chimici, rendendone possibile il mutuo riconoscimento tra i Paesi aderenti all'OCSE. Per i farmaci, e quindi anche per i radiofarmaci, gli studi non clinici che devono essere eseguiti conformemente alle disposizioni relative alle GLP sono quelli di tossicità e di *safety* farmacologica.

Le GCP rappresentano uno standard internazionale di qualità etica e scientifica per la progettazione, la registrazione e la comunicazione delle sperimentazioni cliniche che prevedono la partecipazione di volontari umani sani o malati. Il rispetto di questo standard fornisce pubblica garanzia che i diritti, la sicurezza e il benessere dei soggetti arruolati per lo studio siano protetti e che i dati degli studi clinici siano attendibili. La tutela dei soggetti reclutati per la sperimentazione clinica è coerente con i principi enunciati nella Dichiarazione di Helsinki. I requisiti per la conduzione di studi clinici nella UE sono stati recepiti con le Direttive 2001/20/CE [7] e 2005/28/CE [8]; in questo ambito, l'EMA svolge un ruolo importante per l'armonizzazione e il coordinamento delle attività relative alle GCP a livello europeo. In successivi capitoli saranno approfonditi i principi e l'applicazione delle GLP e delle GCP, con particolare riguardo al territorio nazionale.

3.4
Direttive europee

L'impiego di radiofarmaci nelle sperimentazioni cliniche richiede il rispetto di norme comuni in tutta Europa, derivate dall'emanazione da parte del Parlamento Europeo e del Consiglio delle Direttive 2001/20/CE [7] e 2005/28/CE [8]. Prima dell'entrata in vigore della Direttiva 2001/20/CE sulla sperimentazione clinica, le regole per la conduzione degli studi clinici variavano in modo significativo nell'Unione Europea, a seconda dell'approccio normativo adottato dai diversi Stati membri. Le Direttive 2001/20/CE e 2005/28/CE sono state emesse per giungere a una regolamentazione europea armonizzata sulla sperimentazione clinica, strumento indispensabile per rendere più agevole la conduzione di protocolli clinici nel territorio europeo. Gli obiettivi primari che i legislatori europei si prefiggevano erano: la tutela della salute e della sicurezza dei partecipanti alla sperimentazione clinica, la solidità etica della sperimentazione clinica, l'affidabilità e la robustezza dei dati ottenuti negli studi clinici e la semplificazione e l'armonizzazione delle disposizioni amministrative che regolano gli studi clinici stessi, al fine di consentire una corretta ricerca clinica.

La Direttiva 2001/20/CE ha reso possibile – attraverso l'identificazione di ogni trial clinico mediante il numero EudraCT – la creazione di un registro pubblico di tutte le sperimentazioni cliniche condotte nella Comunità europea. Tale registro garantisce la trasparenza dei dati e la loro rapida divulgazione; inoltre, fornisce informazioni sullo stato della ricerca clinica a livello internazionale, aiuta a evitare la duplicazione degli studi, favorisce il reclutamento dei pazienti nelle sperimentazioni multicentriche in corso e promuove la collaborazione tra ricercatori. Il numero EudraCT è obbligatorio per tutti gli studi sperimentali di tipo interventistico con medicinali condotti negli Stati membri e viene assegnato gratuitamente previa richiesta telematica al sito EudraCT. Per le sperimentazioni cliniche condotte in Italia, il numero EudraCT deve essere richiesto collegandosi all'indirizzo http://eudract.emea.europa.eu, attraverso l'area riservata agli sponsor del sito dell'Osservatorio Nazionale dell'AIFA [9].

Il nuovo quadro regolatorio relativo alla gestione delle sperimentazioni cliniche nel territorio europeo ha indotto anche un cambiamento del ruolo dell'Agenzia europea del farmaco – formalizzato con il passaggio dall'EMEA (European Medicine Evaluation Agency), nata nel 1995, all'attuale EMA (European Medicine Agency) – che non ha rappresentato un semplice cambio di acronimo. La principale funzione dell'EMEA, al momento della sua creazione, era infatti la valutazione dei dossier di registrazione per l'AIC dei nuovi farmaci in tutto il territorio europeo. L'EMEA interveniva perciò nell'ultima fase dello sviluppo del farmaco, quando cioè erano disponibili i dati degli studi di qualità e il processo di produzione definitivo, come pure i risultati di tutti gli studi non clinici e clinici entranti a far parte del dossier di registrazione, la cui forma attuale è il CTD (Common Technical Document).

L'EMA deriva da un cambiamento fondamentale della struttura, risultante dall'integrazione delle risorse umane pre- e post-autorizzazione in un'unica unità, con l'obiettivo di garantire una gestione senza soluzione di continuità del ciclo di vita dei medicinali; la funzione di controllo della sicurezza dei farmaci di questa nuova unità per la tutela della salute del paziente è stata ulteriormente rafforzata. L'ampliamento delle competenze e dei compiti dell'Agenzia risponde anche alle nuove esigenze determinate dal numero sempre crescente di medicinali da registrare e dall'aumentata complessità delle procedure, ed è stato sostenuto dalla creazione di nuovi comitati scientifici e gruppi consultivi, che richiedono un maggiore coordinamento e supporto. L'attività di coordinamento dell'EMA è ritenuta ancora più indispensabile alla luce di un suo possibile ruolo nelle fasi di autorizzazione alla sperimentazione clinica, che potrebbe derivare dalla revisione della Direttiva 2001/20/CE. È infatti in atto un'analisi valutativa dell'applicazione della direttiva in questione da parte della Commissione Europea, che a tal fine ha pubblicato un documento di consultazione pubblica [10], per il quale sono anche disponibili i commenti [11, 12]. Sebbene continui a essere responsabile esclusivamente dell'AIC dei nuovi farmaci e della promozione delle linee guida relative all'armonizzazione degli studi di qualità e non clinici di sicurezza (raccomandati per sostenere i test clinici per la registrazione dei prodotti medicinali), negli ultimi anni l'EMA ha emanato anche linee guida e documenti di indirizzo relativi alle fasi della sperimentazione clinica dei medicinali, per la cui autorizzazione sono responsabili esclusivamente le autorità regolatorie nazionali dei diversi Stati membri europei. Questo nuovo approccio risulta particolarmente da una specifica linea guida dell'EMA [13], dedicata proprio alle sperimentazioni cliniche di Fase I – che comportano la somministrazione per la prima volta del farmaco all'uomo (definite FIH, *first-in-human*) – con lo scopo di assistere gli sponsor nella transizione dalla fase non-clinica a quella clinica precoce. Questa linea guida considera le strategie per la mitigazione e la gestione dei rischi, in particolare per il calcolo della dose iniziale da utilizzare nell'uomo, per l'escalation della dose e per la conduzione della sperimentazione clinica.

3.5
Legislazione nazionale

Sono stati necessari alcuni anni affinché il recepimento delle Direttive 2001/20/CE [7] e 2005/28/CE [8] fosse completato negli Stati membri della UE; in Italia ciò è avvenuto con l'emanazione, rispettivamente, del DLgs 211/2003 [14] e del DLgs 200/2007 [15].

La legislazione nazionale è stata integrata con la Legge 189/2012, che ha convertito in legge il Decreto-legge 158/2012 messo a punto dal Ministro della Salute [16].

Per la conduzione nel nostro Paese di programmi di ricerca clinica che comportano l'uso di radiofarmaci sperimentali, il proponente deve quindi tenere in considerazione:
– gli atti normativi relativi alla radioprotezione, incluso il parere vincolante ai sensi del DLgs 230/1995 [17] e del DLgs 187/2000 (e successive modifiche) [18], che non sono però oggetto di questa trattazione;
– gli atti normativi relativi ai prodotti medicinali, e in particolare i decreti che saranno di seguito illustrati secondo la cronologia di emissione, cercando di chiarire come gli stessi abbiano modificato la legislazione nazionale esistente.

3.5.1 Decreto Legislativo 24 giugno 2003, n. 211

La Direttiva 2001/20/CE è stata recepita in Italia con il DLgs 211/2003 [14], che ha stabilito in particolare:
• la definizione di *medicinale sperimentale* (IMP, Investigational Medicinal Product) come "una forma farmaceutica di un principio attivo o di un placebo saggiato come medicinale sperimentale o come controllo in una sperimentazione clinica compresi i prodotti che hanno già ottenuto un'autorizzazione di commercializzazione ma che sono utilizzati o preparati (secondo formula magistrale o confezionati) in forme diverse da quella autorizzata, o quando sono utilizzati per indicazioni non autorizzate o per ottenere ulteriori informazioni sulla forma autorizzata";
• la definizione del *promotore della sperimentazione* come "persona, società, istituzione oppure un organismo che si assume la responsabilità di avviare, gestire e/o finalizzare una sperimentazione clinica";
• la definizione e il ruolo dell'*Autorità competente* nazionale (AC);
• il ruolo del *Comitato etico* (CE) responsabile dell'emissione del parere unico e dei comitati etici periferici;
• le disposizioni relative ai requisiti per una sperimentazione clinica, comprese le norme per la protezione dei partecipanti;
• le norme in materia di comunicazione degli eventi avversi, in particolare delle sospette reazioni avverse serie inattese (SUSAR) durante la sperimentazione clinica;
• le regole in conformità alle GMP per la produzione, la gestione, l'etichettatura e l'importazione dell'IMP;
• le nuove norme in materia di ispezioni per la verifica della conformità alle GCP dei centri di sperimentazione.

Il DLgs 211/2003 riguarda tutti i farmaci – inclusi i radiofarmaci in investigazione (rIMP) e i prodotti per terapie avanzate (cellulare, genica, tessuti ingegnerizzati) – e tutte le sperimentazioni cliniche a eccezione di quelle non interventistiche (studi epidemiologici e osservazionali), per le quali restano in vigore le procedure previste dalla Circolare ministeriale 2 settembre 2002, n. 6 [19] e dalla linea guida dell'AIFA per la classificazione e la conduzione degli studi osservazionali sui farmaci [20]. L'esclusione di tali studi è pienamente giustificata proprio dai requisiti, di seguito riportati, che la norma nazionale prevede per gli studi non interventistici:
• il farmaco deve essere prescritto nelle indicazioni d'uso dell'AIC in Italia;
• la prescrizione del farmaco in esame deve essere parte della normale pratica clinica;

- la decisione di prescrivere il farmaco al singolo paziente deve essere del tutto indipendente da quella di includere il paziente stesso nello studio;
- le procedure diagnostiche e valutative devono corrispondere alla pratica clinica corrente.

Va rilevato che l'obbligo per il promotore della sperimentazione di produrre tutti gli IMP in conformità alle GMP, fin dalla prima somministrazione all'uomo, è stato probabilmente l'aspetto che ha avuto il maggiore impatto sulla conduzione delle sperimentazioni in Italia; la normativa precedente consentiva infatti, sia agli sponsor industriali sia a quelli accademici, la conduzione di studi clinici precoci di Fase I senza l'attuale obbligo di usare un lotto di medicinale prodotto secondo le GMP, ed espressamente rilasciato a tal fine dalla Persona Qualificata (PQ) di un'Officina Farmaceutica (OF) autorizzata dall'AIFA. Tra le altre novità rilevanti introdotte dal DLgs 211/2003 vi è l'obbligo, per il promotore della sperimentazione, di ottenere sia il parere unico favorevole del CE, sia l'autorizzazione (o la non comunicazione di obiezioni motivate) da parte dell'AC, poiché la Direttiva 2001/20/CE attribuisce a questi due organismi ruoli diversi e ben definiti. L'AC è responsabile di valutare il merito scientifico (dati di qualità e non clinici inclusi) e medico del trial, al fine di giudicare se i dati disponibili, il disegno e la metodologia proposti permetteranno di raggiungere chiare conclusioni. Il documento principale alla base di tale valutazione è il dossier del prodotto in investigazione (IMPD), che ricalca il CTD e contiene tre sezioni dedicate, rispettivamente, alla caratterizzazione chimico-farmaceutica, alla sperimentazione non clinica e a quella clinica. Il CE principale dovrebbe verificare se il protocollo è in linea con la pratica medica del Paese, se soddisfa gli standard etici e se preserva i diritti e l'integrità dei pazienti. Il CE locale, in accordo con l'art. 7 del DLgs 211/2003, può solo accettare o rifiutare il protocollo approvato dal CE principale (ove risiede l'investigatore coordinatore); dopo aver accettato il parere unico ha la responsabilità di valutare se l'investigatore locale e la sua istituzione sono adeguati per l'esecuzione del protocollo (competenze, risorse, pianificazione). Nel nostro Paese non sempre vi è l'accettazione da parte dei CE locali del parere unico del CE principale; nel caso di studi multicentrici internazionali ciò può dare origine a ingiustificati ritardi, con il rischio che il promotore rinunci alla conduzione dello studio nel nostro Paese, minando l'affidabilità e l'efficienza del sistema nazionale di autorizzazione delle sperimentazioni interventistiche.

Il DLgs 211/2003 definiva inoltre l'Autorità competente come segue (art. 2, lettera t):
1. il direttore generale o il responsabile legale, ai sensi delle vigenti disposizioni normative, delle strutture sanitarie pubbliche o delle strutture equiparate a quelle pubbliche, come individuate con Decreto del Ministro della Salute, ove si svolge la sperimentazione clinica;
2. il Ministero della Salute, nei casi di cui: a) al Decreto del Ministro della Salute previsto dal comma 5 dell'art. 9; b) ai medicinali elencati al comma 6 dell'art. 9;
3. l'ISS, nei casi di farmaci di nuova istituzione di cui al DPR 439/2001 [21].

L'applicazione operativa di questa definizione ha dato luogo a una peculiarità tutta italiana, non prevista nella direttiva; fino a non molto tempo fa nel nostro Paese l'AC poteva infatti essere diversa a seconda della fase della sperimentazione e del tipo di farmaci, e di ciò i proponenti dovevano tenere conto nell'inoltro della richiesta di autorizzazione. Il ruolo di AC era dunque attribuito:
- all'ISS per le sperimentazioni di Fase I con farmaci nuovi definite FIH, in cui vengono investigate sicurezza, tollerabilità, farmacocinetica ed eventualmente farmacodinamica

come obiettivo secondario, e la cui autorizzazione si basa esclusivamente sulla valutazione di dati di qualità chimico-farmaceutica e/o biologica e di dati non clinici di efficacia e sicurezza che giustifichino il razionale dell'uso clinico nella patologia per cui l'IMP è proposto;

- all'AIFA (entrata in attività dopo il 2003) esclusivamente per le sperimentazioni cliniche di Fase II e III che comportano l'impiego come IMP di terapie avanzate o di organismi geneticamente modificati;
- ai direttori generali o ai responsabili legali, ai sensi delle vigenti disposizioni normative, delle strutture sanitarie pubbliche o delle strutture equiparate a quelle pubbliche – come individuate con Decreto del Ministro della Salute – ove si svolge la sperimentazione clinica, per le sperimentazioni cliniche di Fase II e III per tutti gli IMP che non rientrano tra quelli la cui sperimentazione deve essere autorizzata dall'AIFA.

Da questa applicazione derivava che l'AC era unica e centralizzata solo per le sperimentazioni cliniche di Fase I FIH e per quelle di Fase II e III relative a terapie avanzate o con OGM ed era rappresentata, rispettivamente, dall'ISS e dall'AIFA; per le altre sperimentazioni di Fase II e III (non relative a terapie avanzate o con OGM) era diversificata e regionale, essendo rappresentata dai direttori generali. Come si vedrà nel par. 3.5.4, la normativa nazionale in materia di AC è profondamente mutata nel 2012.

Le differenze – in termini di modalità delle valutazioni e di tempi di rilascio dei relativi pareri – tra i 245 CE attualmente presenti sul territorio nazionale hanno influenzato anche l'attività delle AC relative, che si avvalevano proprio dei CE per svolgere la propria funzione. Questa mancanza di uniformità, pur trovando giustificazione nella situazione normativa nazionale preesistente, oltre a non favorire l'armonizzazione delle decisioni autorizzative – scopo primario della Direttiva 2001/20/CE – rendeva l'Italia molto diversa dagli altri Stati membri europei, nei quali vi è solitamente un'unica AC, per tutti i farmaci e tutte le fasi, identificata con l'agenzia nazionale del farmaco.

In accordo con il DLgs 211/2003 il promotore – profit e non-profit – deve essere in grado di produrre l'IMP in un'OF autorizzata dall'AIFA alla produzione del farmaco sperimentale secondo le GMP, con rilascio del lotto clinico da parte della PQ, e deve aver condotto gli studi non clinici di sicurezza in accordo con le GLP e quelli clinici in accordo con le GCP vigenti complete. Deve quindi inoltrare all'AC e al CE le relative documentazioni comprendenti l'IMPD (vedi Cap. 10), l'IB (Investigator's Brochure), che deve includere le informazioni minime riportate nella sezione 7 della linea guida ICH E6 (R1) [22], e la documentazione completa relativa al protocollo clinico (protocollo, documenti informativi, sinossi). Infine, la sperimentazione può essere avviata solo in seguito all'acquisizione dell'autorizzazione, o della non comunicazione di obiezioni motivate, dell'AC e del parere unico del CE.

3.5.1.1 Radiofarmaci e DLgs 211/2003

Fino all'inserimento dei radiofarmaci nella legislazione farmaceutica, il Medico Nucleare poteva condurre ricerche cliniche anche interventistiche con radiofarmaci rispettando esclusivamente la vigente normativa radioprotezionistica. Risulta pertanto immediatamente evidente il considerevole impatto che le richieste regolatorie sui prodotti medicinali hanno avuto sulla gestione delle ricerche cliniche che prevedono l'uso di radiofarmaci, in particolare per quanto riguarda gli aspetti relativi alla produzione in accordo con le GMP. La preparazione di radiofarmaci all'interno delle Medicine Nucleari era sempre stata fatta, con procedure non necessariamente identiche da sito a sito, seguendo le indicazioni delle monografie di farmacopea ove presenti, senza alcuna verifica "esterna" della qualità della produzione e soprattutto senza che venisse prodotto alcun dossier.

Dall'entrata in vigore del DLgs 211/2003, che non prevede deroghe di alcun tipo, le sperimentazioni cliniche di Fase I, II e III con rIMP, proposte da sponsor industriali e non, devono invece essere condotte in completa conformità alle GMP, alle GLP ove necessarie e alle GCP complete vigenti e a quanto sopra descritto. Poiché la catena produttiva GMP non consente interruzioni, nei casi in cui sia prevista la marcatura immediatamente prima della somministrazione, con rilascio del lotto e verifica delle sue specifiche nella struttura in cui viene condotto lo studio clinico, anche quest'ultimo processo è subordinato al rispetto delle GMP. Ciò significa che possono partecipare a studi clinici interventistici sponsorizzati dall'industria a scopo registrativo le strutture di Medicina Nucleare dotate di una radiofarmacia autorizzata alla produzione GMP; tale requisito è tuttora valido, in quanto mai modificato dalla successiva normativa.

3.5.2 Decreto del Ministro della Salute 17 dicembre 2004

Sia il mondo accademico sia quello della ricerca clinica pubblica hanno mosso alla Direttiva 2001/20/CE [7] e ai decreti applicativi emanati nei diversi Stati membri numerose critiche, talvolta piuttosto violente, arrivando a sostenere che la proliferazione di leggi e linee guida può rendere la ricerca clinica meno affidabile e che la cura maniacale per i dettagli procedurali può oscurare il vero scopo delle sperimentazioni cliniche. Particolare enfasi è stata posta sulle difficoltà che le nuove richieste regolatorie creano anche alla ricerca non commerciale. A tale proposito, l'Italia è stata tra i primi Paesi a definire e a regolare, con il DM 17 dicembre 2004 [23], la sperimentazione clinica non-profit, con particolare riferimento a quella finalizzata al miglioramento della pratica clinica, intendendo con tale definizione una ricerca che non abbia come obiettivo primario la commercializzazione di un nuovo farmaco e che presenti tutti i requisiti di cui all'art. 1, comma 2 lettere a-e (Box 3.1). Le disposizioni del decreto – a eccezione dell'art. 2, commi 1 e 2 (spese per medicinali a carico del Servizio Sanitario Nazionale, spese aggiuntive per IMP) – sono estese anche alle sperimentazioni che, pur non essendo finalizzate al miglioramento della pratica clinica, rispondono ai requisiti di cui all'art. 1, comma 2, lettere a-d (Box 3.1).

3.5.2.1 Radiofarmaci e DM 17 dicembre 2004
A norma del DM 17 dicembre 2004, le sperimentazioni cliniche con radiofarmaci sperimentali – sia quelle riconosciute dal Comitato etico competente come rilevanti, e in quanto tali parte integrante dell'assistenza sanitaria, sia quelle non finalizzate al miglioramento della pratica clinica, ma rispondenti ai requisiti di cui all'art. 1, comma 2, lettere a-d – devono dunque essere condotte, per quanto attiene alla produzione del radiofarmaco, in completa conformità alle GMP (inclusa la fase di rilascio del lotto e le verifiche nella struttura in cui viene condotto lo studio clinico) e nel rispetto delle GLP ove necessario. Relativamente alle GCP, il decreto prevede che vengano seguiti almeno tutti i 13 principi delle norme di buona pratica clinica di cui al paragrafo 2 dell'Allegato 1 al DM 15 luglio 1997 [24]. Tale obbligo ha suscitato un acceso dibattito: ci si è domandato, in sostanza, se esista un unico modo di lavorare secondo le GCP e se sia possibile definire un livello minimo di osservanza delle stesse nel caso degli studi non-profit, quando i mezzi economici e infrastrutturali a disposizione sono ridotti.

Box 3.1   DM 17 dicembre 2004, art. 1

Comma 1   Il presente Decreto detta condizioni e prescrizioni di carattere generale relative all'esecuzione delle sperimentazioni cliniche finalizzate al miglioramento della pratica clinica quale parte integrante dell'assistenza sanitaria e non a fini industriali.

Comma 2   Si intende come rientrante fra le sperimentazioni del comma 1, ogni sperimentazione che rientri nella definizione di cui all'art. 2, comma 1, lettera a) del Decreto Legislativo n. 211 del 2003 e che presenti *tutti* i seguenti requisiti:

a) che il promotore di cui all'art. 2, comma 1, lettera e) del Decreto Legislativo n. 211 del 2003, sia struttura o ente o istituzione pubblica o ad essa equiparata o fondazione o ente morale, di ricerca e/o sanitaria o associazione/società scientifica o di ricerca non a fini di lucro o istituto di ricovero e cura a carattere scientifico o persona dipendente da queste strutture e che svolga il ruolo di promotore nell'ambito dei suoi compiti istituzionali;

b) che il promotore non sia il proprietario del brevetto del farmaco in sperimentazione o il titolare dell'autorizzazione all'immissione in commercio e che non abbia cointeressenze di tipo economico con l'azienda produttrice del farmaco in sperimentazione;

c) che la proprietà dei dati relativi alla sperimentazione, la sua esecuzione e i suoi risultati appartengano al promotore di cui alla lettera a), fermo restando quanto disposto dalle norme vigenti, relative alla pubblicazione dei dati;

d) che la sperimentazione non sia finalizzata né utilizzata allo sviluppo industriale del farmaco o comunque a fini di lucro;

e) che sia finalizzata al miglioramento della pratica clinica e riconosciuta a tal fine dal Comitato etico competente come sperimentazione rilevante e, come tale, parte integrante dell'assistenza sanitaria.

Questo tema è dibattuto anche a livello europeo nelle discussioni su un'eventuale revisione della Direttiva 2001/20/CE, sebbene vi sia consapevolezza della necessità di non creare, o dare l'impressione che esista, un doppio standard. Solo l'osservanza delle GCP garantisce il rispetto dei principi etici, il corretto rapporto rischio/beneficio e l'attendibilità dei risultati. Le GCP forniscono in alcuni casi indicazioni molto precise, che devono essere seguite alla lettera (per esempio, per quanto riguarda la lista dei documenti essenziali), mentre in altri casi fissano un requisito senza specificare in che modo questo debba essere soddisfatto (per esempio, monitoraggio).

3.5.3   Decreto Legislativo 6 novembre 2007, n. 200

A distanza di quattro anni dalla Direttiva 2001/20/CE [7] è stata emanata la Direttiva 2005/28/CE [8], con lo scopo di chiarire e dettagliare ulteriormente:
– l'applicazione dei principi di buona pratica clinica;
– la definizione degli studi clinici non commerciali;
– l'etichettatura e l'importazione degli IMP;
– le modalità di gestione e di archiviazione della documentazione relativa alla sperimentazione clinica;
– l'idoneità degli ispettori e le procedure di ispezione GCP.
   La Direttiva 2005/28/CE è stata recepita in Italia con il DLgs 200/2007 [15], che ha stabilito tra l'altro quanto segue.
• L'ampliamento della definizione di medicinale sperimentale rispetto al DLgs 211/2003, includendo: i medicinali non oggetto dello studio sperimentale, ma comunque utilizzati nell'ambito di una sperimentazione, quando essi non sono autorizzati al commercio

---

Box 3.2 DLgs 200/2007: requisiti previsti dall'art. 16

a) Il responsabile della produzione sia in possesso dei requisiti previsti dalle norme vigenti per la preparazione dei radiofarmaci e si assuma la responsabilità della produzione di cui al presente articolo, nonché dello svolgimento dei compiti attribuiti alla persona qualificata ai sensi dell'art. 13, commi 3, lettera a), e 4, escluso il secondo periodo, del Decreto Legislativo 24 giugno 2003, n. 211;

b) il laboratorio per la produzione di radiofarmaci sia autorizzato conformemente alle norme vigenti per la preparazione di radiofarmaci non sperimentali;

c) i radiofarmaci sperimentali siano utilizzati esclusivamente per sperimentazioni non a fini industriali;

d) detti radiofarmaci sperimentali siano utilizzati esclusivamente per soggetti in trattamento nella struttura di appartenenza o presso altre strutture partecipanti alla stessa sperimentazione multicentrica in Italia e, in tal caso, ceduti senza fini di lucro;

e) detti radiofarmaci sperimentali siano prodotti in conformità alle norme vigenti per la preparazione di radiofarmaci;

f) il responsabile legale delle istituzioni ove operano i suddetti laboratori trasmetta all'AIFA una dichiarazione attestante il possesso dei requisiti di cui al presente comma almeno 60 giorni prima dell'avvio di tali produzioni.

---

in Italia o sono autorizzati ma utilizzati in maniera difforme all'autorizzazione (art. 1, comma 1, lettera h).

- La definizione di sperimentazioni non a fini industriali o non a fini commerciali: sperimentazioni cliniche che presentino i quattro requisiti di cui all'art. 1, comma 2, lettere a-d del DM 17 dicembre 2004 (Box 3.1).
- Le linee guida dettagliate di GCP.
- La deroga al comma 2 dell'art. 13 del DLgs 211/2003 [14], cioè la possibilità di produrre un farmaco sperimentale secondo norme di buona preparazione di farmacopea e non secondo le GMP, in assenza di una PQ in siti che non sono OF, precisamente in farmacie operanti in strutture ospedaliere pubbliche o equiparate, nonché in istituti di ricovero e cura a carattere scientifico privati (art. 15) e nei laboratori per la preparazione di radiofarmaci per medicina nucleare operanti in strutture ospedaliere pubbliche o equiparate, nonché in istituti di ricovero e cura a carattere scientifico privati (art. 16).
- L'attribuzione del ruolo di AC all'ISS per *tutte* le sperimentazioni di Fase I (FIH e non FIH). Rientrano tra le sperimentazioni non FIH: studi condotti con disegni sperimentali di Fase I in popolazioni target specifiche (bambini, donne, anziani); studi per lo sviluppo di nuove formulazioni e l'uso di nuove vie di somministrazione; studi farmacocinetici/terapeutici esplorativi per sostenere la registrazione di nuove indicazioni, in particolare se la nuova indicazione è supportata da dati farmacodinamici inediti in modelli animali (come già ricordato, nel 2012 la normativa nazionale in materia di AC è profondamente mutata, vedi par. 3.5.4).
- L'inclusione, nei casi di strutture private autorizzate alla sperimentazione clinica ai sensi della normativa vigente, del direttore generale dell'Azienda sanitaria locale competente per territorio tra le AC competenti per il rilascio dell'autorizzazione alle sperimentazioni di Fase II e III.
- Le nuove norme in materia di ispezione GCP da parte dell'AIFA dei centri di sperimentazione.

3.5.3.1 Radiofarmaci e DLgs 200/2007

A norma del DLgs 200/2007, si possono quindi individuare percorsi diversi a seconda che si tratti di sperimentazioni con rIMP a fini industriali o commerciali oppure di sperimentazioni con rIMP non a fini industriali o commerciali, così come definite dal DM 17 dicembre 2004 (Box 3.1, punti a-d).

Per le sperimentazioni a fini industriali o commerciali nulla cambia rispetto a quanto stabilito dal DLgs 211/2003 relativamente alla conformità alle GMP e alle GLP, mentre le GCP da osservare – ai sensi dell'art. 1, comma 3, del DLgs 211/2003 – diventano quelle stabilite dal DLgs 200/2007 e dall'Allegato 1 al DM 15 luglio 1997 [24].

Per le sperimentazioni non a fini industriali o commerciali è consentito che il proponente utilizzi, in deroga alle GMP, un rIMP prodotto in laboratori pubblici autorizzati per la preparazione di radiofarmaci per medicina nucleare, secondo l'art. 16 del DLgs 200/2007 e nel rispetto di tutti i requisiti elencati nel Box 3.2. In particolare, il requisito di cui al comma 1 lettera e prevede che un rIMP debba essere prodotto in conformità alle normative vigenti, cioè secondo le Norme di Buona Preparazione dei Radiofarmaci in Medicina Nucleare (NBP-MN) emanate nel 2005 e inserite nel I Supplemento alla XI edizione della Farmacopea Ufficiale della Repubblica italiana (e attualmente contenute nella XII edizione); prima della definitiva entrata in vigore delle NBP-MN (luglio 2011), è stato siglato dalla Conferenza Stato-Regioni l'accordo sulle linee guida per l'applicazione di tali norme, cui sono allegati alcuni modelli di manuale di qualità. Per l'applicazione corretta del requisito a), è stata emanata una nota esplicativa da parte del gruppo di lavoro sui radiofarmaci dell'AIFA [25]. Nulla cambia relativamente alla conformità GLP ove necessaria. Per quanto attiene le GCP, le sperimentazioni non a fini di lucro debbono seguire le linee dettagliate di buona pratica clinica di cui al decreto stesso, tenendo conto di quanto specificato nell'Allegato 1 al richiamato DM 15 luglio 1997 [24].

3.5.4 Legge 8 novembre 2012, n. 189

Il quadro normativo relativo all'autorizzazione delle sperimentazioni cliniche disegnato dai Decreti legislativi 211/2003 e 200/2007 ha subito modifiche significative in seguito all'emanazione del Decreto-legge 158/2012 e alla sua successiva conversione in legge con la Legge 189/2012 [16].

L'articolo 12 (Procedure concernenti i medicinali) della Legge 189/2012 introduce (con i commi 9 e 12) modifiche sostanziali relative alle competenze in materia di sperimentazioni cliniche da condursi sul territorio nazionale e interviene (con i commi 10 e 11) sull'operatività dei CE che possono esprimere il parere unico (vedi capitolo 11).

Il comma 9 stabilisce:

> Le competenze in materia di sperimentazione clinica dei medicinali attribuite dal decreto legislativo 24 giugno 2003, n. 211, all'Istituto superiore di sanità sono trasferite all'AIFA, la quale si avvale del predetto Istituto, senza nuovi o maggiori oneri a carico della finanza pubblica, ai fini dell'esercizio delle funzioni trasferite, secondo modalità stabilite con decreto del Ministro della salute, sentiti i due enti interessati. Fino all'adozione del decreto del Ministro della salute, l'Istituto superiore di sanità, raccordandosi con l'AIFA, svolge le competenze ad esso già attribuite, secondo le modalità previste dalle disposizioni previgenti. Sono altresì trasferite all'AIFA le competenze di cui all'articolo 2, comma 1, lettera t), numeri 1) e 1-bis), del decreto legislativo 24 giugno 2003, n. 211 (Direttori Generali). Sono confermate in capo all'AIFA le competenze in materia di sperimentazione clinica di medicinali attribuite dal citato decreto legislativo n. 211 del 2003 al Ministero della salute e trasferite all'AIFA ai sensi dell'articolo 48 del decreto-legge 30 settembre 2003, n. 269, convertito, con modificazioni, dalla legge 24 novembre 2003, n. 326, e successive modificazioni.

Inoltre il comma 12 stabilisce:

A decorrere dal 1° luglio 2013, la documentazione riguardante studi clinici sui medicinali disciplinati dal decreto legislativo 24 giugno 2003, n. 211, è gestita esclusivamente con modalità telematiche, attraverso i modelli standard dell'Osservatorio nazionale sulla sperimentazione clinica dell'AIFA.

Questa nuova normativa ha eliminato la peculiarità tutta italiana (discussa nel par. 3.5.1) rappresentata dall'esistenza di AC diverse per le diverse fasi della sperimentazione clinica. Dall'entrata in vigore della Legge 189/2012 le competenze in materia di autorizzazioni di sperimentazioni cliniche interventistiche di ogni fase (dalla I alla III) sono infatti attribuite a un'unica AC identificata nell'AIFA, analogamente a quanto avviene nella stragrande maggioranza degli Stati europei; pertanto tutte le sperimentazioni, incluse quelle che prevedono l'uso di rIMP, dovranno essere autorizzate dall'AIFA.

Per quanto attiene la valutazione dei dossier presentati a supporto della richiesta di autorizzazione, nulla cambia operativamente nel caso delle sperimentazioni di Fase I, poiché è stato stabilito che l'ISS – raccordandosi con l'AIFA – continuerà a svolgere le funzioni a esso già attribuite, secondo le modalità previste dalle disposizioni previgenti, fino all'emanazione (con decreto del Ministro della salute, sentiti i due enti interessati) di un regolamento che stabilirà nuove modalità. Nel caso delle sperimentazioni di Fase II e III, invece, la Legge lascia all'AIFA il compito di emanare indicazioni per la valutazione dei dossier. La Legge stabilisce inoltre che, dal 1° luglio 2013, la documentazione riguardante studi clinici sui medicinali disciplinati dal DLgs 211/2003 dovrà essere gestita esclusivamente con modalità telematiche.

Per una migliore comprensione del contesto, è utile ricordare che nel marzo 2011 il Consiglio dei Ministri aveva approvato, su proposta del Ministro della Salute, il disegno di legge delega "Sperimentazione clinica e altre disposizioni in materia sanitaria", diretto al riassetto e alla semplificazione della normativa in materia di sperimentazione clinica dei medicinali per uso umano. La necessità di un'armonizzazione legislativa in questo ambito era quindi già da parecchio tempo all'attenzione del legislatore. Ciò non sorprende se si considera che la semplificazione delle regole per la sperimentazione clinica – volta a incoraggiare la ricerca clinica in Europa – è al centro della proposta formulata dalla Commissione Europea [26] di un regolamento destinato a rimpiazzare la Direttiva 2001/20/CE sulla sperimentazione clinica del 2001; pur avendo assicurato un elevato livello di sicurezza dei pazienti, tale direttiva ha infatti determinato, a causa della sua applicazione divergente nei vari Stati membri, un quadro normativo svantaggioso per i ricercatori clinici, dando luogo tra il 2007 e il 2011 a una riduzione del 25% delle sperimentazioni cliniche condotte.

Configurandosi come un regolamento, la disposizione legislativa proposta dalla Commissione assicurerà l'uniformità della normativa in materia di sperimentazioni cliniche in tutti gli Stati membri dell'UE; in particolare, renderà più facile condurre sperimentazioni cliniche multinazionali in Europa. Il regolamento proposto prevede tra l'altro:

- una procedura armonizzata di autorizzazione per le sperimentazioni cliniche, tale da consentire la valutazione contemporanea, celere e approfondita delle domande da parte di tutti gli Stati membri interessati;
- procedure semplificate di rendicontazione, grazie alle quali i ricercatori non dovranno più presentare più volte – a diversi organi e Stati membri – informazioni sostanzialmente identiche sulla sperimentazione clinica;

- maggiore trasparenza circa la possibilità per i pazienti di partecipare a una sperimentazione clinica e comunicazione alle Autorità competenti dei risultati entro un anno dal termine della sperimentazione;
- possibilità per la Commissione di effettuare controlli negli Stati membri e in Paesi terzi per garantire che la normativa in materia di sperimentazioni cliniche sia adeguatamente applicata e fatta rispettare.

È previsto che il nuovo regolamento entri in vigore nel 2016. In vista di tale scadenza era indispensabile che l'Italia – per i rapporti con la Commissione e gli altri Stati membri in tale ambito – individuasse un unico referente dotato delle competenze necessarie per autorizzare le sperimentazioni cliniche nel nostro Paese, e la Legge 189/2012 ha operato una chiara scelta in questa direzione.

3.6
Ruoli dell'AIFA e dell'ISS nelle sperimentazioni cliniche con radiofarmaci

3.6.1 Ruolo dell'AIFA

Alla luce delle modifiche introdotte dalla Legge 189/2012, l'AIFA ha il compito – di concerto con il Ministero della Salute – di dare applicazione alla normativa nel settore della sperimentazione clinica dei medicinali e svolge il ruolo di unica AC responsabile dell'autorizzazione per tutte le sperimentazioni cliniche interventistiche dalla Fase I alla III. Pertanto anche tutti i protocolli sperimentali che comportano una marcatura con radionuclidi saranno autorizzati dall'AIFA.

L'AIFA inoltre garantisce, attraverso l'OsSC (Osservatorio Nazionale sulla Sperimentazione Clinica dei Medicinali), la sorveglianza epidemiologica di tutte le sperimentazioni, incluse quelle con radiofarmaci, mediante un continuo controllo nel tempo del loro andamento qualitativo e quantitativo, nonché tramite ispezioni periodiche effettuate presso i siti sperimentali e i promotori. Operante dal 2000, l'OsSC raccoglie ed elabora i dati delle sperimentazioni cliniche con medicinali e ne divulga periodicamente i resoconti attraverso la pubblicazione di un rapporto annuale [27]. Inoltre, in base al DM 21 dicembre 2007 [28], l'OsSC è diventato anche uno strumento per la preparazione delle domande di autorizzazione di sperimentazioni cliniche nel formato previsto dalla normativa europea e per la redazione del parere in un formato standard per tutti i Comitati etici chiamati a esprimersi sulle sperimentazioni.

3.6.2 Ruolo dell'ISS

Dalla fine degli anni Settanta l'ISS autorizza le sperimentazioni cliniche con farmaci di nuova istituzione, come definiti dal DPR 439/2001 [21]. Il DLgs 211/2003 e il DLgs 200/2007 hanno attribuito all'ISS il ruolo di AC per tutte le sperimentazioni cliniche di Fase I. Per svolgere questa attività nell'ambito del DPR 439/2001, mantenuto in vigore dal DLgs 211/2003, è stata istituita la Commissione per l'ammissibilità alla sperimentazione clinica di Fase I, la cui composizione è stabilita con decreto del Ministro della Salute ed è consultabile (come tutte le informazioni relative a normativa, linee guida, tariffe, audizioni ecc.) sul sito dell'ISS [29]. L'attività della Commissione – gestita all'interno del Dipartimento del Farmaco e supportata da una segreteria amministrativa e da una segreteria tecnico-scientifica (segreteria.commac@iss.it) – si avvale delle valutazioni degli esperti dell'ISS, che operano da sempre nel rispetto della normativa e dei principi di indipendenza, trasparenza e rigore scientifico.

Le modalità di inoltro all'AC, e per conoscenza all'ISS, della domanda di autorizzazione alla sperimentazione clinica di Fase I e la documentazione da allegare, che deve sempre contenere il modulo CTA (Clinical Trial Application), sono descritte nel DM 21 dicembre 2007 [28]; le modalità di ricezione e di valutazione della documentazione da parte dell'ISS sono descritte nel materiale illustrativo disponibile sul sito [30]. La Commissione ha stabilito anche le modalità per discutere con i proponenti i dati e la documentazione in loro possesso nell'ambito di un programma di audizioni (che possono essere condotte prima e durante il processo valutativo), il cui scopo è fornire sia *scientific advice* sia supporto tecnico per la presentazione della domanda.

Per la documentazione di qualità, non clinica e clinica, da allegare a supporto della richiesta di autorizzazione, si rimanda al Cap. 10.

Le situazioni regolatorie che definiscono il radiofarmaco in sperimentazione sono descritte nel Cap. 1. In risposta a richieste più volte pervenute da parte di proponenti diversi, l'allora AC per gli studi di Fase I ha ribadito che l'uso di radiofarmaci sperimentali è previsto solo all'interno di sperimentazioni interventistiche e non nella pratica clinica giornaliera, diagnostica o terapeutica.

È stato inoltre chiarito che nel caso di radiofarmaci prodotti in accordo con una monografia di farmacopea extraeuropea, e per cui siano disponibili informazioni cliniche che derivino da studi affidabili, ma autorizzati da un'AC al di fuori della UE con la quale non vi siano accordi di mutuo riconoscimento, vanno considerati – al fine di inquadrare lo studio nella corretta fase di sperimentazione clinica – i seguenti aspetti:

- la preparazione galenica magistrale di un radiofarmaco in Italia deve essere fatta in accordo con monografie della Farmacopea italiana o europea (le monografie dei radiofarmaci pubblicate nella European Pharmacopoeia non sono infatti necessariamente uguali a quelle pubblicate nelle farmacopee dei Paesi extraeuropei) [31];
- la presenza di studi clinici affidabili, autorizzati da un'AC al di fuori della UE, è quindi sufficiente per considerare il farmaco non di nuova istituzione solo se la qualità e la preparazione del radiofarmaco usato sono uguali o almeno rappresentative di quelle del radiofarmaco che si intende utilizzare nella sperimentazione proposta.

L'individuazione della fase clinica con cui deve essere condotto uno studio investigativo con un rIMP deve basarsi anche su un'accurata valutazione della qualità dei lotti di radiofarmaco proposti per l'uso rispetto a quelli usati negli studi clinici disponibili, poiché una nuova o diversa produzione rispetto a quella precedentemente utilizzata richiede una valutazione come nuovo prodotto e implica la richiesta di autorizzazione come studio di Fase I.

Nella formulazione della Legge 189/2012, che unifica nell'AIFA le competenze in materia di sperimentazione clinica dei medicinali, è insito il riconoscimento del ruolo svolto da oltre trent'anni dall'ISS nell'ambito delle autorizzazioni di sperimentazioni di Fase I e delle modalità operative messe in atto per assolvere a tale compito. Viene infatti espressamente indicato che, fino all'emanazione del nuovo regolamento, l'AIFA dovrà avvalersi dell'ISS per l'esercizio delle funzioni trasferite, che continueranno a essere svolte dall'ISS (in raccordo con l'AIFA) secondo le modalità previste dalle disposizioni previgenti.

Il legislatore ha così inteso non disperdere l'esperienza pluriennale dell'ISS in tale ambito, riducendo i tempi di valutazione senza sacrificare, e anzi incrementando, l'alto profilo scientifico dei pareri.

3.7
Conclusioni

La valutazione del rischio è un processo che coinvolge sia il proponente sia l'AC; quest'ultima ha però la responsabilità, attraverso la valutazione scientifica dell'insieme dei dati presentati nell'IMPD e nell'IB e del razionale dello studio clinico, di assicurare ragionevolmente che il rIMP sia di qualità e sicuro, e possibilmente efficace, obiettivo secondario nei casi di sperimentazioni di Fase I in volontari malati.

Non può essere ignorato che l'applicazione della legislazione farmaceutica ai radiofarmaci – molti dei quali sono preparati non industrialmente e utilizzati esclusivamente per la diagnosi e il monitoraggio della patologia, più che per il suo trattamento – ha certamente aumentato le difficoltà per la conduzione di programmi di sviluppo adatti a riflettere gli usi peculiari di questi prodotti. Inoltre, poiché in Europa la regolamentazione dei prodotti radioattivi destinati a essere somministrati ai pazienti differiva sostanzialmente nei diversi Paesi, la sperata armonizzazione in seguito all'emanazione delle Direttive 2001/20/CE e 2005/28/CE è stata anche inferiore a quella raggiunta per gli altri medicinali. Per tali motivi, il Ministero della Salute, l'AIFA, l'ISS, l'AIMN e gli operatori interessati sono impegnati in uno sforzo congiunto per superare tutti gli aspetti critici che rallentano la sperimentazione e la registrazione di nuovi radiofarmaci.

Bibliografia

1. Direttiva 89/343/CEE del Consiglio del 3 maggio 1989 che estende il campo di applicazione delle direttive 65/65/CEE e 75/319/CEE e che prevede norme aggiuntive per i radiofarmaci
2. European Commission - Directorate-General Health & Consumers. News and updates on pharmaceuticals http://ec.europa.eu/health/documents/eudralex/index_en.htm
3. European Medicines Agency. Human medicines, Scientific guidelines http://www.ema.europa.eu/ema/index.jsp?curl=pages/regulation/general/general_content_000043.jsp&murl=menus/regulations/regulations.jsp&mid=WC0b01ac05800240cb
4 International Conference on Harmonisation of Technical Requirements for Registration of Pharmaceuticals for Human Use. ICH Guidelines http://www.ich.org/products/guidelines.html
5. Direttiva 2003/94/CE della Commissione dell'8 ottobre 2003 che stabilisce i principi e le linee direttrici delle buone prassi di fabbricazione relative ai medicinali per uso umano e ai medicinali per uso umano in fase di sperimentazione
6. Colombo FR, Canali G (2011) GMP: principi generali e applicazione alla produzione di radiofarmaci. In: Lucignani G (a cura di) La qualità nella preparazione di radiofarmaci. Springer, Milano
7. Direttiva 2001/20/CE del Parlamento Europeo e del Consiglio del 4 aprile 2001 concernente il ravvicinamento delle disposizioni legislative, regolamentari ed amministrative degli Stati membri relative all'applicazione della buona pratica clinica nell'esecuzione della sperimentazione clinica di medicinali ad uso umano
8. Direttiva 2005/28/CE della Commissione dell'8 aprile 2005 che stabilisce i principi e le linee guida dettagliate per la buona pratica clinica relativa ai medicinali in fase di sperimentazione a uso umano nonché i requisiti per l'autorizzazione alla fabbricazione o importazione di tali medicinali

9. Agenzia Italiana del Farmaco - Osservatorio Nazionale sulla Sperimentazione Clinica dei medicinali. Inserimento dati http://oss-sper-clin.agenziafarmaco.it/inserimento_dati.pdf
10. European Commission - Enterprise and Industry Directorate-General (2009) Assessment of the functioning of the "Clinical Trials Directive" 2001/20/EC, Public Consultation Paper http://ec.europa.eu/health/files/clinicaltrials/docs/2009_10_09_public-consultation-paper.pdf
11. European Commission - Health and Consumers Directorate-General (2010) Responses to the Public consultation paper "Assessment of the functioning of the 'Clinical Trials Directive' 2001/20/EC" http://ec.europa.eu/health/human-use/clinical-trials/developments/responses_2010-02_en.htm
12. European Commission - Health and Consumers Directorate-General (2010) Assessment of the functioning of the "Clinical Trials Directive" 2001/20/EC. Summary of Responses to the Public Consultation Paper http://ec.europa.eu/health/files/clinicaltrials/2010_03_30_summary_responses.pdf
13. European Medicines Agency - CHMP (2007) Guideline on strategies to identify and mitigate risks for first-in-human clinical trials with investigational medicinal products. CHMP/SWP/28367/07 http://www.ema.europa.eu/ema/pages/includes/document/open_document.jsp?webContentId=WC500002988
14. Decreto Legislativo 24 giugno 2003, n. 211, Attuazione della direttiva 2001/20/CE relativa all'applicazione della buona pratica clinica nell'esecuzione delle sperimentazioni cliniche di medicinali per uso clinico
15. Decreto Legislativo 6 novembre 2007, n. 200, Attuazione della direttiva 2005/28/CE recante principi e linee guida dettagliate per la buona pratica clinica relativa ai medicinali in fase di sperimentazione a uso umano, nonché requisiti per l'autorizzazione alla fabbricazione o importazione di tali medicinali
16. Legge 8 novembre 2012, n. 189, Conversione in legge, con modificazioni, del decreto-legge 13 settembre 2012, n. 158, recante disposizioni urgenti per promuovere lo sviluppo del Paese mediante un più alto livello di tutela della salute
17. Decreto Legislativo 17 marzo 1995, n. 230, Attuazione delle direttive 89/618/Euratom, 90/641/Euratom, 96/29/Euratom, 2006/117/Euratom in materia di radiazioni ionizzanti e 2009/71/Euratom, in materia di sicurezza nucleare degli impianti nucleari
18. Decreto Legislativo 26 maggio 2000, n. 187, Attuazione della direttiva 97/43/Euratom in materia di protezione sanitaria delle persone contro i pericoli delle radiazioni ionizzanti connesse ad esposizioni mediche
19. Circolare Ministero della Salute 2 settembre 2002, n. 6, Attività dei comitati etici istituiti ai sensi del Decreto Ministeriale 18 marzo 1998
20. Agenzia Italiana del Farmaco - Determinazione 20 marzo 2008, Linea guida per la classificazione e conduzione degli studi osservazionali sui farmaci http://www.agenziafarmaco.gov.it/allegati/det_20marzo2008.pdf
21. Decreto del Presidente della Repubblica 21 settembre 2001, n. 439, Regolamento di semplificazione delle procedure per la verifica e il controllo di nuovi sistemi e protocolli terapeutici sperimentali
22. International Conference on Harmonisation of Technical Requirements for Registration of Pharmaceuticals for Human Use. ICH E6 (R1) Guideline for Good Clinical Practice CPMP/ICH/135/95 http://www.ema.europa.eu/docs/en_GB/document_library/Scientific_guideline/2009/09/WC500002874.pdf
23. Decreto del Ministro della Salute 17 dicembre 2004, Prescrizioni e condizioni di carattere generale, relative all'esecuzione delle sperimentazioni cliniche dei medicinali, con particolare riferimento a quelle ai fini del miglioramento della pratica clinica, quale parte integrante dell'assistenza sanitaria
24. Decreto del Ministro della Sanità 15 luglio 1997, Recepimento delle linee guida della U.E. di Buona Pratica Clinica per la esecuzione delle sperimentazioni cliniche dei medicinali
25. Agenzia Italiana del Farmaco - Gruppo di lavoro sui radiofarmaci: Nota esplicativa art. 16 D.L.vo 200/2007 Laboratori pubblici per la preparazione di radiofarmaci per medicina nucleare autorizzati alla produzione di radiofarmaci per sperimentazione clinica no profit http://www.aimn.it/lex/comunicato_AIFA_sperimentazione.pdf
26. European Commission (2012) Proposal for a Regulation of the European Parliament and of the Council on clinical trials on medicinal products for human use, and repealing Directive 2001/20/EC http://ec.europa.eu/health/files/clinicaltrials/2012_07/proposal/2012_07_proposal_en.pdf
27. Agenzia Italiana del Farmaco - Osservatorio Nazionale sulla Sperimentazione Clinica dei Medicinali. Rapporto sulla sperimentazione clinica dei medicinali in Italia http://www.agenziafarmaco.gov.it/it/content/rapporto-sulla-sperimentazione-clinica-dei-medicinali-italia

28. Decreto del Ministro della Salute 21 dicembre 2007, Modalità di inoltro della richiesta di autoriz-
    zazione all'Autorità competente, per la comunicazione di emendamenti sostanziali e la dichiara-
    zione di conclusione della sperimentazione clinica e per la richiesta di parere al comitato etico
    http://www.iss.it/binary/scf1/cont/norm%202007.1227011774.pdf
29. Istituto Superiore di Sanità. Sperimentazione Clinica di Fase I http://www.iss.it/scf1/
30. Istituto Superiore di Sanità - Dipartimento del farmaco. Valutazione di dossier di autorizzazione di
    Fase I http://www.iss.it/binary/scf1/cont/Valutazione_dossier_di_fase_I.pdf
31. Yu S (2006) Review of 18F-FDG synthesis and quality control. Biomed Imaging Interv J 2(4):e57

Classificazione dei radiofarmaci

4

P. Minghetti, M. Santimaria, A. D'Arpino

4.1
Introduzione

Il primo riconoscimento dei radiofarmaci come prodotti medicinali risale agli anni Cinquanta. È infatti nel 1948 che John E. Christian della Purdue University, Illinois, scrive: "Radioactive isotopes when used for therapeutic and diagnostic purposes are in the true sense of the word drugs and are so classified and regulated under Section 505 of the Federal Food, Drug, and Cosmetic Act" [1]. A Christian si deve la stesura e la pubblicazione delle prime monografie sui radiofarmaci comparse nella XV edizione della United States Pharmacopeia (USP) del 1955 [2].

Nel 1951 la Food and Drug Administration (FDA) approva lo iodio-131 come ioduro di sodio per l'uso nelle malattie tiroidee: è il primo radiofarmaco a ottenere un'autorizzazione all'immissione in commercio.

In Europa e in Italia il riconoscimento del ruolo e dell'importanza di questa classe di medicinali è avvenuto invece molto più recentemente: il loro inserimento tra i prodotti medicinali risale infatti alla fine degli anni Ottanta. Fino ad allora, non esistevano monografie di farmacopea e neppure norme specifiche per regolare la produzione e l'impiego di sostanze radioattive a scopo diagnostico e terapeutico, se non quelle concernenti l'uso di sorgenti di radiazioni.

La definizione attuale di medicinale, contenuta nel DLgs 219/2006 [3] (che non si discosta significativamente da quella contenuta nel DLgs 178/1991 [4]), è la seguente:

Sperimentazione e registrazione dei radiofarmaci. Giovanni Lucignani (a cura di)
DOI: 10.1007/978-88-470-2874-6_4 © Springer-Verlag Italia 2013

"ogni sostanza o associazione di sostanze presentata come avente proprietà curative o profilattiche delle malattie umane; ogni sostanza o associazione di sostanze che può essere utilizzata sull'uomo o somministrata all'uomo allo scopo di ripristinare, correggere o modificare funzioni fisiologiche, esercitando un'azione farmacologica, immunologica o metabolica, ovvero di stabilire una diagnosi medica". Secondo questa duplice definizione, è medicinale ogni prodotto somministrato all'uomo e destinato a curare, prevenire o diagnosticare una patologia, ed è da considerarsi giuridicamente come tale anche un prodotto che vanti le stesse proprietà nella presentazione.

L'inclusione dei radiofarmaci tra i prodotti medicinali ha comportato – oltre all'introduzione di una serie di vincoli e adempimenti tesi ad assicurarne i requisiti di qualità, sicurezza ed efficacia – anche l'applicazione delle definizioni comunemente impiegate per i prodotti medicinali, a loro volta essenziali per una loro classificazione sotto il profilo normativo, con profonde implicazioni relative alla loro preparazione e al loro impiego.

Dall'inserimento tra i prodotti medicinali consegue innanzi tutto che un radiofarmaco può essere impiegato per l'uso clinico nell'uomo solo se derivante da processi di produzione controllati e opportunamente convalidati mediante test chimico-fisici e microbiologici finalizzati ad assicurare che il prodotto possieda i requisiti previsti dalla normativa vigente.

Conseguenza immediata dell'applicazione di tali norme è che il termine radiofarmaco identifica tutti i prodotti per diagnosi e terapia utilizzati nelle procedure di medicina nucleare e ha sostituito termini in precedenza impiegati (e talora ancora usati in modo generico sia nella pratica sia in ambito scientifico), come composto/prodotto radioattivo o radiotracciante, che hanno un significato riduttivo poiché non individuano in modo chiaro e specifico prodotti medicinali.

4.2
Radiofarmaci di produzione industriale e radiofarmaci preparati in ospedale

Esiste una fondamentale distinzione tra i medicinali prodotti industrialmente e quelli allestiti in farmacia. In entrambi i casi è comunque necessaria una fonte di legittimazione alla produzione o alla preparazione che garantisca i requisiti di qualità, sicurezza ed efficacia del medicinale.

Il DLgs 219/2006 [3] si applica soltanto ai medicinali preparati industrialmente (o nella cui fabbricazione interviene un processo industriale) destinati a essere immessi in commercio negli Stati membri dell'Unione Europea (UE) e suscettibili di circolazione in ambito comunitario. Nel caso del medicinale preparato industrialmente, la salute pubblica è garantita da due autorizzazioni preventive, rilasciate dalle Autorità competenti: l'autorizzazione alla produzione (AP), rilasciata sulla base di una verifica ispettiva che attesti la conformità della produzione alle Norme di Buona Fabbricazione (GMP, Good Manufacturing Practice) [5], e l'autorizzazione all'immissione in commercio (AIC). Lo scopo principale delle norme previste per la produzione, l'immissione in commercio e la distribuzione dei medicinali è assicurare la tutela della salute pubblica, evitando, al contempo, di ostacolare lo sviluppo dell'industria farmaceutica.

L'obiettivo di tutelare la salute pubblica può però essere raggiunto diversamente in funzione della natura del medicinale.

Sono definiti dal DLgs 219/2006, ma espressamente esclusi dal suo campo di applicazione, i medicinali allestiti nelle farmacie, cioè le preparazioni o formule magistrali e le preparazioni o formule officinali.

Per *formule magistrali* si intendono medicinali preparati in farmacia in base a una prescrizione medica destinata a un determinato paziente. Inoltre, secondo quanto riportato nel Glossario delle Norme di Buona Preparazione dei Medicinali in Farmacia (NBP-F) contenute nella Farmacopea Ufficiale [6], sono tecnicamente assimilabili ai preparati magistrali anche tutte le miscelazioni, diluizioni, ripartizioni ecc., eseguite per il singolo paziente su indicazione medica. Sono altresì da considerare tra le preparazioni estemporanee anche i medicinali industriali con AIC qualora vengano allestiti e/o verificati con modalità differenti da quelle indicate dal titolare AIC (per esempio diluizioni, miscelazioni ed esecuzione di differenti controlli di qualità).

Le *formule officinali* sono medicinali allestiti in farmacia in base alle indicazioni della European Pharmacopoeia o delle farmacopee nazionali in vigore negli Stati membri della UE e destinati a essere forniti direttamente ai pazienti serviti da tale farmacia.

Per le formule magistrali la preparazione è subordinata alla presentazione della ricetta/richiesta medica (prescrizione). È il medico infatti che – indicando espressamente qualità e quantità di ogni componente attivo per adattare la formulazione alle specifiche necessità del suo paziente – si assume le responsabilità relative all'efficacia e alla sicurezza del medicinale.

La fonte di legittimazione dell'operato del farmacista è dunque rappresentata esclusivamente dalla prescrizione medica e il farmacista è tenuto a uniformarsi integralmente a tale prescrizione e quindi a rispettare assolutamente la quantità, il dosaggio e la forma farmaceutica prescritti dal medico, dal momento che la formulazione quali-quantitativa non è codificata in alcun testo ufficialmente riconosciuto, ma stabilita dal medico in funzione delle esigenze terapeutiche del singolo paziente.

Per quanto attiene ai principi attivi utilizzabili, il medico è però soggetto a precisi e stringenti vincoli: egli infatti può utilizzare solo sostanze la cui efficacia e sicurezza siano note alle Autorità competenti, in quanto contenute in medicinali industriali il cui commercio è autorizzato in Italia o in un Paese comunitario, o contenute in medicinali industriali che possiedono un'AIC revocata o non confermata per motivi non inerenti al rischio d'impiego, oppure in quanto principi attivi descritti nelle farmacopee di Stati membri della UE (Legge 94/1998, art. 5, comma 1 e 2) [7]. Al farmacista compete il controllo della prescrizione esclusivamente per quanto riguarda gli aspetti tecnico-farmaceutici (compatibilità, dosaggio ecc.) e normativi (rispetto di specifiche norme, divieti, limitazioni ecc.). Egli è altresì responsabile della qualità delle sostanze utilizzate e della corretta tecnica di preparazione, elementi questi che, rappresentando un'area di rischio potenziale, possono compromettere la qualità del medicinale e, in ultima analisi, l'efficacia e la sicurezza dello stesso.

L'allestimento deve infatti avvenire secondo procedure ben definite, che escludano possibilità di errore e rendano il processo di produzione riproducibile, assicurando in tal modo il possesso dei necessari requisiti di qualità al prodotto finale. Per ogni preparazione allestita, è quindi necessario predisporre la documentazione tecnica relativa a:
- sostanze impiegate;
- quantità prodotte;
- procedura per la preparazione;
- controllo di qualità eseguito sul prodotto finito.

Tutte le sostanze impiegate devono avere i requisiti prescritti nelle relative monografie riportate nella Farmacopea Ufficiale (FU); le sostanze non iscritte nella FU possono essere comunque utilizzate, purché siano allo stato di massima purezza, genuinità e ottima conservazione e rispondano ai requisiti previsti dalla monografia generale sulle materie prime. In altre parole, citando quanto riportato nell'introduzione delle Norme di Buona Preparazione (NBP) della FU [6], attraverso la corretta applicazione di tali norme il farmacista garantisce "la qualità quale supporto imprescindibile di efficacia e sicurezza del medicinale". Il prodotto deve essere allestito estemporaneamente, cioè al momento; pertanto non può essere preparato precedentemente alla presentazione della prescrizione.

Diverso è il caso delle formule officinali, che possono essere allestite in piccoli lotti anche in assenza di una ricetta medica e nella quantità necessaria a soddisfare le esigenze dei pazienti che afferiscono alla struttura. Nel caso dei galenici officinali la fonte di legittimazione alla preparazione è rappresentata dalla presenza di una monografia nella FU, in una farmacopea di uno Stato membro o nella European Pharmacopoeia. Si tratta di medicinali il cui utilizzo è così frequente e diffuso da essersi di fatto consolidato nel tempo, tanto che la loro efficacia e la loro sicurezza sono ormai definite. La prescrizione medica disciplina in questo caso unicamente la dispensazione al paziente.

Nei testi presenti nella farmacopea sono in genere riportati le modalità di preparazione e i metodi di analisi; in essi vengono definiti i requisiti di qualità che il medicinale deve avere per poter essere utilizzato nel paziente.

È importante a questo proposito sottolineare che la presenza di una specifica monografia, che stabilisce i parametri di qualità del radiofarmaco finale, definisce in ultima analisi anche l'obbligatoria conformità agli stessi parametri. Un prodotto è cioè di qualità di farmacopea solo se conforme a tutte le specifiche riportate nella monografia. Ogni deviazione o difformità rispetto a quanto prescritto necessita di un'accurata analisi e di controlli sul processo tali da assicurare che qualità, sicurezza ed efficacia rimangano immodificati (per esempio, presenza di impurezze o di sottoprodotti non descritti nella monografia). Ciò è vero non solo per il procedimento di preparazione (quando descritto), ma anche per i metodi analitici utilizzati per la verifica della qualità. Infatti solo i saggi e i test descritti nelle pertinenti monografie sono da considerarsi ufficiali; specifiche e/o metodi alternativi possono essere utilizzati solo se si è in grado di dimostrare che essi garantiscono i requisiti di qualità indicati dalla monografia con il medesimo grado di sicurezza e dopo opportuna convalida.

Oltre alle circa 60 monografie specifiche, le monografie di interesse per i radiofarmaci e presenti nella European Pharmacopoeia sono quelle dedicate alle sostanze per uso farmaceutico [8] e alle preparazioni radiofarmaceutiche [9]. Quest'ultima è la più importante, in quanto contiene le caratteristiche generali, la sezione produzione del radionuclide e i saggi previsti per svariate preparazioni radiofarmaceutiche. Numerosi sono i testi in corso di revisione e stesura da parte delle commissioni preposte. Oltre ai testi redatti dalla commissione competente per i *radiopharmaceutical compounds*, sono in corso di elaborazione anche diverse monografie di materie prime per uso specifico nelle preparazioni radiofarmaceutiche. Di particolare rilievo, il fatto che sia stata pubblicata su *Pharmeuropa* una proposta di monografia generale focalizzata a regolare e standardizzare i diversi aspetti legati alla preparazione e al controllo dei radiofarmaci allestiti in ambito ospedaliero [10]. La monografia è in attesa di essere approvata dalla Commissione di Farmacopea europea per l'inclusione nella European Pharmacopoeia.

In Italia, nel 2005, sono state pubblicate come supplemento alla FU le Norme di Buona Preparazione dei Radiofarmaci per Medicina Nucleare (NBP-MN). Tali norme hanno lo scopo di definire le responsabilità, i requisiti strutturali e le competenze necessarie per garantire qualità, sicurezza ed efficacia di questa classe di medicinali, quando preparati nelle strutture di Medicina Nucleare [11].

Questo complesso di prescrizioni ha portato al superamento delle vecchie distinzioni in base alle quali erano generalmente classificati i radiofarmaci, che ora si suddividono in:
1. preparazioni ottenute per mezzo di kit, per uso diretto in vivo;
2. preparazioni estemporanee (incluse quelle in cui si effettua la radiomarcatura di materiale autologo del paziente).

Per quanto riguarda i radiofarmaci preparati in ospedale come galenici officinali o magistrali, va ricordato che – qualora esista un corrispondente prodotto con AIC – il loro utilizzo per indicazioni diverse da quelle autorizzate richiede l'assunzione di responsabilità da parte del medico in quanto uso off label, nel rispetto della Legge 94/1998. Tuttavia, quando è disponibile, è da preferire il prodotto industriale dotato di AIC, poiché essendo stato sottoposto a una duplice autorizzazione preventiva offre le massime garanzie al medico prescrittore; in alternativa, ovvero qualora questo prodotto non sia disponibile o risulti di difficile reperimento anche per problemi logistici, potranno essere utilizzati dei preparati allestiti in ospedale (Fig. 4.1).

Si deve inoltre sottolineare che la responsabilità del medico in caso di effetti collaterali correlati all'uso del prodotto è minima soltanto se il medicinale dotato di AIC viene prescritto e utilizzato per le medesime modalità di somministrazione, gli stessi dosaggi e le stesse indicazioni per i quali è stato autorizzato dall'Autorità competente (nazionale o europea), contenuti nel Riassunto delle caratteristiche del prodotto (RCP), strumento legale che riflette i dati inclusi nel dossier di registrazione e che viene aggiornato ogni volta che tali dati vengono integrati e/o modificati.

In tutti gli altri casi, ovvero utilizzo di medicinali con AIC per indicazioni diverse da quelle approvate o di preparazioni officinali o magistrali, la responsabilità del medico è maggiore, in quanto egli stesso si fa garante dell'efficacia e della sicurezza del prodotto e quindi dell'idoneità del rapporto rischio/beneficio; qualora al paziente derivassero dei danni, il medico sarebbe dunque tenuto a giustificare la terapia dimostrando di aver effettuato per il paziente la scelta più opportuna supportata dalla letteratura.

Qualora il medicinale richiesto dal medico per il proprio paziente non fosse allestibile in ambito ospedaliero per problemi tecnici, la normativa comunitaria e nazionale prevede la possibilità di ricorrere a medicinali prodotti industrialmente anche se privi di AIC, ovvero preparati su richiesta scritta e non sollecitata del medico, il quale si impegna a utilizzarli su un determinato paziente sotto la sua diretta responsabilità (DLgs 219/2006, art. 5). Per quanto riguarda i principi attivi utilizzabili, sono previsti gli stessi limiti introdotti per le preparazioni magistrali, ovvero il medico può utilizzare solo sostanze di efficacia e sicurezza nota, in quanto contenute in medicinali industriali il cui commercio è autorizzato in Italia o in uno Stato membro della UE, o con AIC revocata o non confermata per motivi non inerenti al rischio d'impiego, oppure principi attivi descritti nelle farmacopee di Stati membri (Legge 94/98, artt. 3 e 5).

Un medicinale può essere ottenuto anche ricorrendo all'importazione dall'estero, ma tale pratica è ammessa solo qualora non vi sia in Italia un idoneo medicinale con AIC (DM 11 febbraio 1997 e successive modifiche [12]).

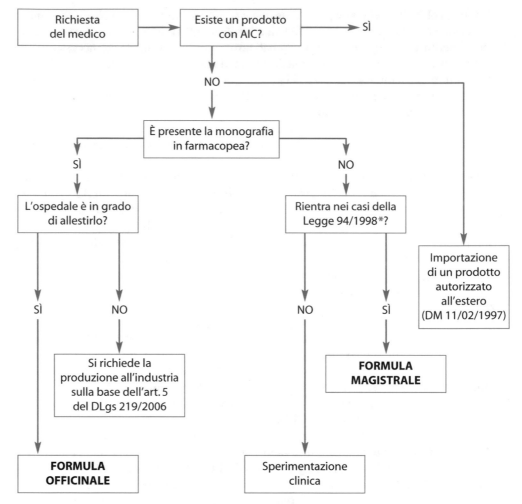

* Nella formula magistrale il medico può usare principi attivi o
presenti in medicinali con AIC autorizzati in uno Stato membro
della UE, o con AIC revocata per motivi non attinenti a problemi
di salute pubblica, o presenti in una farmacopea comunitaria.

Fig. 4.1 Albero decisionale preferenziale per la scelta terapeutica/diagnostica da parte del medico

Se nessuna delle ipotesi previste dalla norma permette al medico di ottenere il medicinale a suo giudizio più idoneo per il trattamento di un paziente, è necessario avviare
una sperimentazione clinica. In ambito ospedaliero le sperimentazioni con radiofarmaci
sono in genere del tipo non-profit, regolamentate dall'art. 16 del DLgs 200/2007 [13].

I medicinali non-profit sono destinati all'utilizzo nell'ambito delle sperimentazioni disciplinate dal DM 17 dicembre 2004 [14], quale parte integrante della pratica clinica e
non finalizzate o utilizzabili per lo sviluppo industriale del farmaco o, comunque, a fini

di lucro. Gli studi non-profit costituiscono uno strumento di indubbio impatto nel panorama della sperimentazione clinica, e in particolare in medicina nucleare; spesso, infatti, non vi è reale interesse da parte dell'industria a sviluppare un dossier per la domanda di AIC di un radiofarmaco, in quanto questi medicinali sono destinati a un potenziale mercato molto ridotto o sono caratterizzati da un'emivita così breve da renderne difficile la distribuzione da un sito produttivo che non sia localizzato nella stessa struttura che deve utilizzarli.

4.3
Il caso del ^{18}F-FDG

Un caso particolare è rappresentato dal radiofarmaco più diffuso in ambito PET e cioè dal 2-[^{18}F]-fluoro-2-deossiglucosio (^{18}F-FDG), per il quale è presente una monografia nella European Pharmacopoeia (1325, Fludeoxyglucose [^{18}F] injection) [15], sottoposta da poco a revisione in accordo con i principi e i metodi adottati in monografie più recenti di preparazioni radiofarmaceutiche.

In linea teorica, la preparazione del ^{18}F-FDG potrebbe essere condotta in ospedale in piccoli lotti indipendentemente dalla richiesta del medico, essendo autorizzata dalla presenza di una monografia in farmacopea. Tuttavia le caratteristiche di questo medicinale – che sono proprie di tutti i radiofarmaci, e in modo particolare di quelli contenenti radionuclidi a breve emivita – e in primo luogo la natura radioattiva responsabile del rapido decadimento e, di conseguenza, della validità limitata, rendono difficile il normale immagazzinamento del preparato in attesa della preparazione singola.

Negli ultimi anni sono stati autorizzati dall'AIFA diversi medicinali a base di 2-[^{18}F]-fluoro-2-deossiglucosio ed è importante ricordare che una norma specifica ancora in vigore, il DM 19/11/2003 [16], ne consente la preparazione nei centri di Medicina Nucleare delle strutture sanitarie accreditate.

Ne consegue che il ^{18}F-FDG può legittimamente essere utilizzato come medicinale industriale con AIC, come formula magistrale, come formula officinale o preparato ai sensi del Decreto succitato. Negli ultimi casi si tratta di prodotti utilizzabili esclusivamente nella struttura ospedaliera che li ha allestiti o in ospedali con essa convenzionati e l'insieme della normativa dei medicinali fin qui analizzata fa emergere l'opportunità che questo avvenga qualora vi siano delle reali necessità che non possono essere ragionevolmente soddisfatte con i medicinali autorizzati.

Bibliografia

1. Christian JE (1948) The applications of radioactive tracer techniques to pharmacy and pharmaceutical research. J Am Pharm Assoc Sci Ed 37:250-253
2. Shaw SM, Ice RD (2000) Nuclear pharmacy, Part I: Emergence of the specialty of nuclear pharmacy. J Nucl Med Technol 28:8-11
3. Decreto Legislativo 24 aprile 2006, n. 219, Attuazione della direttiva 2001/83/CE (e successive direttive di modifica), relativa ad un codice comunitario concernente i medicinali per uso umano

4. Decreto Legislativo 29 maggio 1991, n. 178, Recepimento delle direttive della Comunità economica europea in materia di specialità medicinali
5. EudraLex - The rules governing medicinal products in the European Union. Volume 4 - EU Guidelines for good manufacturing practices (GMP) for medicinal products for human and veterinary use http://ec.europa.eu/health/documents/eudralex/vol-4/index_en.htm
6. Farmacopea Ufficiale della Repubblica Italiana, XII ed. Norme di Buona Preparazione dei Medicinali in Farmacia
7. Legge 8 aprile 1998, n. 94, Conversione in legge, con modificazioni, del decreto-legge 17 febbraio 1998, n. 23, recante disposizioni urgenti in materia di sperimentazioni cliniche in campo oncologico e altre misure in materia sanitaria
8. European Pharmacopoeia, 7th edn. Substances for pharmaceutical use (2034)
9. European Pharmacopoeia, 7th edn. Radiopharmaceutical Preparations (0125)
10. Draft general chapter (2011) 5.19. Compounding of radiopharmaceuticals [PA/PH/Exp. CRP/T (11) 2 ANP]. Pharmeuropa 23(4):633-638 http://www.eanm.org/upload/event_files/PhEu234E.PDF
11. Farmacopea Ufficiale della Repubblica Italiana, XII ed. Norme di Buona Preparazione dei Radiofarmaci per Medicina Nucleare
12. Decreto del Ministro della Sanità 11 febbraio 1997 Modalità di importazione di specialità medicinali registrate all'estero
13. Decreto Legislativo 6 novembre 2007, n. 200, Attuazione della direttiva 2005/28/CE recante principi e linee guida dettagliate per la buona pratica clinica relativa ai medicinali in fase di sperimentazione a uso umano, nonché requisiti per l'autorizzazione alla fabbricazione o importazione di tali medicinali
14. Decreto del Ministro della Salute 17 Dicembre 2004 Prescrizioni e condizioni di carattere generale, relative all'esecuzione delle sperimentazioni cliniche dei medicinali, con particolare riferimento a quelle ai fini del miglioramento della pratica clinica, quale parte integrante dell'assistenza sanitaria
15. European Pharmacopoeia, 7th edn. Fludeoxyglucose (18F) injection (1325)
16. Decreto del Ministro della Salute 19 novembre 2003 Attività di preparazione del radiofarmaco

I radiofarmaci e la farmacopea

5

P.A. Salvadori

5.1
Le origini

L'annotazione scritta di "ricettari" e "antidotari" risale all'antichità: in Italia il più famoso è il *Ricettario fiorentino* del 1498, anche se molti indicano in un'opera dell'XI secolo il primo esempio di una vera e propria "farmacopea", in quanto validata dal giudizio di una Scuola come autorità di garanzia. Ancora oggi, l'attenzione per un corretto e uniforme utilizzo dei principi attivi in base a criteri di qualità, sicurezza ed efficacia costituisce uno dei cardini dell'azione degli enti preposti alla tutela della salute pubblica.

Già negli ultimi decenni del XIX secolo si era delineata l'esigenza di un'uniformità regolatoria in materia di agenti terapeutici che andasse oltre i confini nazionali, prefigurando così l'idea di una "farmacopea internazionale". Nel 1902 una conferenza internazionale tenuta a Bruxelles approvò l'*Agreement for the Unification of the Formulae of Potent Drugs*, ratificato nel 1906 da 19 Paesi. La prima edizione della Farmacopea Ufficiale del Regno d'Italia risale al 1892; la terza edizione del 1909 già recepiva le modifiche suggerite dalla conferenza di Bruxelles. Dapprima la Lega delle Nazioni e, successivamente, la World Health Organization istituirono diverse commissioni per la realizzazione di questo progetto, che si sarebbe tradotto, tra il 1951 e il 1955, nella pubblicazione dei due volumi della prima edizione della *Pharmacopoea Internationalis*; a sua volta, la Terza Assemblea della World Health Organization raccomandò l'adozione delle indicazioni in essa contenute da parte delle autorità responsabili della compilazione delle Farmacopee nazionali.

Sperimentazione e registrazione dei radiofarmaci. Giovanni Lucignani (a cura di)
DOI: 10.1007/978-88-470-2874-6_5 © Springer-Verlag Italia 2013

Dopo il secondo conflitto mondiale la tutela della salute del cittadino fu identificata come un diritto fondamentale dell'uomo e il Consiglio d'Europa (1964), per favorire la libera circolazione dei farmaci nel continente, approvò l'istituzione di una *Convention on the elaboration of a European Pharmacopoeia*, mediante la quale armonizzare le specifiche tecniche delle sostanze per impiego medicinale sia nel loro stato originale sia incluse in una preparazione farmaceutica. Un gruppo di otto Paesi, tra cui l'Italia, adottò nel 1974 il testo della Convenzione in forma di trattato europeo e già dal 1975 venne stabilita, con la Direttiva 75/318/CEE [1], l'obbligatorietà della conformità alle monografie della European Pharmacopoeia nelle richieste di autorizzazione all'immissione in commercio (AIC). Nel 1994 il Consiglio dell'Unione Europea (UE) aderì, in rappresentanza degli Stati membri, alla Convenzione, stabilendone in tal modo l'obbligatorietà di applicazione per tutti i Paesi della UE [2].

Oggi le monografie della European Pharmacopoeia rappresentano testi di riferimento ai quali la normativa vigente conferisce carattere vincolante nei 36 Paesi europei che, insieme alla UE, aderiscono alla Convenzione. Altri 22 Paesi (8 europei e 14 extraeuropei) e la WHO partecipano alla Convenzione in qualità di osservatori, usufruendo in tal modo di un'esperienza di riferimento, sia scientifica sia metodologica, nel campo della qualità e dell'analisi dei medicinali.

5.2
La European Pharmacopoeia

La European Pharmacopoeia è uno dei dipartimenti dello European Directorate for the Quality of Medicines (EDQM), che ha sede a Strasburgo e dipende direttamente dal Consiglio d'Europa. Non deve essere confusa con la European Medicines Agency (EMA, nuova denominazione della precedente European Medicines Evaluation Agency, EMEA), che ha sede a Londra e dipende dall'Unione Europea.

L'EMA è responsabile della valutazione scientifica dei dossier a corredo delle domande di AIC di medicinali sviluppati dalle industrie farmaceutiche per uso umano e veterinario, presentate utilizzando la procedura centralizzata. L'EMA ha anche il compito di monitorare costantemente la sicurezza nell'impiego dei medicinali attraverso la rete di farmacovigilanza e di intraprendere le azioni adeguate nel caso in cui il rapporto rischio/beneficio si modifichi in senso sfavorevole. L'EMA inoltre svolge un ruolo di primo piano nel promuovere l'innovazione e la ricerca nel settore farmaceutico, mediante la pubblicazione di linee guida scientifiche e regolatorie e fornendo supporto scientifico alle aziende nella fase di sviluppo di nuovi medicinali.

L'EDQM si occupa, invece, della definizione degli standard di qualità applicabili ai prodotti medicinali per uso umano e veterinario, alle trasfusioni di sangue e ai trapianti d'organo, nonché all'uso appropriato e sicuro dei farmaci (Fig. 5.1).

I metodi analitici ufficiali sono contenuti nelle monografie e nei testi di carattere generale della European Pharmacopoeia; pertanto non sono disponibili estratti specifici, schede o altra documentazione diversa da questi. Occorre inoltre tenere conto del fatto che le singole monografie non sempre rappresentano testi di per sé autosufficienti, in quanto spesso al loro interno sono presenti rinvii ad altre parti (per esempio metodi generali o monografie generali). In questo caso, anche i contenuti di testi che di per sé non

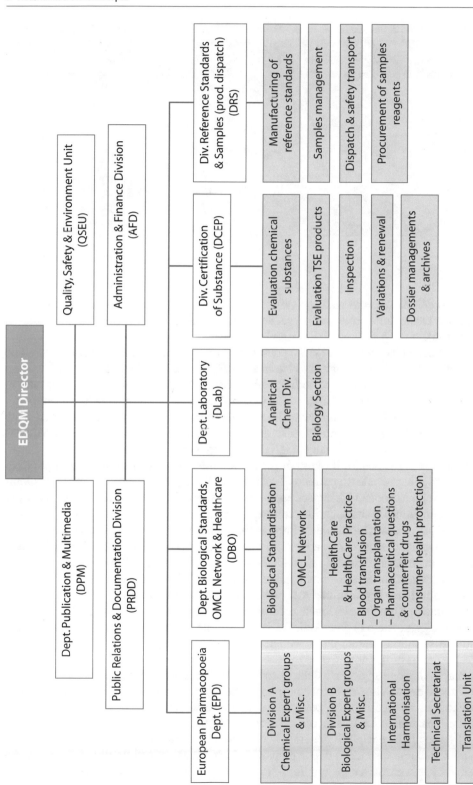

Fig. 5.1 Struttura e principali funzioni dello European Directorate for the Quality of Medicines (EDQM)

Tabella 5.1 Piano di pubblicazione della VII e della VIII edizione della European Pharmacopoeia

Data di riunione della Commissione	VII e VIII edizione (e supplementi)	Data di pubblicazione	Data di entrata in vigore (implementazione)
Novembre 2009	VII edizione – 7.0	1 giugno 2010	1 gennaio 2011
Marzo 2010	Suppl. 7.1	1 ottobre 2010	1 aprile 2011
Giugno 2010	Suppl. 7.2	1 gennaio 2011	1 luglio 2011
Novembre 2010	Suppl. 7.3	1 giugno 2011	1 gennaio 2012
Marzo 2011	Suppl. 7.4	1 ottobre 2011	1 aprile 2012
Giugno 2011	Suppl. 7.5	1 gennaio 2012	1 luglio 2012
Novembre 2011	Suppl. 7.6	1 giugno 2012	1 gennaio 2013
Marzo 2012	Suppl. 7.7	1 ottobre 2012	1 aprile 2013
Giugno 2012	Suppl. 7.8	1 gennaio 2013	1 luglio 2013
Novembre 2012	VIII edizione – 8.0	1 giugno 2013	1 gennaio 2014

avrebbero effetto cogente possono diventare obbligatori in funzione del tipo di rinvio adottato nel testo della monografia (per esempio, citazione per informazione o richiamo applicativo).

La European Pharmacopoeia viene pubblicata *ex novo* ogni tre anni (la settima edizione è entrata in vigore il 1 gennaio 2011 e lo rimarrà fino al 31 dicembre 2013). I volumi sono seguiti da supplementi periodici (pubblicati con cadenza quadrimestrale, cioè in coincidenza con le riunioni ufficiali della Commissione della European Pharmacopoeia), nei quali vengono riportati i nuovi testi e le versioni modificate di testi precedentemente adottati. Entro il periodo di validità la settima edizione, attualmente in vigore, sarà quindi composta dai due volumi iniziali e dagli otto volumi dei supplementi.

La Tabella 5.1 riassume il piano di pubblicazione della settima edizione. Il piano di entrata in vigore prevede un periodo di sei mesi dall'adozione (approvazione dalla Commissione della European Pharmacopoeia) per la pubblicazione e ulteriori sei mesi per l'implementazione; le monografie "corrette" entrano in vigore direttamente alla data di pubblicazione. Entro il termine di implementazione, il testo pubblicato viene recepito dalle legislazioni nazionali. Appare quindi evidente che la consultazione (e l'applicazione) della European Pharmacopoeia richiede la verifica delle eventuali modifiche apportate alle monografie di interesse e non è quindi accettabile riferirsi a una versione obsoleta.

Per semplificare la consultazione, ciascun supplemento identifica nell'indice le monografie nuove e quelle revisionate o corrette e riassume in maniera comparativa le correzioni, le aggiunte e/o le delezioni. Un'informazione preventiva sui testi in esame è comunque disponibile tramite il sito web della European Pharmacopoeia [3].

Proprio in base alle norme di legge che regolano l'appartenenza dell'Italia all'Unione Europea, la versione aggiornata della European Pharmacopoeia viene recepita con Decreto del Ministro della Salute ed entra a far parte della vigente Farmacopea Ufficiale della Repubblica Italiana e costituisce, pertanto, norma di riferimento per il settore farmaceutico e sanitario nazionale. La Farmacopea Ufficiale incorpora, e talora integra con proprie monografie specifiche e capitoli generali, i contenuti della European Pharmacopoeia.

L'analisi di una sostanza o di una preparazione in base ai criteri stabiliti dalla European Pharmacopoeia esaurisce gli obblighi di rispetto normativo e, nell'ambito dell'Unione

Europea, supera eventuali testi contenuti nelle farmacopee nazionali alle quali viene richiesto l'adeguamento alla European Pharmacopoeia, tanto che eventuali discordanze devono essere segnalate al Segretariato della Farmacopea Italiana, struttura tecnico-scientifica del Dipartimento del Farmaco dell'Istituto Superiore di Sanità.

5.3
La pubblicazione di nuovi testi nella European Pharmacopoeia

L'inserimento di un nuovo testo, come pure la revisione di un testo esistente, di carattere sia specifico sia generale, può essere proposto o richiesto direttamente dagli organismi che partecipano alla redazione e all'aggiornamento della European Pharmacopoeia (Commissione, Delegazioni, Segretariato, Gruppi di esperti), ovvero da produttori o altre parti interessate attraverso i canali ufficiali costituiti dalle Autorità Nazionali di Farmacopea (Stati membri e Stati osservatori), o tramite la Segreteria del Dipartimento della European Pharmacopoeia presso l'EDQM (Stati osservatori o non-membri).

Le proposte di un nuovo testo o di una revisione – una volta approvate dalla Commissione – vengono affidate a gruppi di esperti (GoE, *groups of experts*) o a gruppi di lavoro (WP, *working parties*), che costituiscono il supporto tecnico-scientifico ai lavori della Commissione. I GoE sono costituiti da specialisti proposti dalle diverse Autorità Nazionali di Farmacopea e nominati dalla Commissione per un periodo di tre anni rinnovabili, mentre i WP hanno solitamente una durata limitata allo svolgimento di specifici incarichi o al raggiungimento di particolari obiettivi (sono attualmente attivi 20 GoE e 47 *ad hoc* WP).

Prima di essere ufficializzato, ciascun testo segue un complesso percorso di valutazione, schematicamente illustrato nella Fig. 5.2.

L'elaborazione del testo, ovvero la valutazione di eventuali modifiche, viene affrontata in sede tecnico-scientifica dal GoE competente; se del caso, più GoE possono cooperare tra loro, ferma restando l'unicità del proponente.

Durante l'elaborazione di un nuovo testo si rende necessario procedere all'analisi dei processi produttivi eventualmente implicati, all'identificazione, convalida e verifica di metodi analitici, alla verifica della piena applicabilità di metodi, definizioni e contenuti dei capitoli generali. Il GoE può ricorrere sia ai laboratori dell'EDQM, sia a laboratori esterni per la verifica di particolari metodi in esame, come avviene per esempio per i controlli su prodotti radioattivi, non gestibili internamente.

Al termine del lavoro di implementazione tecnico-scientifica, il testo viene esaminato dalla Segreteria tecnica per verificarne la congruenza con le linee guida inerenti la struttura e i contenuti della European Pharmacopoeia; quindi viene trasmesso alle autorità nazionali e contemporaneamente pubblicato sulla rivista *Pharmeuropa* [4].

La pubblicazione su *Pharmeuropa* (quattro fascicoli all'anno) offre agli specialisti interessati l'opportunità – oltre che di conoscere in anticipo le proposte di implementazione di nuovi testi o di modifica di testi già adottati in precedenza – di presentare in maniera ufficiale commenti sui contenuti di tali documenti. I commenti ricevuti vengono vagliati dalla Commissione ed eventualmente dai GoE.

Terminata questa fase di consultazione pubblica, i testi (eventualmente revisionati sulla base dei commenti ricevuti) vengono sottoposti, per la decisione finale sulla loro

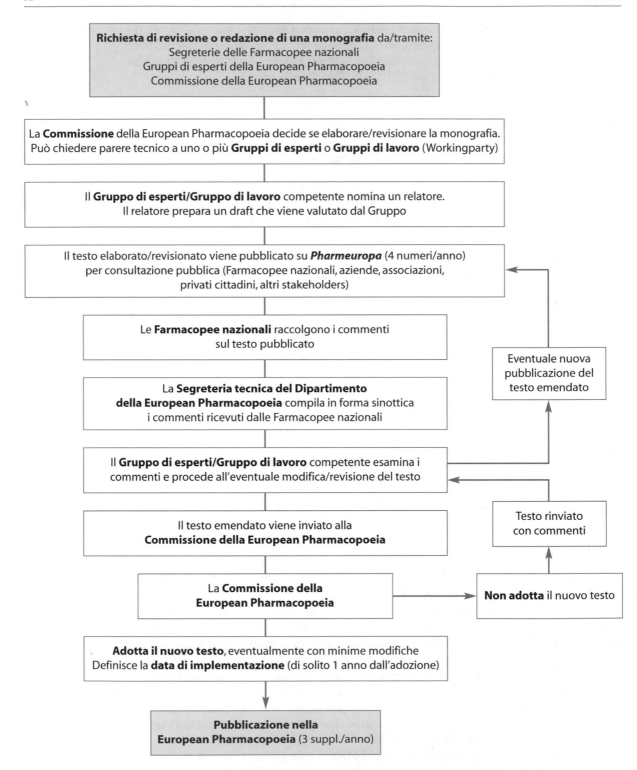

Fig. 5.2 Schema di elaborazione/revisione dei testi pubblicati nella European Pharmacopoeia

implementazione, alla prima sessione utile della Commissione della European Pharmacopoeia, in cui sono rappresentate le Autorità Nazionali di Farmacopea di tutti i Paesi aderenti alla Convenzione. Ovviamente la Commissione può, indipendentemente dalla consultazione pubblica già effettuata, esprimere critiche sul testo in esame e rinviarlo con commenti al GoE competente per ulteriori interventi. In caso di approvazione, la Commissione adotta ufficialmente il testo, che viene quindi pubblicato nel primo supplemento utile della European Pharmacopoeia ed entrerà successivamente in vigore, secondo i tempi illustrati nel paragrafo precedente.

5.4
Farmacopea e Norme di Buona Preparazione

La legislazione europea ha modificato profondamente lo scenario che vedeva nelle singole farmacopee nazionali l'unico strumento atto a garantire la qualità dei prodotti medicinali e lo ha integrato con la European Pharmacopoeia. Questo nuovo strumento coesiste con le varie farmacopee nazionali in vigore nei Paesi UE attraverso un meccanismo di concertazione e aggiornamento; per questo motivo è oggi più corretto riferirsi alla "Farmacopea in vigore".

Come si è già ricordato, le indicazioni e le prescrizioni della European Pharmacopoeia hanno carattere di obbligatorietà nell'ambito delle attività volte all'ottenimento dell'AIC dei medicinali. La normativa nazionale regolamenta in maniera specifica le preparazioni che il medico può prescrivere al di fuori delle specialità medicinali commercializzate, limitando questa possibilità alle preparazioni estemporanee contenenti principi attivi descritti in farmacopea, ovvero contenuti in medicinali dotati di un'AIC approvata o ritirata per motivi non concernenti la sicurezza o l'efficacia. Preparazioni non appartenenti a queste categorie possono essere impiegate esclusivamente nell'ambito di una sperimentazione clinica.

Ai preparati estemporanei, siano essi magistrali o officinali, rispondenti ai requisiti sopra indicati si applicano – oltre agli eventuali criteri di controllo e analisi, come definiti dalla Farmacopea in vigore (Farmacopea Ufficiale della Repubblica Italiana, XII edizione, e European Pharmacopoeia, VII edizione), anche le disposizioni relative all'assicurazione della qualità nelle operazioni di preparazione (NBP, Norme di Buona Preparazione).

Vale la pena sottolineare che le NBP non sono state oggetto di specifica attenzione da parte della European Pharmacopoeia, mentre compaiono già da tempo nelle Farmacopee nazionali. Già dalla IX edizione della Farmacopea Ufficiale della Repubblica Italiana (1989) erano state infatti introdotte norme relative al livello minimo obbligatorio di assicurazione di qualità atte a garantire uno standard uniforme di sicurezza ed efficacia. L'attuale XII edizione include due specifici settori di applicazione delle NBP: i medicinali preparati in farmacia e i radiofarmaci preparati nelle Medicine Nucleari.

L'assenza nella European Pharmacopoeia di un testo specifico sulle NBP – e più in generale la mancata discussione di temi inerenti gli aspetti di gestione del laboratorio di preparazione di prodotti per uso medicinale – può essere ricondotta alla molteplicità di realtà operative tuttora esistenti in Europa per quanto concerne i farmaci privi di AIC. Lo stesso criterio di prescrivibilità di principi attivi varia ampiamente in ambito UE e ancor più nei Paesi non UE in cui la European Pharmacopoeia trova applicazione, oscillando

da situazioni analoghe a quella italiana, dove sono imposti precisi vincoli normativi per
la prescrizione medica di sostanze prive di AIC, alla totale libertà da parte del medico di
ordinare una preparazione a base di principi attivi, che non siano stati valutati almeno dal
punto di vista dei criteri analitici di controllo di qualità (per esempio descritti da una monografia di farmacopea).

Il potenziamento della rete di farmacovigilanza e l'incremento del livello di controllo
e supervisione dei protocolli di sperimentazione clinica in atto nella UE hanno solleci-
tato l'adozione di strategie sempre più stringenti di qualifica degli operatori, delle procedure e dei controlli richiesti per la preparazione e lo studio del farmaco. Nel 2007,
l'EDQM ha avviato un percorso conoscitivo volto a censire gli assetti normativi nazionali in materia di preparazioni estemporanee e su piccola scala e, dal 2009, ha avviato
due nuovi WP dedicati alla stesura di testi specifici sulle "preparazioni farmaceutiche
in farmacia" e sulle "preparazioni radiofarmaceutiche". Questa distinzione evidenzia,
da un lato, la volontà di proseguire nella direzione di un'armonizzazione nel settore dei
medicinali non industriali, dall'altro, la possibilità di introdurre specifiche attenzioni e
cautele in settori a elevata peculiarità e specificità. Se l'assetto regolatorio delle GMP
per le produzioni industriali di medicinali può considerarsi ormai ben consolidato e definito, non solo a livello europeo, ma nel più ampio contesto internazionale [5], le NBP
– in farmacia o radiofarmacia – in seno alla farmacopea europea stanno muovendo
adesso i primi passi.

L'adozione nella normativa nazionale dell'art. 16 del DLgs 200/2007 [6] ha costituito
un importante traguardo in un processo che vuole favorire, con le dovute garanzie, le sperimentazioni cliniche non-profit. Ovviamente la produzione di un radiofarmaco per sperimentazioni profit resta disciplinato dalla pertinente normativa, che richiede la produzione del radiofarmaco in conformità alle GMP.

L'iniziativa di regolare attraverso una specifica monografia della European Pharmacopoeia la formulazione delle preparazioni radiofarmaceutiche (*compounding*) si muove
nella direzione di favorire un'armonizzazione dei quadri normativi nazionali nel settore
farmaceutico non industriale e non legato alla ricerca.

La situazione europea presenta comunque aspetti che potrebbero beneficiare di ulteriori
azioni di coordinamento e di innovazione; una proposta spesso in discussione riguarda
la possibilità di identificare alcune categorie specifiche di prodotti farmaceutici. Per esempio, negli Stati Uniti è stata seguita una specifica strategia per i radiofarmaci PET rico-
noscendo loro un contesto normativo *ad hoc*, in un percorso partito oltre dieci anni fa
(FDA Modernisation Act, 1997), che ha visto un serrato confronto, ma anche una stretta
sinergia, tra l'ente regolatorio e i vari "portatori d'interesse". Il risultato che si è adesso
raggiunto prevede un quadro complessivo chiaro e definito, per cui tutti i Centri che producono radiofarmaci PET – indipendentemente dal fatto che producano per conto proprio
o di terzi – devono essere registrati presso l'FDA, così come i preparati che intendono
produrre. L'aspetto di rilievo è che, in base al tipo di attività svolta (produzione per uso
interno, produzione per terzi, sperimentazione clinica non-profit o pilota, sperimentazione
a scopo di registrazione), ciascun Centro avrà la possibilità di adottare percorsi di registrazione diversi riconducibili a riferimenti normativi diversi. Tra gli aspetti salienti
emerge il fatto che è possibile riferirsi agli standard della United States Pharmacopeia
(USP) anche per le sperimentazioni cliniche di base, purché queste siano prive di obiettivo
clinico e risultino di durata e numerosità ridotte [7, 8].

Bibliografia

1. Direttiva 75/318/CEE del Consiglio del 20 maggio 1975 relativa al ravvicinamento delle legislazioni degli Stati Membri riguardanti le norme ed i protocolli analitici, tossicofarmacologici e clinici in materia di sperimentazione delle specialità medicinali
2. Decisione del Consiglio 94/358/CE del 16 giugno 1994 recante accettazione, a nome della Comunità europea, della convenzione relativa all'elaborazione di una Farmacopea europea
3. European Directorate for the Quality of Medicines & HealthCare, The European Pharmacopoeia http://www.edqm.eu/en/Work-Programme-607.html
4. European Directorate for the Quality of Medicines & HealthCare, Pharmeuropa http://www.edqm.eu/en/Pharmeuropa-Pharmeuropa-Bio-Scientific-Notes-584.html
5. International Conference on Harmonisation of Technical Requirements for Registration of Pharmaceuticals for Human Use http://www.ich.org/
6. Decreto Legislativo 6 novembre 2007, n. 200, Attuazione della direttiva 2005/28/CE recante principi e linee guida dettagliate per la buona pratica clinica relativa ai medicinali in fase di sperimentazione a uso umano, nonché requisiti per l'autorizzazione alla fabbricazione o importazione di tali medicinali
7. Hung JC (2011) How flexible is USP General Chapter <823>? J Nucl Med 52(1):14N-16N
8. United States Pharmacopeial Convention (USP) Key Issue: USP 35-NF General Chapter <823> Radiopharmaceuticals for Positron Emission Tomography – Compounding http://www.usp.org/usp-nf/key-issues/usp-nf-general-chapter-823

Sperimentazione preclinica di radiofarmaci

6

A. Duatti, R.M. Moresco, S. Boschi

Indice dei contenuti

6.1
Introduzione

Negli ultimi anni il rapido sviluppo delle biotecnologie ha permesso di acquisire importanti conoscenze sulle basi molecolari che regolano il funzionamento normale o patologico di organismi di diversa complessità. Dal punto di vista della medicina, ciò ha rappresentato la base per l'identificazione di approcci terapeutici innovativi fondati sul concetto di medicina molecolare e di terapia personalizzata. A loro volta, medicina molecolare e terapia personalizzata hanno determinato un notevole input e ampia diffusione delle metodiche di imaging biomedico sia in campo clinico sia, soprattutto negli ultimi anni, nel settore preclinico.

Le diverse tecnologie di imaging preclinico esistenti (TC, RM, PET, SPECT) permettono di caratterizzare struttura e funzione di sistemi biologici di diversa complessità, con elevata interscambiabilità dalla preclinica alla clinica e viceversa.

Ognuna di queste metodiche è caratterizzata da precise finalità applicative, limiti e vantaggi. Il loro uso combinato consente di rappresentare attraverso immagini, di misurare in modo quantitativo e di monitorare nel tempo i danni strutturali, le alterazioni funzionali e i meccanismi molecolari che regolano le funzioni biologiche in condizioni fisiologiche o patologiche. Infatti, se la TC e la RM forniscono immagini di specifiche alterazioni

Sperimentazione e registrazione dei radiofarmaci. Giovanni Lucignani (a cura di)
DOI: 10.1007/978-88-470-2874-6_6 © Springer-Verlag Italia 2013

strutturali e funzionali, le tecniche di tomografia a emissione (PET e SPECT) – caratterizzate da non invasività ed elevata sensibilità – consentono di:

- esaminare *in vivo* i meccanismi molecolari alterati in patologia ed eventualmente trasferire alla clinica le ipotesi testate e misurate in specifici modelli animali;
- esaminare *in vivo*, nei vari distretti corporei, la cinetica di distribuzione di farmaci o tools terapeutici innovativi (molecole chimiche, molecole di origine biologica, geni, cellule o nanoparticelle).

L'elevata sensibilità delle tecniche di tomografia a emissione permette di registrare un segnale misurabile in modo quantitativo iniettando i radiofarmaci in dose tracciante, ossia senza perturbare il sistema in cui vengono inseriti. Il concetto di dose tracciante, essenziale per i radiofarmaci a uso diagnostico, oltre ad avere importanti ricadute in termini di rivelazione del segnale, offre indubbi vantaggi in termini di sicurezza della sostanza somministrata, e tali vantaggi influenzano anche il tipo di protocollo tossicologico da applicare ai prodotti in sviluppo.

La medicina nucleare è un esempio quasi unico di metodologia clinica intrinsecamente *molecolare*. L'imaging molecolare PET e SPECT e la terapia con radiofarmaci si basano sull'uso di sonde di natura chimica o biologica in grado di riconoscere selettivamente un bersaglio di potenziale o comprovato interesse diagnostico o terapeutico. Queste sonde, o radiotraccianti (che dal punto di vista regolatorio sono da considerare radiofarmaci), si caratterizzano per una struttura chimica nella quale è inserito un radionuclide emittente radiazioni rilevabili dall'esterno mediante tomografi o dotate di proprietà terapeutiche.

In analogia con quanto accade per i farmaci, la struttura chimica (che comprende il radionuclide) influenza il raggiungimento e l'interazione del radiofarmaco con il sito bersaglio, la cinetica di ritenzione a livello del tessuto di interesse e l'eliminazione d'organo e sistemica. Il radionuclide influenza la rilevabilità del segnale, l'attività terapeutica (nel caso di radiofarmaci per terapia) e, assieme alla struttura chimica, l'esposizione dosimetrica dei soggetti. Dal punto di vista strutturale si possono avere radiofarmaci basati sulla marcatura di piccole molecole di origine sintetica o di molecole biologiche come peptidi o anticorpi. Radiofarmaci particolari sono infine quelli derivanti dalla marcatura di cellule di varia natura o di nanoparticelle. I bersagli biologici sono molteplici. Possono essere bersagli funzionali, che permettono la misurazione di variabili come la perfusione d'organo, o bersagli molecolari, quali recettori, trasportatori ed enzimi. Infine, lo sviluppo di un radiofarmaco può avere semplicemente l'obiettivo di studiare la cinetica di distribuzione d'organo di un medicinale in sviluppo.

Essenziale per la rilevabilità del processo è che l'interazione con il bersaglio biologico determini un rallentamento della cinetica di eliminazione del radiofarmaco. In questo modo, in presenza del bersaglio biologico e a un tempo definito successivo all'iniezione del radiofarmaco, i livelli di radioattività misurati saranno correlati all'attività o alla densità del bersaglio. Il rallentamento nella cinetica di eliminazione può avvenire per effetto di fenomeni di legame reversibile (radiofarmaco-recettore, radiofarmaco-antigene), a seguito di variazioni della struttura determinate per lo più da processi enzimatici che provocano la ritenzione intracellulare della radioattività (fosforilazione, idrolisi e modifiche strutturali legate a variazioni della tensione di ossigeno o del pH) o, infine, per internalizzazione derivata da processi di endocitosi. In parallelo, in assenza di bersaglio l'eliminazione del radiofarmaco deve essere rapida; ciò è essenziale per garantire rapporti segnale-rumore tali da consentire un'elevata accuratezza della misura rispetto alle variazioni del bersaglio in esame. Come già accennato, la crescente diffusione di laboratori di imaging traslazionale e multimodale, avvenuta negli ultimi anni, ha esteso la ricerca preclinica in medicina nucleare dalla validazione *in vivo* di nuovi radiofarmaci durante la fase di sviluppo all'uso di tecniche di imaging molecolare per lo studio di modelli animali creati appositamente per riprodurre nell'animale una determinata patologia umana. Ciò avviene, in particolare, utilizzando radiofarmaci e procedure già caratterizzati da un esteso uso diagnostico nei pazienti allo scopo di confrontare le proprietà metabolico-molecolari che emergono dall'osservazione del modello animale con quanto osservato nei pazienti durante la ricerca o la normale pratica clinica. Quest'ultima applicazione è di particolare importanza, poiché permette ai ricercatori di studiare in modo più preciso la validità sperimentale del modello animale preclinico, che – se chiaramente dimostrata – consentirebbe di utilizzare il modello come *proof of concept* per la valutazione dell'efficacia di protocolli terapeutici o diagnostici potenzialmente trasferibili agli studi nell'uomo [1-4].

6.2
Sviluppo di radiofarmaci

La progettazione e la produzione di un radiofarmaco sono parte di un processo che coinvolge contributi di differenti discipline scientifiche fondamentali, come la fisica nucleare, la chimica, la farmacologia, la biologia molecolare e le biotecnologie. Di importanza non secondaria, sebbene non specificamente trattate in questo capitolo, sono inoltre le applicazioni che coinvolgono il settore delle nanotecnologie nella preparazione di nanovettori a uso diagnostico o terapeutico e nella caratterizzazione della cinetica di distribuzione delle nanoparticelle. In generale, seguendo un approccio del tutto teorico, lo sviluppo di un radiofarmaco avviene attraverso le seguenti fasi:
1. identificazione di un bersaglio biologico;
2. progettazione della specie molecolare più adatta a interagire selettivamente con il bersaglio;
3. scelta del radionuclide;
4. scelta del precursore freddo e sviluppo di un'efficiente sintesi chimica per introdurre il radionuclide all'interno della molecola senza modificarne la capacità di interagire selettivamente con il bersaglio biologico.

Nella realtà dell'indagine sperimentale, tuttavia, l'identificazione e lo sviluppo di un nuovo radiofarmaco costituiscono sempre un processo assai complesso, tipicamente induttivo, che si svolge attraverso una successione di ipotesi e tentativi e che, proprio per questo, richiede la costante verifica sperimentale dei risultati raggiunti. Un radiocomposto potenzialmente utile per una particolare applicazione clinica può essere individuato casualmente durante lo studio di una certa categoria di specie chimiche, oppure può essere progettato a partire da molecole, di origine sintetica o biologica, per le quali è stata dimostrata un'affinità selettiva per uno specifico tessuto bersaglio. L'introduzione di un radionuclide nella struttura molecolare di queste specie bioattive, condotta senza perturbare in modo significativo le loro proprietà originarie, può portare a un radiofarmaco con la stessa biospecificità del substrato di partenza. È evidente, dunque, che le proprietà chimiche del radionuclide rivestono una fondamentale importanza per la preparazione di un radiofarmaco efficace, poiché sono esse che ne determinano la struttura molecolare finale responsabile del comportamento biologico osservato. Test valutativi e strategie di marcatura variano ovviamente a seconda della struttura e della natura del radiofarmaco considerato: molecola di sintesi a basso peso molecolare, peptide o anticorpo, linea cellulare o nanovettore. Infine, nella scelta del radionuclide va attentamente considerata l'emivita fisica in relazione all'emivita biologica del processo da studiare o alla destinazione, diagnostica o terapeutica del radiofarmaco. Per quanto detto sopra, e analogamente a quanto avviene nello sviluppo di un farmaco convenzionale, risulta essenziale eseguire una verifica preliminare del comportamento biologico del radiofarmaco, condotta sia in cellule isolate sia in organismi modello diversi dall'uomo (*modelli animali*), al fine di raccogliere le informazioni indispensabili per decidere se avviare la valutazione clinica nell'uomo. Questo passaggio, che costituisce una delle fasi più importanti per lo sviluppo farmaceutico di un nuovo radiocomposto, è definito validazione preclinica di un radiofarmaco [5-7].

6.3
Sperimentazione preclinica

Le sperimentazioni precliniche effettuate in medicina nucleare possono essere essenzialmente di due tipi:
• validazione di un nuovo radiofarmaco o di una nuova applicazione diagnostica di un un radiofarmaco noto;
• validazione di modelli animali mediante tecniche di imaging molecolare *in vivo*.

In questo paragrafo ci limiteremo a trattare gli aspetti relativi alla validazione di un radiofarmaco, mentre le altre applicazioni precliniche verranno trattate nel paragrafo 6.4, relativo all'impiego della tomografia.

Durante lo studio preclinico di un nuovo radiofarmaco vengono svolte indagini sia *in vitro* sia *in vivo*, mediante disegni sperimentali basati sull'uso di cellule in coltura o di modelli animali adeguati allo specifico quesito clinico-diagnostico e alle varie fasi dello sviluppo. Nella fase iniziale dello sviluppo di un nuovo prodotto farmaceutico, l'indagine preclinica – oltre a fornire indicazioni preliminari sull'*efficacia* del nuovo radiofarmaco (cioè sulla sua capacità di agire effettivamente sul bersaglio biologico prescelto) – deve raccogliere informazioni precise sulla *tossicità*, sulla *farmacocinetica* e sulla *farmacodinamica*, al fine di determinare le condizioni di sicurezza (*safety profile*) essenziali per condurre successivamente la sperimentazione nell'uomo. Queste informazioni sono indispensabili per diverse ragioni [8, 9]:
• verificare che il nuovo radiocomposto non induca effetti negativi sull'organismo in base alla dose e alla massa somministrata (*tossicità*);
• verificare che la sua distribuzione e trasformazione spazio-temporale all'interno dell'organismo e del tessuto bersaglio siano compatibili con l'impiego clinico previsto (*farmacocinetica* o *biodistribuzione*);
• valutare la specificità di interazione con il bersaglio.

6.3.1 Farmacocinetica e farmacodinamica

Gli obiettivi degli studi preclinici di *farmacocinetica*, più comunemente definiti di biodistribuzione, sono la verifica del raggiungimento del tessuto bersaglio e della potenziale misurabilità del processo in esame, la verifica dell'assenza di metaboliti marcati a livello dell'organo bersaglio e il calcolo dell'esposizione dosimetrica. Nel caso di farmaci marcati o dell'*homing cellulare*, gli studi di biodistribuzione sono l'obiettivo ultimo della sperimentazione; in tutti gli altri casi sono preliminari ma strettamente collegati a quelli di *farmacodinamica* ed *efficacia*.

La *farmacocinetica* è una branca della farmacologia che studia come si distribuiscono all'interno di un organismo vivente le sostanze che vengono somministrate dall'esterno, senza tuttavia tentare di determinare il meccanismo biologico all'origine della distribuzione osservata. In sostanza, la determinazione del comportamento farmacocinetico di un farmaco richiede lo studio del suo *assorbimento* e della sua *distribuzione* nei vari compartimenti dell'organismo, della *variazione temporale* della sua concentrazione tissutale e delle sue principali *vie di eliminazione*, compresa l'eventuale formazione di prodotti di metabolizzazione (ADME, *absorption, distribution, metabolism, excretion*). Anche un radiofarmaco costituisce una sostanza estranea, che una volta introdotta in un organismo si distribuisce nei vari tessuti, oltre che nel tessuto bersaglio, e la cui concentrazione può variare nel tempo a causa della diffusibilità in alcuni distretti, dell'interazione specifica o aspecifica con distretti biologici, della trasformazione metabolica del radiocomposto in prodotti radiomarcati secondari o dell'interazione con le proteine plasmatiche o le cellule ematiche. Tutti questi fattori influenzano profondamente il comportamento biologico del radiofarmaco, e in modo particolare la sua capacità di interagire efficacemente con il tessuto bersaglio.

L'assorbimento di un radiofarmaco da parte dell'organismo avviene, nella maggior parte dei casi, in seguito a somministrazione endovenosa e, quindi, a partire dal compartimento ematico. La velocità di trasferimento della molecola radiomarcata dal sangue agli altri compartimenti ha un'influenza decisiva sulla sua *biodisponibilità*. Dal compartimento ematico il radiofarmaco deve infatti passare attraverso una serie di membrane biologiche, a seconda della localizzazione del bersaglio: extracellulare, intracellulare, intra- o extra-barriera ematoencefalica.

La diffusione e localizzazione del radiocomposto negli altri compartimenti ne determina la *biodistribuzione* che, in generale, dipende dalla sua particolare struttura molecolare. La distribuzione del radiofarmaco nei vari tessuti può essere definita come il trasferimento reversibile del composto nei vari compartimenti. Essa è influenzata dalla natura del radiofarmaco (molecola chimica, peptide, anticorpo, cellula, nanovettore), dalle caratteristiche chimico-fisiche (dimensioni, liposolubilità, ionizzazione) che influenzano la diffusione attraverso le membrane in caso di diffusione passiva e, infine, dalla presenza di particolari trasportatori che veicolano alcune strutture contro gradiente di concentrazione e mediante processi saturabili. Nel passaggio attraverso i tessuti il radiofarmaco può anche subire delle trasformazioni chimiche, che in genere sono indotte dall'interazione con particolari enzimi e che possono dare origine a metaboliti radiomarcati. Queste trasformazioni, analogamente a quelle dei farmaci, possono essere reazioni di ossido-riduzione o di coniugazione e influenzano la via di eliminazione (e quindi l'applicabilità in alcuni distretti) e la natura del segnale rilevato dall'esterno. Va ricordato che per i radiofarmaci a uso diagnostico iniettati in dose tracciante le varie interazioni biologiche seguono cinetiche di primo ordine anche in caso di processi saturabili. Un radiofarmaco rapidamente metabolizzato e con metaboliti marcati che raggiungono il tessuto bersaglio non potrà essere ovviamente utilizzato, in quanto – oltre ad aumentare il background (cioè l'attività di fondo) – determinerà la non misurabilità del processo, poiché le reazioni metaboliche variano nelle diverse condizioni fisiologiche, farmacologiche e cliniche, dando luogo a livelli di background variabili e difficilmente prevedibili. Sia il radiofarmaco nella sua forma chimica iniziale, sia i suoi eventuali metaboliti, vengono eliminati principalmente attraverso due vie: il compartimento epatico e quello renale. La via di eliminazione ovviamente influenzerà la possibilità di utilizzare il radiofarmaco in un certo distretto.

La farmacocinetica è spesso studiata in combinazione con la farmacodinamica, che si occupa invece dello studio dei meccanismi attraverso i quali un farmaco agisce sull'organismo. Mediante gli studi di farmacocinetica è possibile determinare, in particolare, il meccanismo che permette la localizzazione selettiva del radiofarmaco nel tessuto bersaglio che, a sua volta, fornisce le basi per la comprensione della sua efficacia diagnostica o terapeutica e per la misurabilità del processo in studio. Mentre lo studio farmacocinetico viene condotto su animali modello, l'indagine farmacodinamica impiega inizialmente colture cellulari e tessuti isolati. Nel caso dei radiofarmaci molte proprietà di farmacodinamica sono già note all'inizio dello sviluppo e devono essere valutate solo in caso di modifica della struttura chimica. Nella validazione di un radiofarmaco, tuttavia, gli studi *in vivo* di biodistribuzione sono disegnati in modo da fornire informazioni combinate di cinetica e attività biologica per determinare le caratteristiche dosimetriche, l'accessibilità, la specificità e la misurabilità del bersaglio. Gli studi *in vivo* di farmacodinamica vengono effettuati in stretta relazione con gli studi di biodistribuzione su modelli animali e hanno come scopo la determinazione della specificità e misurabilità del bersaglio.

Un *organismo modello* è costituito da una specie vivente non umana, che viene studiata per comprendere un particolare fenomeno biologico. Questi esperimenti si fondano sull'assunto che le informazioni raccolte sull'organismo modello possono essere estrapolate ad altri organismi e, in particolare, all'uomo. Nella sperimentazione con radiofarmaci uno dei modelli animali più utilizzati inizialmente è quello murino (topi e ratti), ma successivamente possono essere impiegati anche modelli canini o costituiti da primati non umani. Rispetto agli altri modelli animali, il modello murino si presta più facilmente a studi di biodistribuzione *in vivo*, mediante tomografi dedicati, e a studi di biodistribuzione *ex vivo*, nei quali la concentrazione della specie radioattiva viene determinata nei tessuti d'interesse rimossi dall'animale sacrificato, dopo avergli somministrato il radiofarmaco in condizioni di normale vitalità. I campioni biologici così ottenuti vengono, in genere, lavati dal sangue in eccesso e la quantità di radiofarmaco in essi contenuta viene misurata con un contatore di radioattività. Oltre ai tessuti provenienti dagli organi, è possibile prelevare anche campioni di sangue, di liquidi intestinali e di urina per determinare la velocità di assorbimento dal sangue, le vie di eliminazione più importanti del radiocomposto ed eventualmente il legame con proteine plasmatiche. Per misurare la variazione temporale della localizzazione del radiocomposto nei vari compartimenti, è necessario sacrificare gruppi di animali a tempi differenti ed eseguire su ciascuno di essi le misure di biodistribuzione. Al fine di garantire che i risultati abbiano un valore significativo dal punto di vista statistico, i gruppi di animali devono essere costituiti da un numero adeguato di individui a seconda della variabilità di distribuzione della radioattività. Questo requisito fa aumentare notevolmente il numero di animali necessari per la determinazione delle caratteristiche biodistributive di un prodotto. In questo ambito sono di fondamentale importanza i tomografi *in vivo* almeno per un primo screening valutativo. La variazione temporale della concentrazione radioattiva, rilevata nel modo descritto, viene comunemente riportata utilizzando diagrammi *attività/tempo*, che mostrano le curve di accumulo e di scomparsa della radioattività negli organi e nei tessuti isolati.

In fase avanzata di valutazione, e a seconda dei dati ottenuti, si eseguiranno studi di autoradiografia dell'organo bersaglio e valutazione della frazione di metaboliti marcati presenti a livello ematico e dell'organo bersaglio. La presenza/assenza di tali metaboliti viene verificata mediante tecniche cromatografiche in campioni ematici o tissutali prelevati a diversi tempi dalla somministrazione. La presenza di metaboliti marcati esclusivamente a livello ematico serve per costruire il modello matematico e i dati sperimentali da inserire nei successivi studi clinici. I modelli animali impiegati per gli studi farmacocinetici comprendono non solo soggetti normali, ma anche modelli animali di patologia. Questi ultimi vengono utilizzati per valutare la reale misurabilità del processo in condizioni di variazione del bersaglio o per effettuare studi cinetici in presenza del bersaglio nel caso in cui questo sia assente in condizioni fisiologiche (infiammazione, ipossia, bersaglio per oncologia, tecnica del gene reporter).

Come accennato, lo studio farmacocinetico è quasi sempre condotto in parallelo all'indagine farmacodinamica, che ha lo scopo di individuare i fattori all'origine della distribuzione osservata. Per valutare la specificità di interazione, si effettuano studi di inibizione o competizione con dosi farmacologiche dell'analogo non marcato del radiofarmaco in studio o valutazioni su modelli sperimentali esprimenti o non esprimenti il bersaglio. Anche in questo caso l'ausilio delle tecniche di imaging PET o SPECT accelera notevolmente il processo di sviluppo, riducendo il numero di animali e le sedute sperimentali necessarie per la valutazione di una nuova sostanza.

In generale la caratterizzazione e la valutazione *in vivo* del meccanismo d'azione di un radiofarmaco e della sua potenziale efficacia diagnostica o terapeutica rappresentano una fase assai complessa, poiché i parametri coinvolti possono essere molto numerosi e, talvolta, di difficile individuazione e misurazione. A seconda del bersaglio considerato e dell'applicazione clinica ipotizzata, si dovrà dunque ricorrere a specifici modelli animali, che potranno essere animali transgenici non esprimenti il bersaglio, animali transgenici che mimano la patologia in studio, modelli basati sul trapianto cellulare o modelli di induzione meccanica, tossica, farmacologica o microbiologica della patologia in studio.

Un discorso a parte riguarda lo sviluppo di strategie PET/SPECT per lo studio dell'espressione genica basate sull'uso di geni reporter. Queste tecniche – note e diffuse in altri ambiti dell'imaging *in vivo* preclinico – possono avere una collocazione anche in ambito medico-nucleare, ma solo nei casi in cui il gene reporter venga utilizzato per il monitoraggio di un gene terapeutico in sviluppo clinico e in distretti dove non si preveda un accumulo aspecifico o metabolismo-dipendente della radioattività. Come per la selezione del potenziale radiofarmaco, anche l'interpretazione del meccanismo d'azione richiede l'ausilio di competenze diverse a seconda del bersaglio in studio e implica la necessità di affiancare gli studi *in vivo* o *ex vivo* con studi *in vitro* utilizzando metodiche ad alta risoluzione. Ciò è essenziale, poiché le strutture biologiche con le quali avviene l'interazione della molecola radiomarcata sono situate a livello subcellulare e, quindi, all'interno o all'esterno dei costituenti fondamentali dell'architettura della cellula (membrane, nucleo, organelli subcellulari).

Negli ultimi tempi questi studi sperimentali hanno tratto un grande vantaggio dai progressi della biologia molecolare, della genetica e delle biotecnologie; le valutazioni *in vivo* o *ex vivo* vengono affiancate da studi *in vitro* necessari per una completa valutazione delle informazioni legate alle variazioni di accumulo di radioattività in un certo distretto o alla distribuzione regionale (osservate in scala macroscopica mediante l'uso dell'imaging *in vivo*, ma associate a variazioni rilevabili a livello microscopico). Per la valutazione del nuovo potenziale impiego di un radiofarmaco noto, si effettuano unicamente studi di farmacodinamica ed efficacia diagnostica o terapeutica, selezionando modelli animali e cellulari adeguati per il nuovo uso [10-15].

6.3.2 Tossicologia

I dettagli normativi relativi alla preparazione del dossier per gli studi di Fase I sono descritti nel Cap. 3. In questo paragrafo saranno fornite semplicemente le definizioni generali relative agli studi di tossicità, specificando le particolarità dei radiofarmaci, soprattutto di quelli a uso diagnostico, per quanto attiene a questi aspetti.

Un elemento che accomuna i radiofarmaci a uso diagnostico e quelli a uso terapeutico è l'esposizione dei soggetti iniettati a radiazioni ionizzanti; tuttavia, mentre per i radiofarmaci a uso diagnostico l'esposizione alle radiazioni ionizzanti è una conseguenza del loro impiego, per quelli a uso terapeutico è una proprietà ricercata, almeno a livello dell'organo bersaglio. Per entrambe le classi di sostanze andrà comunque valutata l'esposizione dei soggetti, anche mediante studi di biodistribuzione nell'animale da esperimento.

Per quanto attiene agli studi di tossicità classici, va tuttavia ricordato che i radiofarmaci a uso diagnostico devono rispondere ai requisiti previsti dalla teoria dei traccianti, ossia avere la capacità di tracciare un processo biologico di interesse senza perturbare il sistema in cui vengono introdotti. Ciò implica che la massa fredda legata al radiofarmaco, e valutabile mediante la misurazione dell'attività specifica (quando applicabile), deve essere tale da non indurre alcun effetto farmacologico quando il radiofarmaco viene introdotto in un organismo, poiché in questo caso la sua funzione è esclusivamente quella di vettore della radioattività sul sito bersaglio. Tuttavia, dato che alcune sostanze agiscono in dosi subnanomolari, anche nel caso dei radiofarmaci diagnostici è necessario valutare il profilo tossicologico mediante studi preclinici effettuati *ad hoc*. Trattandosi in generale di sostanze radioattive iniettate in dosi estremamente ridotte (dove per dose si intende la massa associata al composto, da esprimere quindi in grammi o moli per chilogrammo di peso), gli studi di tossicità devono essere effettuati sull'analogo freddo del radiofarmaco in esame preparato e formulato (inclusi eccipienti o eventuali contaminanti) come previsto nei protocolli clinici per l'uomo. Naturalmente, saranno necessarie specifiche considerazioni a seconda della tipologia del radiofarmaco in studio (piccola molecola chimica, anticorpo, cellula marcata ecc.).

6.3.2.1 Aspetti generali

La tossicità è definita come il grado di danno biologico che può essere indotto da una certa sostanza a un organismo. Un concetto centrale della *tossicologia* stabilisce che l'effetto dannoso è dipendente dalla dose somministrata. Esiste, in altre parole, un limite inferiore al di sotto del quale il danno biologico non ha luogo oppure è trascurabile. La tossicità di una sostanza viene misurata osservandone l'effetto su un organismo vivente integro (tossicità *in vivo*) oppure su organi, tessuti e cellule isolate (tossicità *in vitro*).

Le prove di tossicità *in vitro* sono condotte su colture batteriche o su cellule di mammifero. Poiché l'iniezione endovenosa è la modalità più comune di somministrazione di un radiofarmaco, la tossicità *in vivo* viene determinata iniettando dosi crescenti della sostanza (o della miscela di sostanze) in studio in animali da laboratorio (generalmente, topi).

Sono stati definiti due tipi di tossicità: per dose singola (acuta) e per dose ripetuta (sub-cronica e cronica).

La *tossicità acuta* descrive il danno biologico che compare dopo una singola esposizione dell'organismo di prova a una sostanza, oppure dopo poche esposizioni ravvicinate nel tempo (entro le 24 ore). Per essere classificato come attribuibile a tossicità acuta della sostanza in esame, il danno biologico deve comparire entro 14 giorni dall'esposizione.

La *tossicità cronica* si riferisce invece al danno biologico che insorge dopo esposizioni ripetute in un arco di tempo che va da 2 settimane a 6 mesi, e oltre; in questo caso si parla di tossicità cronica anche a piccole dosi della sostanza.

Nel caso dei radiofarmaci, è evidente che la tossicità acuta rappresenta il parametro più rilevante, dal momento che la somministrazione di un radiocomposto a un singolo paziente può rendersi necessaria solo poche volte durante il corso della vita.

Storicamente, le informazioni sulla tossicità acuta sono state ottenute da studi con dose singola su due specie di mammiferi, utilizzando sia la via di somministrazione clinica sia quella parenterale. Secondo l'attuale sistema regolatorio, tuttavia, tali informazioni possono essere ottenute da studi appropriati di *dose-escalation* o da studi di *dose-ranging* di breve durata, che definiscono la *massima dose tollerata* (MDT) nella specie animale utilizzata per gli studi di tossicità.

Quando le informazioni sulla tossicità acuta sono disponibili da altri studi, non è raccomandato condurre uno studio separato con dose singola. Gli studi che forniscono informazioni sulla tossicità acuta possono essere condotti solo con la via di somministrazione clinica, e questi dati possono essere anche derivati da studi non condotti in conformità alla BPL, a patto che gli studi pilota di tossicità generale con dosi ripetute siano totalmente conformi alla BPL (vedi Cap. 8). In ogni caso la letalità non dovrebbe essere l'*end point* primario nella valutazione della tossicità acuta.

In alcune situazioni specifiche (per esempio, sperimentazioni cliniche con microdosi) gli studi di tossicità acuta o con dose singola possono essere il supporto principale per lo studio nell'uomo (vedi linea guida CPMP/ICH/286/95, sezione 7 [16]). In tali situazioni il dosaggio più alto deve essere adeguato a sostenere la via di somministrazione e il dosaggio clinico previsti. Questi studi devono essere eseguiti nel rispetto dei principi della BPL.

Se da una misura di tossicità acuta è anche possibile derivare informazioni utili per prevedere l'effetto di un sovradosaggio, queste sono generalmente considerate sufficienti per permettere lo svolgimento di uno studio di Fase III su soggetti umani, senza dover quindi ricorrere alla determinazione della tossicità cronica, ritenuta di regola necessaria in tali casi. Questa possibilità risulta particolarmente vantaggiosa quando si cerca di ottenere indicazioni terapeutiche in popolazioni di pazienti a maggior rischio di sovradosaggio (per esempio, pazienti affetti da depressione, dolore o demenza).

Un'ulteriore valutazione preclinica, necessaria prima della somministrazione nell'uomo, è quella che permette di determinare la *mutagenicità* di una data sostanza. Per potere mutagenico si intende la capacità di una sostanza di indurre mutazioni del patrimonio genetico di un organismo (DNA). In generale, queste misure vengono condotte su cellule isolate esposte a concentrazioni crescenti della sostanza, valutando successivamente la presenza di mutazioni genetiche. Quando queste mutazioni possono indurre l'insorgenza di processi neoplastici si parla di *carcinogenicità* [15, 17].

Per gli aspetti normativi, le linee guida e le procedure raccomandate per i radiofarmaci in sperimentazione, nonché per le modalità di presentazione dei dati nell'IMPD, si rimanda ai Capp. 3 e 10.

6.4
Ruolo della tomografia per piccoli animali nello sviluppo di nuovi radiofarmaci

Negli ultimi anni, grazie ad alcuni importanti sviluppi tecnologici, sono state costruite apparecchiature tomografiche a elevata risoluzione spaziale che consentono di ottenere immagini tridimensionali degli organi interni di piccoli animali (topi e ratti) utilizzati nella sperimentazione biologica (*small animal scanners*) [12-17]. Queste immagini possono essere raccolte in differenti modalità (TC, PET, SPECT, RM) e forniscono, quindi, informazioni strutturali, funzionali o molecolari utilizzando le stesse modalità della ricerca clinica o della pratica diagnostica.

A differenza quindi di altre tecniche applicabili *in vivo* – quali bioluminescenza, fluorescenza o tecniche del vicino infrarosso – TC, PET, SPECT e RM permettono una facile trasferibilità e interscambiabilità con la clinica. In ricerca, come pure in clinica, l'uso combinato di immagini ibride – ottenute dalla sovrapposizione di immagini singole raccolte separatamente con le diverse modalità PET, SPECT, TC e RM – ha fornito uno strumento particolarmente potente per fondere in un'unica rappresentazione informazioni di natura assai diversa, che vanno dal monitoraggio temporale di danni strutturali e funzionali alla determinazione delle alterazioni cellulari e biomolecolari che sono alla base dell'insorgenza di uno stato patologico. Alcuni esempi di immagini PET, SPECT e ibride sono riportate nelle Figg. 6.1-6.5.

Tecniche come TC e RM sono caratterizzate da un elevato contenuto informativo di tipo morfologico-strutturale, complementare alle informazioni molecolari ottenute mediante tomografia a emissione PET e SPECT. Inoltre, se associate all'uso di specifici mezzi di contrasto, TC e RM possono fornire informazioni di tipo funzionale, quali variazioni

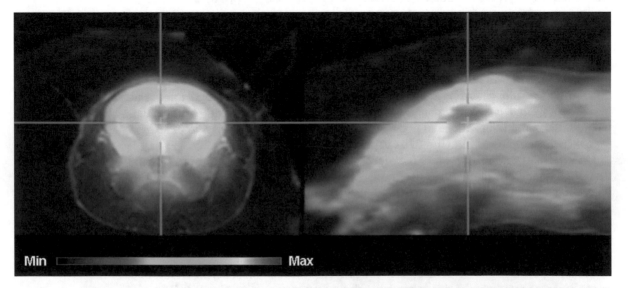

Fig. 6.1 Studio PET cerebrale. Imaging del trasportatore della serotonina nell'encefalo di topo con l'impiego di [^{11}C]-DASB come tracciante. Immagini cerebrali PET e RM coregistrate (© IBFM-CNR, OSR, UNIMIB. Riproduzione autorizzata)

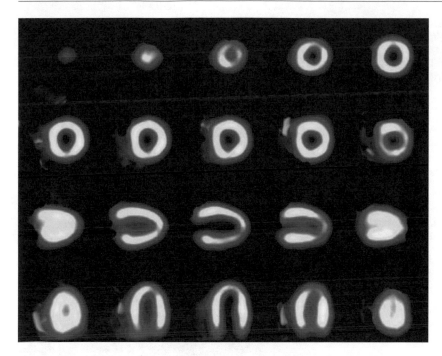

Fig. 6.2 Studio PET del cuore di un ratto dopo somministrazione di [^{18}F]-FDG (© Laboratorio di Medicina Nucleare, Università di Ferrara. Riproduzione autorizzata)

di permeabilità capillare e vascolarizzazione tissutale. Va ricordato che, seppur con i limiti di sensibilità intrinseci alla metodica, esiste un certo sviluppo nel settore dell'imaging molecolare RM, in particolare per la visualizzazione di cellule marcate (ossidi di ferro) o ingegnerizzate. In ricerca preclinica lo sviluppo di tomografi dedicati ha permesso di ridurre il numero di soggetti di una singola sperimentazione e di effettuare sperimentazioni longitudinali, monitorando le variazioni presenti nelle varie fasi di un processo patologico o la risposta terapeutica in studi test-retest effettuati sugli stessi soggetti. Nella validazione di un radiofarmaco i nuovi tomografi forniscono informazioni più immediate circa la sensibilità della metodica in termini di rapporto segnale/rumore o di interferenze causate dalla captazione di radioattività in aree adiacenti all'organo bersaglio.

Tuttavia, nonostante il rapido sviluppo delle tecnologie e delle tipologie di strumentazione (tomografi TC/PET o TC/SPECT integrati e tomografi RM/PET in studio), esistono ancora delle limitazioni applicative dovute soprattutto alla ridotta risoluzione spaziale in relazione alla dimensione degli organismi in studio. I valori di risoluzione sono stati migliorati grazie all'ottimizzazione dei sistemi di rivelazione, dell'elettronica associata e degli algoritmi di ricostruzione e correzione del segnale. Attualmente la risoluzione spaziale varia da 0,5 mm nei tomografi SPECT a 1-1,5 mm nei tomografi PET più avanzati; questi valori rappresentano comunque un limite soprattutto nella visualizzazione delle metastasi, nell'identificazione precoce delle lesioni neoplastiche o negli studi *in vivo* di sottoaree encefaliche. Tale limite ha un peso ovviamente maggiore negli studi sul topo, che purtroppo sono anche i più diffusi in quanto condotti sulla specie prevalentemente utilizzata nello sviluppo di animali transgenici.

La sensibilità delle apparecchiature è comunque cruciale, sia nell'imaging di bersagli poco espressi sia nella valutazione di piccole differenze tra condizioni sperimentali

Fig. 6.3 Cancro della prostata in topo transgenico TRAMP (transgenic adenocarcinoma of the mouse prostate). Visualizzazione con [^{18}F]-FDG (© Centro PET, Medicina Nucleare, AOU di Bologna. Riproduzione autorizzata)

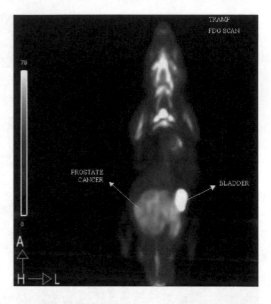

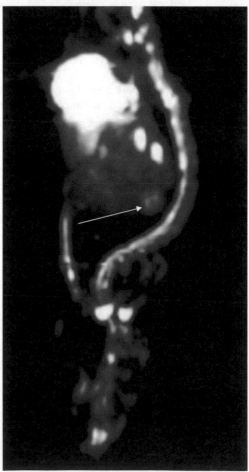

Fig. 6.4 Somministrazione di [^{18}F]-FDG in topo con neuroblastoma (© Centro PET, Medicina Nucleare, AOU di Bologna. Riproduzione autorizzata)

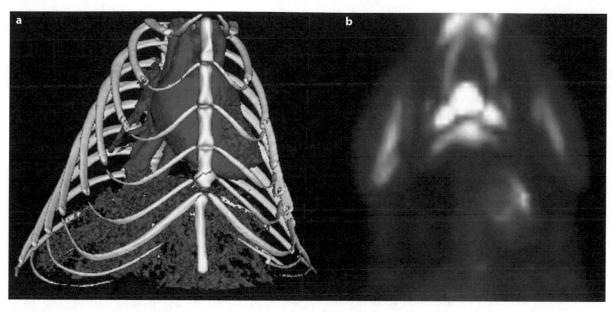

Fig. 6.5 a TC torace di topo con mezzo di contrasto vascolare: immagine MIP dei dettagli anatomici. **b** PET-[^{18}F]-FDG torace di topo: immagine MIP della funzione tissutale (© Centro PET, Medicina Nucleare, AOU di Bologna. Riproduzione autorizzata)

diverse. Tuttavia l'ambito applicativo in cui deve essere tenuta in particolare considerazione è quello degli studi recettoriali, nei quali è necessario iniettare dosi di radiofarmaco estremamente basse per evitare problemi di competizione tra struttura fredda e struttura marcata (soprattutto negli studi con radiofarmaci PET marcati con C-11). Una strategia fondamentale per ridurre queste problematiche consiste nel preparare i radiofarmaci con un elevato valore di attività specifica e nel calcolare l'attività da iniettare tenendo conto sia della statistica di conteggio sia della competizione tra freddo e marcato a livello del bersaglio. Negli studi *in vivo* si deve considerare l'effetto dell'anestesia sulla variabile di interesse, che sarà diversa a seconda del distretto e del bersaglio in studio. In generale la maggior parte dei gruppi utilizza sistemi di anestesia gassosa, spesso associati ai tomografi commerciali.

Infine, nell'acquisizione del segnale in specifici distretti (come quello miocardico) si dovrebbe ricorrere all'uso di tomografi associati a sistemi di acquisizione/correzione che tengano conto del ciclo cardiaco e dei movimenti del torace durante la respirazione. Ciò è cruciale sia negli studi cardiaci sia nella valutazione di lesioni neoplastiche o infiammatorie a livello del torace.

Le sperimentazioni precliniche con tomografi PET e SPECT dedicati riguardano diversi settori, che vanno dalla validazione dei radiofarmaci alla validazione di nuovi modelli animali di patologia, alla messa a punto di nuove procedure per la valutazione precoce di risposta a nuove strategie terapeutiche. Il settore della validazione dei modelli animali di patologia è di particolare importanza, in quanto dall'aderenza tra modello animale e patologia umana deriverà la capacità predittiva delle sperimentazioni precliniche: infatti, affinché si possano ritenere validi e applicabili i risultati della sperimentazione preclinica, deve essere assicurata la corrispondenza tra il modello animale e lo specifico fenotipo biologico presente nella patologia in esame [18-23]. Nello sviluppo dei farmaci, così come avviene in ambito clinico, PET e SPECT possono essere utilizzate per:

- valutare le proprietà farmacocinetiche di un nuovo agente terapeutico;
- mettere a punto protocolli da trasferire in clinica per la caratterizzazione del meccanismo d'azione di un nuovo farmaco;
- valutare l'efficacia di un farmaco utilizzando procedure diagnostiche in uso clinico;
- mettere a punto procedure e identificare radiofarmaci con proprietà di biomarcatori precoci di risposta alla terapia.

Queste applicazioni sono altamente diffuse in campo clinico, mentre in preclinica hanno tuttora una diffusione limitata, seppure in costante aumento.

Bibliografia

1. Pysz MA, Gambhir SS, Willmann JK (2010) Molecular imaging: current status and emerging strategies. Clin Radiol 65(7):500-516
2. Pien HH, Fischman AJ, Thrall JH, Sorensen AG (2005) Using imaging biomarkers to accelerate drug development and clinical trials. Drug Discov Today 10:259-266
3. Srinivas M, Aarntzen EH, Bulte JW et al (2010) Imaging of cellular therapies. Adv Drug Deliv Rev 62(11):1080-1093
4. Hahn MA, Singh AK, Sharma P et al (2011) Nanoparticles as contrast agents for in-vivo bioimaging: current status and future perspectives. Anal Bioanal Chem 399(1):3-27
5. Rice SL, Roney CA, Daumar P, Lewis JS (2011) The next generation of positron emission tomography radiopharmaceuticals in oncology. Semin Nucl Med 41(4):265-282
6. Coenen HH, Elsinga PH, Iwata R et al (2010) Fluorine-18 radiopharmaceuticals beyond [18F]FDG for use in oncology and neurosciences. Nucl Med Biol 37(7):727-740
7. Chen K, Conti PS (2010) Target-specific delivery of peptide-based probes for PET imaging. Adv Drug Deliv Rev 62(11):1005-1022
8. Harapanhalli RS (2010) Food and Drug Administration requirements for testing and approval of new radiopharmaceuticals. Semin Nucl Med 40(5):364-384
9. Ishiwata K, Kimura Y, Oda K et al (2010) Development of PET radiopharmaceuticals and their clinical applications at the Positron Medical Center. Geriatr Gerontol Int 10(Suppl 1):S180-S196
10. Dingemanse J, Appel-Dingemanse S (2007) Integrated pharmacokinetics and pharmacodynamics in drug development. Clin Pharmacokinet 46:713-737
11. Pien HH, Fischman AJ, Thrall JH, Sorensen AG (2005) Using imaging biomarkers to accelerate drug development and clinical trials. Drug Discovery Today 10:259-266
12. Takimoto CH, Wick M (2007) Preclinical drug development, in: AJ Atkinson, DR Abernethy, CE Daniels et al (eds) Principles of Clinical Pharmacology, 2nd edn. Academic Press, San Diego
13. Singh SS (2007) Preclinical pharmacokinetics: an approach towards safer and efficacious drugs. Curr Drug Metab 7:165-182
14. Korfmacher WA (2009) Advances in the integration of drug metabolism into the lead optimization paradigm. Mini Rev Med Chem 9:703-716
15. National Centre for the Replacement, Refinement and Reduction of Animals in Research (2007) Challenging requirement for acute toxicity studies: A workshop report http://www.nc3rs.org.uk/downloaddoc.asp?id=559&page=22&skin=0
16. EMEA - CPMP (2009) ICH Topic M3 (R2) Non-clinical safety studies for the conduct of human clinical trials and marketing authorization for pharmaceuticals (CPMP/ICH/286/95) http://www.ema.europa.eu/docs/en_GB/document_library/Scientific_guideline/2009/09/WC500002720.pdf
17. Robinson S, Delongeas JL, Donald E et al (2008) A European pharmaceutical company initiative challenging the regulatory requirement for acute toxicity studies in pharmaceutical drug development. Regul Toxicol Pharmacol 50:345-352

18. Rudin M (2009) Noninvasive structural, functional, and molecular imaging in drug development. Curr Opinion Chem Biol 13:360-371
19. Jain S, Dani P, Sharma RK (2009) Pharmacoscintigraphy: a blazing trail for the evaluation of new drugs and delivery systems. Crit Rev Ther Drug Carrier Syst 26:373-426
20. Del Guerra A, Belcari N, Llacer GL et al (2008) Advanced radiation measurement techniques in diagnostic radiology and molecular imaging. Radiat Prot Dosimetry 131:136-142
21. Kang JH, Chung JK (2008) Molecular-genetic imaging based on reporter gene expression. J Nucl Med 49(Suppl 2):164S-179S
22. Sauter AW, Wehrl HF, Kolb A et al (2010) Combined PET/MRI: one step further in multimodality imaging. Trends Mol Med 16(11):508-515
23. Rowland DJ, Cherry SR (2008) Small-animal preclinical nuclear medicine instrumentation and methodology. Semin Nucl Med 38(3):209-222

Sperimentazioni cliniche con radiofarmaci

7

R.M. Moresco, M. Salvatori, L. Bodei, P.A. Erba, A. Pupi

Indice dei contenuti

7.1
Evoluzione storica delle sperimentazioni cliniche con radiofarmaci

Sin dalla loro nascita le tecniche di medicina nucleare hanno permesso di visualizzare e misurare processi biologici che hanno luogo in vari distretti dell'organismo, grazie alla selettiva interazione dei radiofarmaci con bersagli biologici di comprovato o potenziale interesse diagnostico o terapeutico. Conseguenza naturale dell'evoluzione delle conoscenze di base e degli sviluppi della chimica farmaceutica e delle biotecnologie, l'uso dei radiofarmaci trova oggi molteplici applicazioni in ricerca e in clinica.

La ricerca in medicina nucleare prende avvio con la nascita stessa della disciplina e come risultato di una serie di rivoluzionarie scoperte nel campo della fisica e della biologia, molte delle quali insignite del premio Nobel.

Nel 1913 George de Hevesy propose e sviluppò la teoria dei traccianti e nel 1925 Herman Blumgart condusse il primo studio nell'uomo, somministrando per via endovenosa radon radioattivo per il calcolo della velocità di circolo.

Nel 1934 Frédéric Joliot e Irène Curie dimostrarono che qualsiasi elemento poteva essere reso radioattivo bombardandolo con particelle come i protoni; in questo modo vennero prodotti centinaia di isotopi, tra i quali il fosforo-32, uno dei primi radiofarmaci per terapia prodotto a Copenhagen da Niels Bohr e de Hevesy nel 1935.

Sperimentazione e registrazione dei radiofarmaci. Giovanni Lucignani (a cura di)
DOI: 10.1007/978-88-470-2874-6_7 © Springer-Verlag Italia 2013

Le grandi potenzialità offerte alla ricerca biomedica dall'uso del ciclotrone vennero subito intuite dal fisico Ernest O. Lawrence e da diversi ricercatori, che nel 1940 utilizzarono un primo modello per uso biomedico a Cambridge, Massachusetts.

È al ciclotrone che si deve l'ampia diffusione della tomografia a emissione di positroni (PET) e il conseguente sviluppo radiochimico che permette oggi la produzione, in modo relativamente semplice, di un gran numero di radiofarmaci di notevole interesse scientifico e commerciale.

Le sperimentazioni cliniche centrate sull'impiego della PET sono così numerose che una ricerca per la voce "PET" sul sito statunitense http://clinicaltrials.gov, nel quale sono registrati gli studi clinici in corso, generava come risultato oltre 1770 trial (giugno 2012), di cui circa la metà di interesse oncologico e con impiego del 2-[^{18}F]-fluoro-2-deossiglucosio ([^{18}F]-FDG) come radiofarmaco. Oltre alle sperimentazioni con [^{18}F]-FDG sono comunque attualmente in corso altri studi clinici con nuovi radiofarmaci non-FDG, il 40% dei quali è condotto in fasi precoci (0-II), mentre la rimanente quota è rappresentata da studi osservazionali o di fase clinica più avanzata.

Il grande fermento oggi esistente intorno alle sperimentazioni cliniche in medicina nucleare non riguarda solo la diagnostica e la PET, ma anche la terapia con radiofarmaci, settore che ha avuto origine alla fine del XIX secolo con la scoperta stessa della radioattività e dell'effetto radiobiologico delle sostanze radioattive.

La prima applicazione clinica dei radioisotopi a scopo terapeutico risale al 1938, con l'uso del fosforo-32 per il trattamento delle leucemie e della policitemia vera da parte di John H. Lawrence, fratello di Ernest O. Lawrence [1].

Radioisotopi dello iodio, prevalentemente in forma di iodio-131, vennero utilizzati per la prima volta nel 1941 per la terapia dell'ipertiroidismo [2] e nel 1946 per il trattamento del carcinoma tiroideo [3]. Questi primi impieghi furono seguiti da un enorme sviluppo della terapia con radioiodio, primo radiofarmaco approvato dalla FDA nel 1951 e a tutt'oggi il più efficace e utilizzato prodotto radioattivo per la terapia del cancro.

Nel 1942 il radioisotopo stronzio-89, dotato dello stesso comportamento metabolico del calcio, venne sperimentato con successo nel trattamento del dolore da metastasi ossee da adenocarcinoma prostatico [4] (per lo stesso impiego lo stronzio-89 ha ricevuto l'approvazione da parte della FDA nel 1983).

David Goldenberg documentò nel 1973 la possibilità di visualizzare neoplasie umane con anticorpi radiomarcati diretti contro antigeni tumorali come il CEA [5] e nel 1975 i premi Nobel Georges J.F. Köhler and César Milstein, dimostrando che è possibile produrre anticorpi monoclonali con tecnica dell'ibridoma, aprirono la strada allo sviluppo prima della radioimmunologia e poi della radioimmunoscintigrafia e della radioimmunoterapia con anticorpi radiomarcati. Negli anni seguenti, dopo gli anticorpi anti-CEA, furono introdotte altre molecole anticorpali dirette verso antigeni tumorali espressi da neoplasie solide (come B72.3, G250 e tenascina) o da neoplasie ematologiche (come CD20 e CD22). Negli Stati Uniti nel 2002 e in Italia nel 2005, l'ibritumomab tiuxetan anticorpo monoclonale anti-CD20 marcato con ittrio-90 è stato autorizzato per il trattamento del linfoma non-Hodgkin follicolare a cellule B.

Nel 1981, presso l'università del Michigan, venne sintetizzata la meta-iodo-benzil-guanidina, un analogo della noradrenalina marcato con iodio-131 impiegato nella visualizzazione e nel trattamento dei tumori della cresta neurale, come neuroblastomi, feocromocitomi e carcinomi midollari della tiroide [6]. Nel 1972, in Europa, con la scoperta della somatostatina e delle sue proprietà inibitorie sui processi secretivi, di crescita e di differenziazione cellulare, fu avviata la sintesi dell'octreotide (principale analogo della somatostatina), utilizzato a scopo terapeutico dalla fine degli anni Ottanta. La marcatura di questa molecola ha permesso nel 1991 l'introduzione della scintigrafia recettoriale con ^{111}In-pentetreotide, utilizzata per la visualizzazione dei tumori neuroendocrini. Alte dosi di ^{111}In-pentetreotide sono state poi impiegate per il trattamento degli stessi tumori con quella che viene oggi definita terapia radiorecettoriale (PRRT, Peptide Receptor Radio-Therapy). Il primo paziente con tumore neuroendocrino metastatico fu trattato con questo tipo di terapia nel 1994 presso l'università di Rotterdam [7].

Altri analoghi, come ^{90}Y-DOTA^0, Tyr^3-octreotide e ^{177}Lu-DOTA^0,Tyr^3,Thr^8-octreotide, sono stati utilizzati dal 1996 e dal 2000 per la terapia dei tumori neuroendocrini metastatici o inoperabili in protocolli clinici di Fase I e II, con ottimi risultati in termini di risposte complete o parziali al trattamento.

La PRRT dei tumori neuroendocrini è attualmente considerata una delle terapie più promettenti a disposizione del Medico Nucleare; è inclusa negli algoritmi terapeutici delle maggiori società scientifiche e per essa è atteso a breve l'avviamento di studi di tipo registrativo [8].

7.2
Sperimentazioni cliniche con radiofarmaci

I radiofarmaci oggi utilizzati differiscono molto dal punto di vista strutturale, potendo variare da piccole molecole marcate di origine sintetica o biologica, come peptidi o anticorpi, a radiofarmaci particolari, come quelli che derivano dalla marcatura di cellule di varia natura o di nanoparticelle.

Le variabili potenzialmente misurabili sono molteplici e di ordine funzionale (come la perfusione di un organo) o molecolare (come recettori, trasportatori o enzimi). Lo sviluppo di un radiofarmaco può essere anche finalizzato allo studio della cinetica di distribuzione d'organo di un medicinale in fase sperimentale o della distribuzione corporea di cellule da impiegare come agenti terapeutici.

Caratteristica peculiare delle sperimentazioni con radiofarmaci è quindi l'estrema eterogeneità strutturale delle molecole utilizzate, ognuna delle quali caratterizzata da problematiche diverse di ordine cinetico, tossicologico, chimico e radiochimico.

Per poter visualizzare e misurare a fini diagnostici un processo biologico, i radiofarmaci devono rispettare la "teoria dei traccianti", essere cioè somministrati in quantità ponderali tali da non produrre alcun effetto biologico e consentire di seguire il processo senza alterare il sistema.

Allo stato attuale, per la loro elevata sensibilità, le tecniche di medicina nucleare sono le uniche tecniche di imaging molecolare realmente utilizzabili nella pratica clinica.

Dagli anni Novanta la normativa italiana (DLgs 178/1991) classifica i radiofarmaci come medicinali, specificando che "è da intendersi come medicinale ogni sostanza o composizione presentata come avente proprietà curative o profilattiche delle malattie umane o animali, nonché ogni sostanza o composizione da somministrare all'uomo o all'animale allo scopo di stabilire una diagnosi medica o di ripristinare, correggere o modificare funzioni organiche dell'uomo o dell'animale" [9]. Tuttavia, rispetto ai medicinali di tipo tradizionale e ai mezzi di contrasto di tipo radiologico, i radiofarmaci presentano

Tabella 7.1 Caratteristiche dei farmaci non radioattivi e dei radiofarmaci per terapia e diagnostica

	Farmaci non radioattivi	Radiofarmaci per diagnostica MN	Radiofarmaci per terapia MN
Normative	Medicinali	Medicinali e radiazioni ionizzanti	Medicinali e radiazioni ionizzanti
Uso/Requisiti	Terapeutico: efficacia/sicurezza	Diagnostico: misurabilità del bersaglio	Terapeutico: efficacia/sicurezza
Interazioni con il bersaglio	Variazioni biologiche bersaglio-dipendenti	Variazioni biologiche bersaglio- e radiazioni-dipendenti	Variazioni biologiche bersaglio- e radiazioni-dipendenti
Dose	Massa (gr/kg)	Attività (MBq)	Attività (MBq o GBq)
Tossicità	Dose e bersaglio-dipendente	Radiotossicità possibile	Radiotossicità attesa
Sviluppo	Finalizzato in gran parte all'ottenimento di un'AIC	Industriale e non industriale	Spesso non industriale
Brevetto	Quasi sempre presente	Presente o non presente	Spesso assente
AIC	Presente	Mista	Spesso assente

peculiarità diverse legate alla specifica classe di appartenenza (Tabella 7.1). Diversi sono infatti i requisiti di qualità, sicurezza ed efficacia di una piccola struttura chimica, di un prodotto biologico (peptide o anticorpo), di una cellula o di un nanovettore marcati con radionuclidi.

La struttura chimica o biologica è importante per la biodistribuzione di un radiofarmaco, mentre la radiazione emessa è parte integrante del principio attivo, poiché ne influenza l'attività terapeutica e la capacità diagnostica. Altra peculiarità è che l'eliminazione del radiofarmaco dipende non solo dall'interazione tra la struttura introdotta e la biologia del sistema, ma anche dal decadimento fisico dell'isotopo. In ambito diagnostico, l'apparecchiatura utilizzata è poi parte integrante della metodica e influenza il *range* di dose da somministrare per ottenere immagini di qualità adeguata, ove le strumentazioni più sensibili consentono di ottenere buone immagini anche con dosi (attività iniettate) più basse. Infatti, a differenza degli altri medicinali, per i radiofarmaci si intende per dose l'attività somministrata espressa in MBq, e non la massa del farmaco espressa in unità ponderali impiegata per gli altri medicinali. Nel caso dei radiofarmaci la massa somministrata in un esame diagnostico è così bassa da rendere assente o di scarsa rilevanza clinica la tossicità legata alla struttura della molecola.

Per *sperimentazione clinica o interventistica* con medicinali si intende qualsiasi studio sull'essere umano finalizzato a scoprire o verificare l'efficacia e la sicurezza di un medicinale di tipo sperimentale. Gli obiettivi degli studi sperimentali o interventistici sono quindi di volta in volta finalizzati a valutare l'efficacia terapeutica di un medicinale su una o più patologie, le sue interazioni con altri trattamenti o altri elementi di tipo conoscitivo, non sempre strettamente legati allo sviluppo del farmaco in oggetto.

Questo tipo di sperimentazione è quindi ben diverso da quello rappresentato dagli *studi non interventistici o osservazionali*, nei quali i medicinali sono prescritti secondo le indicazioni dell'Autorizzazione all'immissione in commercio (AIC), l'assegnazione del paziente a una determinata strategia terapeutica non è decisa in anticipo da un protocollo di sperimentazione, ma rientra nella normale pratica clinica, e ai pazienti non si applica nessuna procedura supplementare di tipo diagnostico o terapeutico.

Gli studi clinici o interventistici con medicinali sperimentali sono in genere classificati nelle Fasi da I a IV, in base a quanto già si conosce in termini di qualità, sicurezza ed efficacia del medicinale in studio e dei suoi end point clinici. L'acquisizione di sempre maggiori informazioni relative alla qualità, alla sicurezza e all'efficacia giustifica il passaggio dalla Fase I alla II e dalla II alla III.

Il DM 17 dicembre 2004 [10] suddivide le sperimentazioni cliniche in due categorie, in base alla loro finalità e alla tipologia di investimento economico:

1. sperimentazioni *a fini industriali o commerciali*, comunemente definite di tipo *profit*;
2. sperimentazioni *a fini non commerciali*, comunemente definite di tipo *non-profit*.

Le sperimentazioni della prima categoria sono promosse a fini di lucro e finanziate dall'industria che sviluppa il farmaco prevedendo il rientro dei costi attraverso la commercializzazione del farmaco stesso. Quelle della seconda categoria hanno invece quasi sempre come obiettivo, a breve o a lungo termine, il miglioramento della pratica clinica, non hanno alcuna ricaduta economica, se non per quanto riguarda il rientro dei costi sostenuti per la loro conduzione, e devono essere finanziate da fondi di ricerca specificamente dedicati, che devono essere giustificati qualora siano forniti in maniera anche solo parziale dall'industria farmaceutica.

Quanto detto a proposito delle sperimentazioni cliniche interventistiche e osservazionali vale ovviamente anche per le sperimentazioni con radiofarmaci, anche se con i necessari adattamenti dovuti alle peculiarità di questi ultimi.

Nelle sperimentazioni cliniche effettuate in medicina nucleare esiste una specifica distinzione che riguarda i radiofarmaci di tipo diagnostico:

a) sperimentazioni che hanno come oggetto primario il comportamento di un radiofarmaco, che è quindi l'agente sperimentale o Investigational Medicinal Product (IMP);
b) sperimentazioni in cui il radiofarmaco è lo strumento di valutazione dell'efficacia di un trattamento con un altro IMP.

Nella seconda tipologia di trial anche il radiofarmaco può essere un IMP, se non è mai stato sperimentato o lo è stato in modo insufficiente oppure se non rientra negli usi speciali consentiti dalla legislazione.

Nella prima categoria vengono inseriti, per semplicità, anche i trial clinici in cui il radiofarmaco è utilizzato non come prodotto diagnostico in sviluppo ma come mezzo per studiare la fisiopatologia d'organo. Questi studi – che hanno caratterizzato i primi decenni di applicazione della ricerca con PET – hanno per lo più un fine conoscitivo e non sempre portano all'autorizzazione del tool diagnostico. Bisogna ricordare che proprio questa tipologia di sperimentazione, portata avanti da laboratori clinici di ricerca, ha consentito di sviluppare importanti applicazioni clinico-diagnostiche della metodologia PET sia in campo neurologico sia in campo oncologico.

7.3
Tipologie e fasi delle sperimentazioni cliniche

Tra i radiofarmaci senza copertura brevettuale, non sviluppati a fini commerciali per ottenere un'AIC, rientrano soprattutto quelli utilizzati nella diagnostica PET. Verranno quindi di seguito descritte le diverse fasi di una sperimentazione clinica in medicina nucleare, prendendo come esempio lo sviluppo di un radiofarmaco per uso PET.

Studi di Fase I Scopo di questi studi è ottenere dati di ordine farmacocinetico (assorbimento, metabolismo, distribuzione, escrezione e sedi di accumulo) e informazioni preliminari di sicurezza sull'uomo, utilizzando dosi crescenti del radiofarmaco. Se l'agente sperimentale ha un bersaglio selettivo metabolico o recettoriale, deve essere effettuato anche uno studio farmacodinamico, al fine di osservarne anche il comportamento nei riguardi del bersaglio. Gli studi di Fase I possono essere effettuati sia in soggetti sani sia in soggetti malati, in entrambi i casi volontari. L'aspetto di sicurezza negli studi di Fase I con radiofarmaci è sostanzialmente rappresentato dalle valutazioni di tipo dosimetrico, soprattutto in caso di partecipazione allo studio di soggetti che non ricevono un beneficio diretto dalla sperimentazione.

Studi di Fase II Questi studi, detti anche di dose-risposta, mirano a determinare quantità e modalità di somministrazione di un radiofarmaco ai pazienti, informazioni utilizzate poi negli studi di Fase III. Devono inoltre fornire informazioni preliminari di efficacia e sicurezza per ottimizzare la tecnica e la temporizzazione delle acquisizioni e di eventuali campionamenti ematici. Sempre in Fase II vengono sviluppati metodi e criteri attraverso i quali si valuteranno le immagini e/o i risultati dell'indagine. In questa fase, per ottenere valutazioni preliminari di efficacia, possono essere inclusi soggetti affetti e soggetti non affetti dalla patologia in esame. Un aspetto molto importante nella conduzione di sperimentazioni di Fase II è quello relativo alla qualità tecnica delle immagini raccolte, per la quale è necessaria una concordanza della modalità di lettura e del livello di esperienza tra chi ha valutato le immagini negli studi di Fase I e chi le valuta negli studi di Fase II.

Studi di Fase III Il disegno e gli end point di uno studio di Fase III con radiofarmaci di tipo diagnostico si basano in genere sui risultati ottenuti da un precedente studio di Fase II, dal quale vengono importati i criteri di interpretazione delle immagini. Gli studi di Fase III sono eseguiti su larga scala, in una popolazione ben definita, con soggetti che solitamente si trovano nello stesso momento diagnostico nel quale il radiofarmaco verrà utilizzato nella pratica clinica. Poiché il risultato di un test diagnostico dipende anche dalla modalità tecnica di esecuzione e dalla strumentazione impiegata, nel caso di studi multicentrici di Fase III è generalmente richiesto che le modalità tecniche e strumentali siano uniformate prima dell'inizio dello studio o che, quando possibile, si centralizzi la loro esecuzione o la lettura delle immagini.

Mediante tecniche di medicina nucleare, e in particolare attraverso la PET, è possibile valutare efficacia e tossicità di un medicinale non radioattivo nell'ambito dei cosiddetti processi di *drug development*, nei quali viene valutata la normalizzazione o l'alterazione di processi biologici correlati alla patologia cui è indirizzato il farmaco in esame. È possibile, per esempio, valutare l'attività neuroprotettiva di un medicinale utilizzando radiofarmaci in grado di legarsi a specifici bersagli cerebrali e capaci di misurare le modificazioni indotte dal farmaco nella velocità di scomparsa di specifiche popolazioni neuronali. Sempre a titolo d'esempio, è possibile con radiofarmaci misurare l'attività di un medicinale su sostanze neurotossiche come i depositi di amiloide, verificarne l'effetto sui processi infiammatori a carico del SNC o periferico o, infine, visualizzare le modificazioni nel fenotipo metabolico o cellulare indotte da agenti antineoplastici.

Attraverso la misura dell'interazione diretta o indiretta tra farmaco e sito attivo, è possibile anche valutare le proprietà farmacocinetiche e farmacodinamiche di una molecola in fase di sviluppo, confermando o meno in vivo e sull'uomo il meccanismo biologico ipotizzato in fase preclinica. Questi studi spaziano dalla misura dell'occupazione recettoriale indotta da dosi terapeutiche di un medicinale alla valutazione dell'effetto di un farmaco su un bersaglio molecolare posto a valle del sito attivo il cui funzionamento è direttamente connesso alla sua modulazione.

Dopo opportuna marcatura, è poi possibile utilizzare l'imaging medico-nucleare per valutare la cinetica d'organo dell'agente terapeutico in fase di sviluppo. Quest'ultima strategia è applicabile a diverse tipologie di medicinali, dalle *small molecules* ai prodotti biologici, dalle cellule ai nanovettori. L'impiego dell'imaging molecolare di tipo medico-nucleare con finalità di *outcome measure* (OM) dei trial clinici di agenti terapeutici convenzionali (per esempio farmaci antiangiogenetici, farmaci antiamiloide ecc.) è una delle possibilità indicate dalla Food and Drug Administration per diminuire i costi e accelerare il percorso di convalida clinica dei farmaci [11].

La possibilità di sostituire gli end point di efficacia di un farmaco oggi comunemente utilizzati (come la sopravvivenza o l'intervallo libero da malattia nel caso di farmaci antitumorali) con altri parametri (come la modificazione della concentrazione di FDG nel tumore) è oggetto di progetti avviati dal Biomarker Consortium, promosso dalla Foundation for the National Institutes of Health per il management dei linfomi e delle neoplasie polmonari. Tale approccio permetterebbe di ottenere, in linea di principio, i seguenti vantaggi.

1. Diminuzione del numero di soggetti da inscrire nel trial e dei relativi costi. Ciò è possibile in quanto l'uso di biomarker fornisce in termini di OM una valutazione oggettiva e spesso quantitativa, con riduzione sia delle fluttuazioni individuali rispetto al risultato finale sia della numerosità del campione (anche di un fattore 10) a parità di potenza del disegno [12].

2. Accelerazione del percorso, grazie alla precocità di variazione rispetto al risultato clinico, come dimostrato in caso di tumori gastroenterici stromali (GIST) trattati con imatinib [13]. In questa maniera, trial di più breve durata aumentano la vita utile dei brevetti, e quindi l'interesse da parte dell'industria a investire nel farmaco in esame.

3. Facilità di traslazione della tecnica di imaging molecolare nella pratica clinica, una volta che essa sia stata validata come efficace metodo OM.

Le immagini molecolari ottenute con radiofarmaci sono quindi da considerare veri e propri biomarker, parametri cioè misurabili e indicatori di un processo biologico normale o patologico o della risposta a un determinato trattamento terapeutico [14]. L'identificazione e la validazione dei radiofarmaci come potenziali biomarcatori di risposta alla terapia, soprattutto in oncologia, rappresenta uno dei maggiori settori di indirizzo delle attività di ricerca preclinica e clinica effettuata in medicina nucleare. I biomarker rappresentano quindi un grande e modernissimo capitolo della medicina. A seconda della tipologia [14-17], è stata proposta la seguente classificazione dei biomarker.

- *Tipo 0*: biomarker della *storia naturale della malattia*. Assumono significato prognostico in quanto in grado di correlare in maniera longitudinale con i comuni indici clinici, come i segni e i sintomi di malattia.

- *Tipo I*: biomarker di *attività biologica della malattia*. Sono in grado di evidenziare l'effetto terapeutico in accordo con il meccanismo d'azione del farmaco, sebbene il meccanismo che ne produce la modificazione sia solo un indicatore indiretto dello stato clinico.

- *Tipo II*: biomarker considerati come *surrogate endpoints* (SE). La loro modificazione è predittiva del risultato clinico, al quale può essere sostituita come espressione del quadro clinico e della sopravvivenza. Sempre in riferimento ai GIST, è dimostrato sia *in vitro* sia *in vivo* che il blocco della proliferazione del clone cellulare sensibile a imatinib interviene dopo che le medesime cellule hanno cessato di incorporare deossiglucosio, sostenendo così la possibilità che la riduzione di vitalità avvenga solo se preceduta da una riduzione del metabolismo del glucosio (parte integrante, anche se non primaria, del meccanismo d'azione del farmaco). Stesso significato assumono gli studi di occupazione recettoriale iniziati alla fine degli anni Ottanta e legati all'uso di farmaci psicoattivi.

È infine possibile utilizzare l'imaging molecolare con PET per studiare il destino metabolico di microdosi (inferiori a 100 mg) di farmaco marcato, come descritto nella sezione 7.1 (Microdose Trials) della Linea guida ICH Topic M 3 (R2) [18], secondo la quale questo tipo di valutazioni è inquadrabile in studi precoci di Fase I. Questo impiego della PET è particolarmente importante non solo per una valutazione cinetica delle terapie basate sull'uso di piccole molecole, ma anche per la caratterizzazione *in vivo* di terapie di origine biologica (con anticorpi e peptidi, genica, cellulare, con nanoderivati), per la quale gli strumenti della farmacocinetica classica spesso non sono sufficienti.

7.4
Esposizione alle radiazioni nella ricerca medica e biomedica

L'esposizione a radiazioni ionizzanti di volontari, pazienti o soggetti sani, effettuata a scopo di ricerca medica o biomedica, deve essere condotta in accordo con i principi della Dichiarazione di Helsinki e con le linee guida a essa ispirate ed emanate dal CIOMS (Council for International Organizations of Medical Sciences) nel 2002 [19].

Nel programma di ricerca da sottoporre al Comitato etico (CE) devono sempre risultare evidenti le modalità attraverso le quali si terrà conto dei tre principi base della radioprotezione: giustificazione dell'esposizione, ottimizzazione della protezione al fine di tenere l'esposizione ai livelli più bassi possibili e uso di vincoli di limiti e di dose [20].

In base al DLgs 187/2000, ogni sperimentazione condotta su persone sane o pazienti, che vi partecipano volontariamente, deve essere giustificata "sulla base del beneficio diretto che può derivarne per le persone esposte o, allorché questo non sia ipotizzabile, sulla base dell'utilità sociale dei risultati conseguibili" [21]. L'analisi del beneficio che si può conseguire in seguito a sperimentazione clinica con radiazioni ionizzanti è operazione meno agevole che nella comune pratica clinica, ove il beneficio per il paziente è generalmente evidente o comunque di più facile valutazione [22].

Il beneficio che può derivare dal risultato di una sperimentazione può essere quindi di tipo "diretto" o di tipo "sociale". Per *beneficio diretto* si intende ogni beneficio per la salute che il volontario esposto possa conseguire in seguito alla sua partecipazione alla ricerca, inteso in termini di prevenzione, diagnosi, prognosi, impostazione e condotta della terapia, palliazione del dolore, miglioramento della qualità della vita e aumento della sopravvivenza [21]. Da quanto detto, non è quindi ipotizzabile un beneficio diretto per i soggetti sani o per i malati con patologia non coerente con l'oggetto della ricerca, per i quali può invece essere atteso e deve essere valutato un eventuale *beneficio sociale* [22].

Insieme al beneficio diretto o sociale della ricerca è necessario valutare anche il rischio per la persona, rischio derivante dall'uso di radiazioni ionizzanti e da qualsiasi altra prestazione aggiuntiva messa in atto in corso di sperimentazione [22].

7.4.1 Sperimentazioni cliniche con possibile beneficio diretto per la persona

In fase di progetto di una sperimentazione clinica da condurre su malati con patologia coerente con gli scopi della ricerca, e comunque ogniqualvolta sia ipotizzabile un beneficio diretto per le persone che volontariamente partecipano a una ricerca, "il medico specialista responsabile delle esposizioni programma individualmente, sottoponendoli alla decisione del CE, vincoli di dose che tengano conto di quanto riportato nella letteratura scientifica internazionale" [21].

Per ricerche svolte in ambito medico-nucleare, il ricercatore dovrà quindi fornire al CE una stima della dose efficace E (mSv) – calcolata in base ai valori di dose equivalente (mSv/MBq) e di dose assorbita (mGy/MBq) – che la persona potrà ricevere per le attività che si intendono somministrare ai singoli organi secondo quanto raccomandato dalla International Commission on Radiological Protection [23, 24]. È anche utile fornire al CE dati e riferimenti di letteratura relativi alla cinetica, alla biodistribuzione e alla via di escrezione del radiofarmaco che si intende utilizzare in corso di sperimentazione.

7.4.2 Sperimentazioni cliniche senza beneficio diretto per la persona

Le sperimentazioni cliniche per le quali non è possibile ipotizzare un beneficio diretto per la persona che volontariamente vi partecipa sono quelle che riguardano volontari sani o pazienti con patologie non coerenti con l'oggetto o lo scopo della ricerca.

Per questo tipo di sperimentazioni, prima delle modifiche introdotte dalla Legge 39/2002 [25], la normativa italiana era molto più restrittiva di quella attuale. In mancanza di beneficio diretto, infatti, non poteva essere superato – in base all'art. 108, comma 2 (ora abrogato), del DLgs 230/1995 [26] – il limite di dose di 1 mSv, corrispondente al valore della dose soglia per popolazione non sottoposta a trattamenti radioterapeutici o a esposizione professionale. Ciò rendeva praticamente impossibile effettuare sperimentazione clinica con quasi tutte le prestazioni medico-nucleari e radiologiche, che erogano in genere valori di dose efficace superiori a 1 mSv. La Legge 39/2002 ha revocato tale limite sopprimendo il comma 2 dell'art. 108 e ogni riferimento a tale articolo presente nell'Allegato III del DLgs 187/2000 [21].

La legge italiana, ora in armonia con le indicazioni europee [27], prevede che per le sperimentazioni cliniche per le quali non sia possibile ipotizzare un beneficio diretto per la persona, la giustificazione debba tener conto della "utilità sociale attesa" [21], minimizzando comunque il rischio per i soggetti partecipanti in relazione al beneficio sociale atteso (Tabella 7.2), nel rispetto del principio secondo il quale "concern for the interest of the subject must always prevail over the interests of science and society" [27]. Anche per questo tipo di studi il ricercatore dovrà fornire al CE una stima della dose efficace E (mSv) che la persona potrà ricevere per le attività che si intendono somministrare, in aggiunta a dati di cinetica, biodistribuzione ed escrezione del radiofarmaco.

I valori di dose efficace presentati verranno valutati dal CE alla luce dei vincoli di dose indicati dalla International Commission on Radiological Protection [23] e dalla Commissione Europea [27], che correlano rischio per la salute e beneficio sociale atteso (Tabella 7.2). Come si evince dalla tabella, il valore di dose efficace calcolato permette di collocare la sperimentazione in una determinata categoria, cui corrisponde un giudizio sull'entità del rischio per la persona partecipante alla ricerca e il beneficio sociale atteso.

Tabella 7.2 Vincoli di dose efficace in funzione del rischio e del beneficio sociale atteso per sperimentazioni cliniche senza beneficio diretto per la persona

Beneficio sociale	Rischio	Categoria di rischio	Probabilità	Dose efficace (mSv)
Lieve	Insignificante	Categoria I	$\sim 10^{-6}$ o meno	< 0,1
Intermedio / moderato	Trascurabile / intermedio	Categoria II		
		IIa	$\sim 10^{-5}$	0,1-1
		IIb	$\sim 10^{-4}$	1-10
Sostanziale	Moderato	Categoria III	$\sim 10^{-3}$ o più	> 10

È importante ricordare che i vincoli di dose riportanti in Tabella 7.2 sono validi per persone di età inferiore a 50 anni; in età pediatrica tali valori dovrebbero essere ridotti di un fattore 2-3, mentre oltre i 50 anni possono essere aumentati di un fattore 5-10. In caso di dose efficace > 10 mSv, corrispondente alla categoria III, è necessario restare sempre al di sotto delle soglie di comparsa degli effetti deterministici, tranne nel caso di sperimentazioni di tipo terapeutico. In base alla Tabella 7.2, le sperimentazioni che utilizzano indagini di diagnostica medico-nucleare, erogando un valore medio di dose efficace compreso tra 5 e 10 mSv [28], possono essere classificate a rischio intermedio (categoria IIb) e giustificate da un moderato beneficio sociale della ricerca.

7.4.3 Informazioni ai soggetti esposti e consenso informato

La partecipazione di pazienti o soggetti sani a sperimentazioni cliniche con esposizione a radiazioni ionizzanti può avvenire soltanto su base consapevole e volontaria. I soggetti arruolati nello studio possono essere esposti solo dopo aver espresso per iscritto il proprio consenso, in maniera libera e consapevole, previa informazione sui rischi connessi con l'esposizione a radiazioni [21].

Anche il DLgs 211/2003 prevede espressamente che: "La sperimentazione clinica può essere intrapresa esclusivamente a condizione che: [...] il soggetto che partecipa alla sperimentazione, o il suo rappresentante legale se il soggetto non è in grado di fornire il consenso informato, abbia avuto la possibilità, in un colloquio preliminare con uno degli sperimentatori, di comprendere gli obiettivi, i rischi e gli inconvenienti della sperimentazione, le condizioni in cui sarà realizzata, e inoltre sia stato informato del suo diritto di ritirarsi dalla sperimentazione in qualsiasi momento" [29]. È anche necessario che l'informazione venga fornita con congruo anticipo, in maniera che la persona abbia tempo di riflettere e possa porre domande o richiedere chiarimenti [22].

È opportuno ricordare che la sanzione penale maggiore presente nel DLgs 187/2000 [21] riguarda l'esposizione di persone a scopo di ricerca scientifica eseguita senza aver ottenuto il loro consenso scritto e che sono escluse da esposizioni a scopo di ricerca, dovute a somministrazione di radiofarmaci, le seguenti categorie di persone:

- donne sane in età fertile, "salvo casi in cui la gravidanza possa essere sicuramente esclusa" [26];
- donne in fase di allattamento al seno;

- persone già sottoposte a irraggiamento in occasione di precedenti programmi di ricerca, salvo casi in cui abbiano un beneficio diretto dalla nuova esposizione;
- soggetti in età pediatrica, salvo casi di pazienti con patologie coerenti con l'oggetto della ricerca;
- persone incapaci di esprimere consapevole e libero consenso.

È inoltre suggerito che i soggetti da includere nella sperimentazione abbiano, se possibile, un'età superiore a 50 anni [27] e che non siano presenti obblighi o rapporti di subordinazione tra persone esposte e investigatori [23].

7.5
Conclusioni

La crescente complessità della normativa che regolamenta le sperimentazioni cliniche ha investito pesantemente anche la sperimentazione con radiofarmaci. Il Medico Nucleare deve quindi includere nelle proprie competenze sia gli aspetti regolatori relativi all'osservanza della normativa vigente in termini di sperimentazione clinica e di norme di buona pratica clinica, aspetto che lo accomuna a ogni altro investigatore clinico, sia quelli relativi alle norme di Buona Preparazione dei Radiofarmaci in Medicina Nucleare (NBP-MN) per uso clinico e sperimentale. La conoscenza delle complesse e numerose normative vigenti nel settore della sperimentazione clinica richiede un consistente tempo formativo e la loro corretta interpretazione implica una costante relazione con l'Autorità competente. Affinché quest'opera di interfaccia avvenga nella maniera migliore, sono necessarie conoscenze "tecniche" specifiche sulle modalità di produzione dei radiofarmaci, materia quest'ultima in continua evoluzione.

L'emanazione della Legge 189/2012 [30] ha certamente semplificato il quadro normativo, consentendo ai proponenti di interagire con un unico referente (vedi Capp. 2 e 3).

Bibliografia

1. Lawrence JH (1940) Nuclear physics and therapy. Preliminary report on a new method for the treatment of leukemia and polycythemia vera. Radiology 35:51
2. Hamilton JG, Lawrence JH (1942) Recent clinical developments in the therapeutic application of radio-phosphorus and radio-iodine. J Clin Invest 21:624
3. Seidlin S (1946) Radioactive iodine therapy. Effect on functioning metastases of adenocarcinoma of the thyroid. JAMA 132:838-847
4. Pecher C (1941) Biological investigations with radioactive calcium and strontium. Exp Biol Med 46(1):86-91
5. Goldenberg DM, Preston DF, Primus FJ, Hansen HJ (1974) Photoscan localization of GW-39 tumors in hamsters using radiolabeled anticarcinoembryonic antigen immunoglobulin G. Cancer Res 34(1):1-9
6. Sisson J, Shapiro B, Beierwaltes WH et al (1983) Treatment of malignant pheochromocytoma with a new radiopharmaceutical. Trans Assoc Am Physicians 96:209-217
7. Krenning EP, Kooij PP, Bakker WH et al (1994) Radiotherapy with a radiolabeled somatostatin analogue, (In-111-DTPA-D-Phe1)-octreotide. A case history. Ann N Y Acad Sci 733:496-506
8. van Vliet EI, Teunissen JJ, Kam BL et al (2013) Treatment of gastroenteropancreatic neuroendocrine tumors with Peptide Receptor Radionuclide Therapy. Neuroendocrinology 97:74-85

9. Decreto Legislativo 29 maggio 1991, n. 178, Recepimento delle direttive della Comunità economica europea in materia di specialità medicinali
10. Decreto del Ministro della Salute 17 Dicembre 2004 Prescrizioni e condizioni di carattere generale, relative all'esecuzione delle sperimentazioni cliniche dei medicinali, con particolare riferimento a quelle ai fini del miglioramento della pratica clinica, quale parte integrante dell'assistenza sanitaria
11. Food and Drug Administration (2004) Innovation or Stagnation? Challenge and opportunity on the critical path to new medical products http://www.fda.gov/downloads/ScienceResearch/Special Topics/CriticalPathInitiative/CriticalPathOpportunitiesReports/ucm113411.pdf
12. Alexander GE, Chen K, Pietrini P et al (2002) Longitudinal PET evaluation of cerebral metabolic decline in dementia: a potential outcome measure in Alzheimer's disease treatment studies. Am J Psychiatry 159(5):738-745
13. Demetri GD, von Mehren M, Blanke CD et al (2002) Efficacy and safety of imatinib mesylate in advanced gastrointestinal stromal tumors. N Engl J Med 347(7):472-480
14. Biomarkers Definitions Working Group (2001) Biomarkers and surrogate endpoints: preferred definitions and conceptual framework. Clin Pharmacol Ther 69(3):89-95
15. Mildvan D, Landay A, De Gruttola V et al (1997) An approach to the validation of markers for use in AIDS clinical trials. Clin Infect Dis 24(5):764-774
16. Fleming TR, DeMets DL (1996) Surrogate end points in clinical trials: are we being misled? Ann Intern Med 125(7):605-613
17. Cullinane C, Dorow DS, Kansara M et al (2005) An in vivo tumor model exploiting metabolic response as a biomarker for targeted drug development. Cancer Res 65(21):9633-9636
18. EMEA - CPMP (2009) ICH Topic M3 (R2) Non-clinical safety studies for the conduct of human clinical trials and marketing authorization for pharmaceuticals (CPMP/ICH/286/95) http://www.ema.europa.eu/docs/en_GB/document_library/Scientific_guideline/2009/09/WC500002720.pdf
19. Council for International Organizations of Medical Sciences (2002) International ethical guidelines for biomedical research involving human subjects. CIOMS, Geneva, 2002 http://www.cioms.ch/publications/layout_guide2002.pdf
20. Verbruggen A, Coenen HH, Deverre JR et al (2008) Guideline to regulations for radiopharmaceuticals in early phase clinical trials in the EU. Eur J Nucl Med Mol Imaging 35(11):2144-2151
21. Decreto Legislativo 26 maggio 2000, n.187, Attuazione della Direttiva 97/43 Euratom in materia di protezione sanitaria delle persone contro i pericoli delle radiazioni ionizzanti connesse ad esposizioni mediche
22. Galli G (2004) La protezione nella ricerca clinico-scientifica. In: Gruppo di Studio Normativa e Radioprotezione (a cura di) La Radioprotezione del paziente in medicina nucleare. Associazione Italiana di Medicina Nucleare
23. International Commission on Radiological Protection (1993) Radiological protection in biomedical research (ICRP publication 62). Ann ICRP 22(3)
24. International Commission on Radiological Protection (2007) Recommendations of the ICRP (ICRP publication 103). Ann ICRP 37(2-3)
25. Legge 1 marzo 2002, n. 39, Disposizioni per l'adempimento di obblighi derivanti dall'appartenenza dell'Italia alle Comunità europee. Legge comunitaria 2001
26. Decreto Legislativo 17 marzo 1995, n. 230, Attuazione delle Direttive Euratom 80/836, 84/467, 84/466, 89/618, 90/641, e 92/3 in materia di radiazioni ionizzanti
27. European Commission - Directorate-General Environment, Nuclear Safety and Civil Protection (1998) Guidance on medical exposures in medical and biomedical research (Radiation Protection 99) http://ec.europa.eu/energy/nuclear/radiation_protection/doc/publication/099_en.pdf
28. Mettler FA Jr, Bhargavan M, Faulkner K et al (2009) Radiologic and nuclear medicine studies in the United States and worldwide: frequency, radiation dose, and comparison with other radiation sources: 1950-2007. Radiology 253(2):520-531
29. Decreto Legislativo 24 giugno 2003, n. 211, Attuazione della Direttiva 2001/20/CE relativa all'applicazione della buona pratica clinica nell'esecuzione delle sperimentazioni cliniche di medicinali per uso clinico
30. Legge 8 novembre 2012, n. 189, Conversione in legge, con modificazioni, del decreto-legge 13 settembre 2012, n. 158, recante disposizioni urgenti per promuovere lo sviluppo del Paese mediante un più alto livello di tutela della salute

Le Norme di Buona Pratica di Laboratorio

8

M.F. Cometa, F. Bonetto

8.1
Aspetti legislativi

8.1.1 Introduzione

La Good Laboratory Practice (GLP) – ovvero la Buona Pratica di Laboratorio (BPL) – ha origine negli anni Settanta negli Stati Uniti, a opera della Food and Drug Administration (FDA), con lo scopo preciso di assicurare un adeguato controllo sulla qualità degli studi non clinici di laboratorio comprovanti la non pericolosità dei prodotti sottoposti a regime di autorizzazione. La regolamentazione emanata in materia dalla FDA è stata utilizzata come base per lo sviluppo dei principi della GLP da parte dell'OCSE (Organizzazione per la Cooperazione e lo Sviluppo Economico) e, successivamente, è stata introdotta nell'Unione Europea da direttive comunitarie e nei singoli Stati membri dalle corrispondenti legislazioni nazionali.

In riferimento al contesto italiano, nel presente capitolo per indicare la Buona Pratica di Laboratorio si utilizzerà l'acronimo BPL, in quanto adottato in tutta la normativa nazionale in materia. Va comunque sottolineato che l'espressione e l'acronimo anglosassoni sono di uso generale a livello internazionale e ampiamente diffusi tra gli addetti ai lavori nel nostro Paese [1].

In Italia l'insieme delle attività concernenti la BPL si inserisce nell'ambito di un controllo istituzionale, richiesto dal quadro normativo vigente, volto a garantire che studi non clinici concernenti un'ampia gamma di prodotti siano idonei – in termini di sicurezza per la salute dell'uomo, degli animali e dell'ambiente – a essere valutati dalle Autorità regolatorie. Tra i prodotti per i quali la normativa richiede la conformità alla BPL degli studi non clinici vi sono: medicinali per uso umano e veterinario, cosmetici, prodotti chimici industriali, detergenti, additivi alimentari, additivi per la mangimistica e fitosanitari.

Tale controllo istituzionale, esteso a tutto il territorio nazionale, richiede una programmazione centralizzata in termini di verifiche ispettive dei Centri e di revisione degli studi non clinici che questi producono ed è sinteticamente definito "Programma nazionale di conformità alla BPL". È compito dell'Autorità di monitoraggio, competente a livello nazionale per la BPL, valutare e verificare il grado di conformità ai principi di BPL dei Centri di saggio (CdS) e degli studi non clinici da questi prodotti.

Le caratteristiche di idoneità dei dati inclusi negli studi in questione, rappresentate dalla loro qualità e integrità, congiuntamente all'idoneità dei Centri che li hanno prodotti, costituiscono prerequisiti obbligatori ai fini della reciproca accettazione dei dati tramite il MAD (Mutual Acceptance of Data) tra i Paesi dell'Unione Europea e gli altri Stati membri dell'OCSE. Grazie al sistema MAD di mutuo riconoscimento dei dati dell'OCSE, i dati di sicurezza generati da studi non clinici (a scopo regolatorio), condotti all'interno di uno stato membro dell'OCSE in conformità ai principi della BPL, sono riconosciuti negli altri Stati membri ai fini della tutela della salute umana e della salvaguardia ambientale. A tale sistema possono aderire anche Paesi non OCSE attraverso una procedura che prevede, da parte del Paese richiedente, le seguenti fasi: accettazione dei dati prodotti nei Paesi OCSE; collaborazione con questi ultimi per l'attuazione di un Programma di monitoraggio di conformità alla BPL accettabile; valutazione congiunta, mediante verifica ispettiva da parte di tre rappresentanti dei Paesi OCSE, del loro Programma, il cui esito positivo consente al Paese non OCSE di diventare a pieno titolo aderente al MAD con gli stessi diritti e doveri degli altri Paesi OCSE.

8.1.2 Base legale

I principi di BPL e le disposizioni procedurali e di verifica ispettiva dei CdS che effettuano studi non clinici sono stati adottati inizialmente con le seguenti decisioni, tuttora in vigore, del Consiglio dell'OCSE:
• Decisioni C(81)30/Final del 12 maggio 1981 [2] e C(97)186 (Final) del 26 novembre 1997 [3] sulla reciproca accettazione dei dati per la valutazione dei prodotti chimici;
• Decisione-Raccomandazione C(89)87/Final del 2 ottobre 1989 [4] e Decisione C(95)8/Final del 9 marzo 1995 [5] sulla conformità alla Buona Pratica di Laboratorio.
Sempre in sede OCSE sono state redatte diverse linee guida [6], che hanno solamente un compito di indirizzo per le attività svolte dalle Autorità di monitoraggio e dai Centri di saggio.

Attualmente, i principi BPL e le relative disposizioni per le verifiche ispettive sono inclusi nell'ordinamento comunitario, in particolare nelle seguenti direttive:
• Direttiva 2004/9/CE [7], relativa all'ispezione e alla verifica della BPL;
• Direttiva 2004/10/CE [8], relativa all'applicazione della BPL e ai relativi controlli.
Queste direttive sono state completamente recepite in Italia dal DLgs 50/2007 [9].

I radiofarmaci e i loro precursori sono soggetti al quadro normativo europeo e nazionale dei medicinali; pertanto, se non diversamente giustificato, gli studi non clinici farmaco-tossicologici devono essere condotti in conformità ai principi di BPL secondo il disposto dell'Allegato I (Norme e protocolli analitici, tossico-farmacologici e clinici in materia di prove effettuate sui medicinali) – sezione Introduzione e principi generali e Parte III, § 2. Radiofarmaci e precursori – del DLgs 219/2006 e successive modifiche e integrazioni [10].

Nel caso di rilascio dell'Autorizzazione all'immissione in commercio (AIC) di un medicinale, o di rilascio dell'autorizzazione alla sperimentazione clinica, l'Autorità regolatoria – cui è affidata la responsabilità giuridica degli aspetti attinenti il controllo del prodotto – può dunque contare sul sistema di qualità BPL quale strumento, armonizzato a livello europeo, atto a garantire l'idoneità delle procedure organizzative e delle condizioni con cui gli studi non clinici sulla sicurezza sono stati programmati, eseguiti, controllati, registrati e riportati.

Nel contesto appena descritto acquista particolare rilievo – in termini di sicurezza per il paziente – il requisito di conformità ai principi di BPL; tale requisito viene comunque esteso, ove appropriato, anche agli studi non clinici presentati all'Autorità competente (Cap. 3) a supporto della richiesta di autorizzazione a una sperimentazione clinica sull'uomo. In questi casi, come stabilito dal Decreto del Ministro della Salute 21 dicembre 2007 [11], il richiedente è tenuto a presentare, o a motivarne l'assenza, studi non clinici di farmacologia e tossicologia eseguiti in conformità ai requisiti di BPL, come peraltro previsto dalla linea guida ICH Topic M 3 (R2) [12] dell'International Conference on Harmonisation of Technical Requirements for Registration of Pharmaceuticals for Human Use (ICH, organismo che riunisce in un'unica piattaforma Europa, Stati Uniti e Giappone per emanare linee guida tecnico-scientifiche per la registrazione dei farmaci).

8.2
La BPL nel contesto europeo e internazionale

Riferimenti europei e internazionali che hanno un ruolo guida in materia di BPL e che consentono alle Autorità di monitoraggio dei singoli Paesi di condividere le informazioni rilevanti emerse durante l'attività di controllo, nonché di confrontarsi su problematiche comuni per assumere decisioni condivise, sono rappresentati da due gruppi di lavoro:
- European Union GLP Working Group, gestito dalla Chemicals - Classification and labelling, Specific Products, Competitiveness Unit (G2) del Directorate-General Enterprise and Industry della Commissione Europea [13];
- Working Group on Good Laboratory Practice, gestito dall'Environment Directorate dell'OCSE [14].

In questo modo la Commissione Europea gestisce le non conformità rilevate dalle Autorità di monitoraggio nazionali e consente il mantenimento dei contatti e delle collaborazioni con le Agenzie europee: European Chemicals Agency (ECHA), European Food Safety Authority (EFSA) e European Medicines Agency (EMA); queste Agenzie, gestendo le procedure centralizzate dei prodotti, sono anche responsabili della valutazione degli studi non clinici che devono essere eseguiti in conformità alla BPL.

Altra importante attività da considerare, volta a garantire che le Autorità di monitoraggio adottino effettivamente un approccio armonizzato nell'attuazione e gestione dei propri programmi di conformità alla BPL, è rappresentata dalle periodiche verifiche ispettive, programmate e gestite dal Working Group on Good Laboratory Practice dell'OCSE.

Questa attività viene condotta da gruppi di valutazione, composti da rappresentanti OCSE di altri Stati, che vengono ospitati dal Paese sottoposto a verifica.

8.3
Unità di monitoraggio per la BPL

Il Programma nazionale di conformità alla BPL ha iniziato a essere attuato a partire dal 1986; tuttavia, l'esplicita istituzione dell'Unità di monitoraggio per la BPL (UdM) è avvenuta con l'entrata in vigore del Decreto del Ministro della Sanità 10 Agosto 1997 [15]. A differenza di altri Paesi europei, in Italia esiste un'unica Autorità di monitoraggio per farmaci, prodotti chimici, cosmetici, presidi medici eccetera, cui sono attribuite le competenze amministrative e tecniche per la BPL. Attualmente, la competenza concernente la BPL e l'attuazione del relativo Programma è attribuita alla Direzione generale della prevenzione afferente al Dipartimento della sanità pubblica e dell'innovazione del Ministero della Salute ed è previsto dal DPR 11 marzo 2011, n. 108 [16], il suo successivo trasferimento alla Direzione generale dei dispositivi medici, del servizio farmaceutico e della sicurezza delle cure.

Ai fini dell'attuazione del Programma nazionale di conformità alla BPL, l'UdM si avvale del Gruppo di lavoro per il coordinamento delle attività in materia di BPL (GdL-BPL), istituito con il Decreto Direttoriale 16 novembre 2007 [17], e di un Corpo ispettivo per la BPL, composto da ispettori la cui lista nazionale è approvata con Decreto del Ministro della Salute, conformemente a quanto previsto dall'art. 3 del DLgs 50/2007 [9].

Come stabilito dal DLgs 50/2007, i Centri di saggio che effettuano studi in conformità alla BPL sono tenuti a comunicare al Ministero della Salute le attività di studio già svolte ovvero quelle in corso, indicando il tipo di prove e le categorie di prodotti chimici oggetto degli studi. Tali comunicazioni devono essere corredate da documentazione atta a stabilire l'idoneità dello stesso Centro a eseguire le ricerche secondo i principi di BPL. La ricezione delle richieste di certificazione BPL e della relativa documentazione, nonché la gestione dell'istruttoria, è responsabilità dell'UdM.

L'UdM è deputata al coordinamento dell'insieme di attività concernenti la BPL tese a:
- formare, tenere aggiornato e pubblicare l'elenco dei CdS che operano secondo i principi di BPL [1];
- curare l'elaborazione e l'attuazione del Programma nazionale di conformità alla BPL, come definito nell'Allegato II, Parte A del DLgs 50/2007 [9];
- curare la predisposizione di una relazione annuale concernente l'applicazione della BPL in Italia e contenente l'elenco dei Centri ispezionati nell'anno precedente, le date e gli esiti delle ispezioni, nonché alcuni elementi caratterizzanti l'attività BPL svolta dai Centri. Questa relazione è inviata dall'UdM entro il 31 marzo di ogni anno alla Commissione Europea [9] e, tramite il rappresentante italiano per la BPL, all'OCSE;
- provvedere alle certificazioni di conformità ai principi di BPL dei Centri, conformemente ai pareri espressi in sede di riunione congiunta con il GdL-BPL [9].

In ultima analisi l'UdM rappresenta, da un lato, l'interfaccia istituzionale con la Commissione Europea e le Autorità di monitoraggio degli altri Paesi e, dall'altro, l'Autorità competente centrale responsabile del controllo ispettivo dei Centri di saggio che intendono far parte o che sono inclusi nel Programma nazionale di conformità alla BPL.

8.3.1 Il Corpo ispettivo

Le ispezioni e le revisioni degli studi condotti presso i CdS sono effettuate esclusivamente dagli ispettori di BPL del Ministero della Salute e dell'ISS, elencati nella lista nazionale prevista dall'art. 3 del DLgs 50/2007 [9].

Le verifiche ispettive e la revisione degli studi vengono effettuate secondo quanto descritto nell'Allegato II, Parti A e B (intitolate, rispettivamente: Nuovi orientamenti sulle procedure di controllo della conformità alla BPL e Nuovi orientamenti per lo svolgimento di ispezioni nei centri di saggio e revisioni di studi) del DLgs 50/2007 [9]. Ciascun gruppo ispettivo è tenuto a trasmettere all'UdM il verbale dell'ispezione, dal quale si deve poter risalire allo status di conformità alla BPL del Centro e degli studi sottoposti ad audit ed evincere le eventuali deviazioni maggiori e minori rilevate.

8.3.2 Il Gruppo di lavoro per il coordinamento delle attività in materia di BPL

Nel contesto amministrativo sopra descritto, il GdL-BPL rappresenta l'organo tecnico-scientifico per il coordinamento degli adempimenti previsti dal DLgs 50/2007 [9] concernenti la BPL. Esso è presieduto dal responsabile dell'UdM ed è composto da nove componenti con elevata specializzazione tecnico-scientifica, di cui quattro afferenti al Ministero della Salute e cinque all'Istituto Superiore di Sanità (ISS).

L'attività del GdL-BPL viene espletata attraverso riunioni congiunte con l'UdM, che hanno luogo con cadenza mensile, durante le quali vengono discussi gli esiti delle ispezioni effettuate e viene espresso un parere sulla conformità o meno dei CdS e degli studi alla BPL. L'attività del GdL-BPL è focalizzata sull'elaborazione e sull'attuazione del Programma nazionale di conformità alla BPL, che prevede per ciascun Centro una verifica ispettiva generale e l'audit a studi terminati o in corso almeno ogni 2-3 anni. Tale attività consente la formazione e il mantenimento di un elenco generale aggiornato dei CdS che operano sul territorio italiano in conformità ai principi BPL.

È inoltre competenza del GdL-BPL trattare speciali ispezioni o revisioni di studi anche su richiesta delle Autorità competenti di altri Stati e della Commissione Europea.

Infine il GdL-BPL, congiuntamente all'UdM, cura gli atti relativi alla predisposizione della lista nazionale degli ispettori, che viene adottata tenendo in considerazione criteri generali di scelta basati essenzialmente sull'esperienza formativa nel campo della BPL e sulle competenze tecniche, scientifiche e regolatorie dei candidati.

8.4
Aspetti applicativi

8.4.1 Premessa

Nell'ambito della normativa relativa alla sperimentazione clinica e alla registrazione di una specialità medicinale e delle linee guida specifiche emanate sia a livello europeo dall'EMA sia a livello ICH, è esplicitamente previsto che gli studi non clinici di sicurezza debbano essere eseguiti conformemente alle disposizioni relative alla BPL.

8.4.2 Requisiti di un Centro di saggio e ispezioni per la conformità alla BPL

I contenuti delle Direttive 2004/9/CE e 2004/10/CE [7, 8], recepiti dal DLgs 50/2007 [9], si riferiscono al ravvicinamento delle disposizioni legislative, regolamentari e amministrative relative all'applicazione dei principi della BPL e al controllo della loro applicazione tramite ispezioni specifiche ai CdS. Per CdS s'intende l'insieme di locali, persone e unità operative necessarie per l'esecuzione di uno studio in BPL.

Dal punto di vista applicativo, la BPL rappresenta dunque un insieme di regole riguardanti l'ispezione e la verifica delle procedure organizzative e delle condizioni che un CdS deve seguire nelle ricerche di laboratorio per le prove non cliniche, al fine di ottenere la "certificazione di conformità".

Nella sostanza, per operare in conformità alla BPL, un CdS deve adottare un approccio di tipo gestionale all'attività di laboratorio: dai processi organizzativi alle condizioni con cui gli studi non clinici di sicurezza vengono pianificati, condotti, controllati, registrati, relazionati e archiviati.

Le regole della BPL non entrano nel merito della scientificità dei saggi: non si propongono, per esempio, di stabilire quale sia la più appropriata tra due o più prove tossicologiche. Esse rappresentano, piuttosto, un codice di comportamento generale che può essere applicato a qualsiasi tipo di sperimentazione, esclusi gli studi di "controllo qualità" di routine, se non espressamente richiesto in BPL da norme vigenti.

La sussistenza delle condizioni per il rilascio delle certificazioni di conformità dei CdS alla BPL viene valutata sulla base dei verbali ispettivi redatti da ispettori scelti tra funzionari del Ministero della Salute e dell'Istituto Superiore di Sanità, inseriti in una lista nazionale e incaricati di effettuare verifiche ispettive ai CdS che richiedono la certificazione. La certificazione ha validità di due anni a partire dalla data di rilascio; 90 giorni prima della data di scadenza il CdS dovrà richiedere il rinnovo con apposita domanda al Ministero della Salute, allegando la scheda riassuntiva delle caratteristiche del CdS e la tipologia dei saggi di cui si chiede la certificazione.

Ai fini della certificazione di conformità, il CdS è tenuto a dimostrare la corretta applicazione delle "regole BPL" (Box 8.1), individuando le responsabilità e i requisiti del CdS in termini di organizzazione, personale, impianti, materiale e reagenti. Il CdS dovrà sviluppare Procedure Operative Standard (POS) ed elaborare criteri per:
- la realizzazione e il mantenimento dei sistemi di saggio;
- la ricezione, il trattamento, il campionamento, la caratterizzazione e la conservazione delle sostanze di riferimento e di saggio;
- l'esecuzione degli studi e il mantenimento dell'integrità dei dati;
- la stesura di rapporti sui risultati;
- la conservazione, il mantenimento e l'accessibilità della documentazione e dei materiali.

Ciò che deve essere messo in atto dal CdS e verificato in corso di ispezione è un programma di qualità che dimostri come lo specifico CdS operi in conformità ai principi della BPL per i saggi condotti.

Le POS descrivono le modalità di esecuzione degli studi o di altre attività non specificate in dettaglio nei protocolli di studio o nelle linee guida adottate oppure di altre attività generali di gestione e conduzione del CdS. Si distinguono in *POS gestionali* e *POS tecniche*: le prime sono a supporto dell'"ambiente BPL" nel CdS e sono indipendenti dalla tipologia degli studi; le seconde descrivono in dettaglio le procedure che facilitano la conduzione di uno studio in accordo con i principi BPL. Le POS assicurano il controllo

> **Box 8.1 Modalità di applicazione della BPL in un CdS**
>
> – Individuazione delle responsabilità e dei requisiti inerenti a un Centro di saggio in termini di organizzazione, personale, impianti, materiale e reagenti
> – Sviluppo di Procedure Operative Standard (POS)
> – Elaborazione di criteri per la realizzazione e il mantenimento dei sistemi di saggio
> – Elaborazione di criteri per la ricezione, il trattamento, il campionamento, la caratterizzazione e la conservazione delle sostanze di riferimento e di saggio
> – Elaborazione di criteri per l'esecuzione degli studi e il mantenimento dell'integrità dei dati
> – Elaborazione di criteri per la stesura di rapporti sui risultati
> – Elaborazione di criteri per la conservazione, il mantenimento e l'accessibilità della documentazione e dei materiali

delle operazioni svolte in un CdS, la tracciabilità del dato e lo svolgimento degli studi in modo univoco. Il personale deve poter disporre per tutte le attività che normalmente svolge di apposite POS, che dovrebbero essere rintracciabili in prossimità del luogo di svolgimento della specifica attività.

In un CdS BPL le figure responsabili sono rappresentate dalla Direzione del CdS, dal Direttore di studio (DdS), dall'Unità di assicurazione di qualità (UAQ), dall'Archivista e dal personale coinvolto negli studi BPL.

La Direzione del CdS è rappresentata dalla persona o dalle persone cui è attribuita l'autorità e la responsabilità dell'organizzazione e del funzionamento del CdS in conformità ai principi della BPL.

Il DdS è designato dalla Direzione del CdS e rappresenta il perno del controllo dello studio, avendo la responsabilità globale della conformità BPL dello stesso dalla stesura del programma di studio (protocollo), alla conduzione tecnica, all'interpretazione, all'analisi, alla documentazione, alla relazione finale, fino all'archiviazione di tutti i dati dello studio.

Durante l'ispezione per la certificazione viene posta particolare attenzione all'accertamento del lavoro dei DdS attraverso l'audit di studi scelti tra quelli disponibili nel CdS (archiviati o ancora in corso). I dati generati durante uno studio, le documentazioni e le relazioni finali devono essere redatti e organizzati in modo da consentire la ricostruzione corretta degli eventi relativi alla sperimentazione anche a distanza di anni. In altre parole, deve essere garantita la totale tracciabilità del dato, lo studio deve essere condotto in completa trasparenza e onestà e deve essere assicurata la riservatezza del dato ottenuto.

L'Assicuratore di Qualità (AQ), designato dal Direttore del CdS al quale risponde, ha la responsabilità diretta del mantenimento del registro di programmazione delle attività BPL, tenendo copia di tutti i protocolli e le deviazioni relativi agli studi BPL condotti, ispeziona gli studi BPL a intervalli adeguati per assicurarne l'integrità e mantiene verbali scritti di ogni ispezione periodica. Le ispezioni interne riguardano sia le strutture del CdS sia le "fasi critiche" di ogni studio, inclusa la stesura del protocollo e della relazione finale. Gli esiti delle ispezioni devono essere resi noti al DdS e alla Direzione del CdS.

Tutto il personale del CdS deve essere qualificato e periodicamente aggiornato sui principi della BPL e sulla conduzione in loro accordo degli studi. La mancanza di consapevolezza e formazione del personale può essere motivo di non conformità.

Box 8.2 Deviazioni comuni che danno origine a non conformità di un CdS	
Strutturali e funzionali	Inadeguatezza dei locali del CdS (principi di segretezza/protezione del dato o tecnico-scientifica)
	Accumulo di funzioni incompatibili
	Personale numericamente o professionalmente non adeguato
	Assenza o alterazione di dati grezzi
	Presenza di deviazioni minori ma in quantità tale da compromettere la conformità
	Assenza o inadeguatezza dell'UAQ
	Commistione tra attività in BPL e non
Studi	Non perfetta corrispondenza fra dati grezzi e rapporto finale
	Mancata verifica da parte dell'UAQ, se prevista
	Utilizzo di apparecchiature non sottoposte a calibrazione e manutenzione
	Mancato rispetto del protocollo di studio nella conduzione dello stesso, in assenza di emendamenti
	Ripetute correzioni non siglate e datate

L'archiviazione è una funzione cardine del sistema BPL. Il materiale conservato negli archivi deve essere "repertoriato" per facilitarne l'archiviazione; i documenti da conservare sono i seguenti:
- documenti relativi allo studio (dati grezzi, programma di studio, relazione finale ecc.);
- reperti (vetrini, organi in formalina ecc.);
- controcampioni delle sostanze in esame;
- documentazione relativa a qualifica, formazione, esperienza e mansioni del personale;
- documentazione e relazioni sulla manutenzione e taratura della strumentazione;
- documentazione di convalida dei sistemi informatizzati;
- fascicolo storico di tutte le POS;
- documentazione sui dati relativi al monitoraggio ambientale.

L'archivio deve essere dotato di opportuni dispositivi anti-incendio e anti-intrusione e deve essere in condizioni controllate di temperatura e umidità, adeguate alla conservazione del materiale; è sotto la responsabilità di un Archivista che ne regola gli accessi e può accedervi solo il personale autorizzato dalla Direzione. L'Archivista non dovrebbe mai coincidere con le figure cardine della BPL. Il DdS o l'AQ non possono in nessun caso svolgere la funzione di Archivista.

Secondo i principi della BPL, le figure del Direttore del CdS, del DdS e dell'AQ devono essere distinte e non possono mai sovrapporsi (non conformità).

Nel Box. 8.2 sono riportati i più comuni esempi di deviazioni che danno origine a non conformità in un CdS.

8.4.3 IMPD non clinico e BPL

Come già anticipato, obiettivo del sistema BPL in ambito internazionale è armonizzare le procedure di controllo, attuate dai singoli Stati membri, per sviluppare e ottenere dati sperimentali di qualità confrontabili ai fini della reciproca accettazione (vedi par. 8.1.1). Il MAD è una condizione essenziale che permette di risparmiare sulle risorse destinate all'effettuazione delle prove e assicura la protezione degli animali, limitandone significativamente il numero sottoposto a esperimenti.

Il sistema MAD diventa, pertanto, un aspetto rilevante nel contesto dello sviluppo di un farmaco dove le regole BPL si applicano ai cosiddetti studi non clinici "regolatori", ossia a studi che andranno a far parte dei dossier per l'autorizzazione delle diverse fasi cliniche (Investigational Medicinal Product Dossier, IMPD) e di registrazione (Common Technical Document, CTD).

Durante lo sviluppo di un farmaco, nel passaggio progressivo tra le successive fasi cliniche (dalla Fase I alla Fase III), il pacchetto degli studi non clinici si arricchisce sempre più, per arrivare a completezza quando il prodotto farmaceutico è a ridosso della richiesta di registrazione.

All'interno degli studi non clinici di sicurezza – previsti dalla normativa e da linee guida nazionali e internazionali prima che il prodotto in esame possa accedere alla sperimentazione clinica di Fase I – gli studi richiesti in BPL sono quelli di "sicurezza farmacologica", e in particolare i *core safety studies* (condotti sul sistema nervoso centrale e sul sistema cardiovascolare e respiratorio), quelli di tossicologia ripetuta (studi pilota con relativa tossicocinetica per l'identificazione della NOAEL (No Observed Adverse Effect Level) e gli studi di mutagenesi.

Prima di accedere alle fasi successive alla I (fino alla registrazione) sono inclusi negli studi non clinici di sicurezza da condurre in BPL anche quelli di cancerogenesi e tossicità dello sviluppo e riproduttiva, ove necessari.

Sin dalle prime fasi di sviluppo di un medicinale sperimentale, e quindi anche di un radiofarmaco, il proponente di una richiesta di sperimentazione clinica è tenuto a dimostrare l'esecuzione di studi eseguiti in BPL, indicando nella sezione non clinica dell'IMPD lo status BPL degli studi eseguiti e portati a supporto della richiesta di autorizzazione. Si ricorda che l'IMPD è un documento che riassume i dati e i risultati degli studi presentati e che pertanto, in caso di dubbi in corso di valutazione, l'Autorità competente (AC), su indicazione dell'Assessor non clinico incaricato, potrà richiedere al proponente i report originali degli studi condotti.

In sede registrativa il CTD (costituito da quattro moduli) contiene, oltre al documento riassuntivo (Modulo 2), anche gli studi originali (per la Non Clinica, Modulo 4). In fase di valutazione del report originale può essere talvolta necessario richiedere un'ispezione a uno studio, qualora sorgano dubbi e incertezze in merito alla sua reale conformità alla BPL.

A partire dal 2004 l'ufficio dell'Ispettorato dell'EMA (European Medicines Agency) ha elaborato delle procedure per il coordinamento delle ispezioni BPL sugli studi non clinici per farmaci umani e veterinari soggetti a registrazione comunitaria con procedura centralizzata. L'ultima procedura (SOP/INSP/2049) [18] ribadisce:

- che all'EMA spetta solo il ruolo di coordinamento, mentre la responsabilità della conduzione dell'ispezione è demandata all'Autorità nazionale di monitoraggio BPL responsabile del laboratorio interessato (che nel caso dell'Italia è l'UdM del Ministero della Salute);
- che l'ispezione, identificata dal GLP-Coordinator dell'EMA nei rapporti di valutazione durante la procedura centralizzata di registrazione di prodotti per uso umano o veterinario, è relativa unicamente allo studio interessato (*audit study related*) e che solo eccezionalmente può diventare un'ispezione BPL generale.

In conclusione, le AC riceventi un dossier regolatorio (sia esso un IMPD o un CTD) dovranno non solo accertarsi che il prodotto medicinale oggetto di richiesta di sperimentazione clinica o registrazione ai fini commerciali sia supportato da studi di tossicità e sicurezza condotti in linea con le attuali conoscenze tecnico-scientifiche, ma che tali studi siano conformi alla BPL quando appropriato e che tutte le deviazioni dalle linee guida e dai principi OCSE [2-6] siano state opportunamente giustificate dal proponente.

Bibliografia

1. Ministero della Salute - Buona Pratica di Laboratorio http://www.salute.gov.it/buonaPratica Laboratorio/buonaPraticaLaboratorio.jsp
2. Organisation for Economic Co-operation and Development - Council Decision on the mutual acceptance of data in the assessment of chemicals [C(81)30(Final)] (adopted on 12 May 1997)
3. Organisation for Economic Co-operation and Development - Council Decision amending annex II to the Council Decision concerning the mutual acceptance of data in the assessment of chemicals [C(81)30(Final)] (adopted on 26 November 1997)
4. Organisation for Economic Co-operation and Development - Decision-Recommendation of the Council on compliance with principles of good laboratory practice [C(89)87(Final)] (adopted by the Council on 2 October 1989
5. Organisation for Economic Co-operation and Development - Decision of the Council amending the annexes to the council decision-recommendation on compliance with principles of good laboratory practice [C(89)87(Final)] (adopted by the Council on 9 March 1995)
6. Organisation for Economic Co-operation and Development. OECD Series on Principles of Good Laboratory Practice (GLP) and Compliance Monitoring http://www.oecd.org/document/63/0,3746, en_2649_37465_2346175_1_1_1_37465,00.html
7. Direttiva 2004/9/CE del Parlamento europeo e del Consiglio dell'11 febbraio 2004 concernente l'ispezione e la verifica della buona pratica di laboratorio (BPL)
8. Direttiva 2004/10/CE del Parlamento europeo e del Consiglio dell'11 febbraio 2004 concernente il ravvicinamento delle disposizioni legislative, regolamentari ed amministrative relative all'applicazione dei principi di buona pratica di laboratorio e al controllo della loro applicazione per le prove sulle sostanze chimiche
9. Decreto Legislativo 2 marzo 2007, n. 50, Attuazione delle direttive 2004/9/CE e 2004/10/CE, concernenti l'ispezione e la verifica della buona pratica di laboratorio (BPL) e il ravvicinamento delle disposizioni legislative, regolamentari ed amministrative relative all'applicazione dei principi di buona pratica di laboratorio e al controllo della loro applicazione per le prove sulle sostanze chimiche
10. Decreto Legislativo 24 aprile 2006, n. 219, Attuazione della direttiva 2001/83/CE (e successive direttive di modifica) relativa ad un codice comunitario concernente i medicinali per uso umano, nonché della direttiva 2003/94/CE
11. Decreto del Ministro della Salute 21 dicembre 2007 Modalità di inoltro della richiesta di autorizzazione all'Autorità competente, per la comunicazione di emendamenti sostanziali e la dichiarazione di conclusione della sperimentazione clinica per la richiesta di parere al comitato etico
12. European Medicines Agency - ICH Topic M 3 (R2) Non-Clinical Safety Studies for the Conduct of Human Clinical Trials and Marketing Authorization for Pharmaceuticals. Step 4 - Note for Guidance on Non-Clinical Safety Studies for the Conduct of Human Clinical Trials and Marketing Authorization for Pharmaceuticals http://www.iss.it/binary/scf1/cont/ICH_M3_R2_final.pdf
13. European Commission - Directorate-General Enterprise and Industry. Chemicals: CLP/GHS - Classification, labelling and packaging of substances and mixtures http://ec.europa.eu/enterprise/ sectors/chemicals/classification/index_en.htm
14. Organisation for Economic Co-operation and Development - Environment Directorate. Working Group on Good Laboratory Practice (GLP) http://www.oecd.org/document/56/0,3746,en_2649_ 34377_1935800_1_1_1_1,00.html

15. Decreto del Ministro della Sanità 10 agosto 1997 Unità di monitoraggio per la BPL
16. Decreto del Presidente della Repubblica 11 Marzo 2011, n. 108, Regolamento di organizzazione del Ministero della Salute
17. Decreto Direttoriale della Direzione Generale per la Prevenzione Sanitaria del Ministero della Salute del 16 novembre 2007 che istituisce il Gruppo di lavoro per il coordinamento delle attività in materia di buona pratica di laboratorio
18. European Medicines Agency - Standard operating procedure. Co-ordination of GLP inspections (SOP/INSP/2049) http://www.ema.europa.eu/docs/en_GB/document_library/Standard_Operating_Procedure_-_SOP/2012/09/WC500133134.pdf

Le Norme di Buona Pratica Clinica e le responsabilità dello sperimentatore

9

A. Del Vecchio, U. Filibeck

9.1
La Buona Pratica Clinica nella legislazione italiana ed europea

Le norme di Good Clinical Practice (GCP) – ovvero di Buona Pratica Clinica – sono linee guida predisposte dalla International Conference on Harmonisation of Technical Requirements for Registration of Pharmaceuticals for Human Use (ICH, organismo internazionale, cui aderiscono i Paesi dell'Unione Europea, gli Stati Uniti e il Giappone) e approvate dalla European Medicines Agency (EMA) nel 1996 [1]. In quanto tali, queste linee guida non hanno potere vincolante, ma diventano obbligatorie solo quando recepite dalle autorità regolatorie dei singoli Stati partecipanti all'ICH. In Italia la loro applicazione è obbligatoria: le norme di GCP devono essere seguite scrupolosamente da tutte le parti coinvolte nelle sperimentazioni cliniche.

Scopo delle norme di GCP è fornire "uno standard internazionale di etica e qualità scientifica per progettare, condurre, registrare e relazionare gli studi clinici che coinvolgono soggetti umani. L'aderenza a questi standard di GCP garantisce non solo la tutela dei diritti, della sicurezza e del benessere dei soggetti che partecipano allo studio, in conformità con i principi stabiliti dalla Dichiarazione di Helsinki, ma anche l'attendibilità dei dati relativi allo studio clinico" [2].

L'obiettivo è perciò duplice: da un lato, garantire la tutela dei soggetti inclusi in una sperimentazione clinica; dall'altro, assicurare che i dati prodotti da uno studio siano stati ottenuti secondo procedure di qualità e siano pertanto affidabili.

Sperimentazione e registrazione dei radiofarmaci. Giovanni Lucignani (a cura di)
DOI: 10.1007/978-88-470-2874-6_9 © Springer-Verlag Italia 2013

Le GCP definiscono le procedure da seguire nella conduzione degli studi clinici e i ruoli e le responsabilità degli attori in essi coinvolti – comitati etici, sperimentatori e promotori della sperimentazione – nei seguenti otto capitoli:

1. Glossario
2. Principi di GCP
3. Comitato etico
4. Sperimentatore
5. Promotore della sperimentazione
6. Protocollo sperimentale ed emendamenti
7. Dossier per lo sperimentatore
8. Documenti essenziali per la conduzione di uno studio clinico.

Le norme di GCP sono state introdotte nell'ordinamento italiano con l'Allegato I del DM 15 luglio 1997 [2], che ha recepito le linee guida europee di GCP per l'esecuzione delle sperimentazioni cliniche dei medicinali.

Successive direttive europee hanno rafforzato e precisato gli obblighi e le procedure di applicazione delle GCP nella sperimentazione clinica. A tali direttive è stata data attuazione nel nostro Paese, in particolare con i seguenti decreti legislativi:

- DLgs 211/2003, n. [3], che attua nell'ordinamento nazionale la Direttiva 2001/20/CE [4]; l'art. 1 di questo decreto stabilisce che "tutte le fasi della sperimentazione clinica, inclusi gli studi di biodisponibilità e bioequivalenza devono essere progettate, condotte e i loro esiti resi noti secondo i principi di buona pratica clinica";
- DLgs 200/2007 [5], che recepisce la Direttiva 2005/28/CE [6], con la quale sono stabiliti i principi e le linea guida dettagliate per le GCP.

Le medesime norme e regole cui sono soggette le sperimentazioni cliniche di medicinali – comprese, quindi, le norme di GCP – si applicano anche alle sperimentazioni di radiofarmaci.

9.1.1 I principi di GCP

I principi di GCP possono essere schematicamente suddivisi in tre categorie.

1. Principi per garantire gli *aspetti etici* delle sperimentazioni:

   "Gli studi clinici devono essere condotti in conformità ai principi etici della Dichiarazione di Helsinki. Uno studio può iniziare solo se i benefici attesi giustificano i rischi. I diritti, la sicurezza e il benessere dei soggetti in studio devono prevalere sugli interessi della scienza e della società" (§ 2.1-2.3).

   "Il consenso informato deve essere fornito liberamente da ogni soggetto, prima dell'inizio della sperimentazione" (§ 2.9).

2. Principi per garantire gli *aspetti tecnico-scientifici* delle sperimentazioni:

   "Tutte le informazioni su un prodotto devono essere adeguate per supportare lo studio clinico proposto, che deve essere valido e descritto in un dettagliato protocollo. Lo studio deve essere condotto in conformità al protocollo approvato dal Comitato etico" (§ 2.4-2.6).

   "Tutti coloro che sono coinvolti nell'effettuazione di uno studio devono possedere adeguata istruzione, preparazione ed esperienza" (§ 2.7-2.8).

   "I prodotti in sperimentazione devono essere preparati secondo le Norme di Buona Fabbricazione (GMP, Good Manufacturing Practice)" (§ 2.12).

3. Principi per garantire gli *aspetti di qualità e procedurali* delle sperimentazioni:
"Tutte le informazioni dello studio devono essere registrate e conservate. Deve essere garantita la riservatezza dei dati dei soggetti" (§ 2.10-2.11).
"Devono essere attuati sistemi con procedure che garantiscano la qualità di ogni singolo aspetto dello studio" (§ 2.13).
Le rimanenti parti delle GCP definiscono in dettaglio come questi principi possono essere attuati.

9.2
Responsabilità dello sperimentatore

L'obbligo normativo in ambito europeo di condurre le sperimentazioni conformemente alle GCP deve essere considerato dallo sperimentatore come un impegno non meramente formale ma sostanziale, poiché la conformità alle GCP determina la differenza tra studi di qualità, che garantiscono la sicurezza dei pazienti e l'accuratezza dei risultati, e studi programmati e/o eseguiti in modo inappropriato, che comportano spreco di tempo e risorse e producono risultati non riproducibili e non accurati, che non possono quindi essere generalizzati alla potenziale popolazione di pazienti da trattare con il farmaco sperimentato [7].

Le responsabilità dello sperimentatore, finalizzate a garantire la conformità dello studio alle GCP, sono riportate in dettaglio nel glossario e nel capitolo 4 delle GCP.

9.2.1 Documentazione

Prima dell'avvio di uno studio clinico, lo sperimentatore principale (PI, Principal Investigator) deve programmare le misure necessarie affinché tutti i documenti prodotti prima, durante e dopo lo studio siano raccolti in appositi fascicoli. Questi documenti, elencati e definiti come "essenziali" nel capitolo 8 delle GCP, servono per dimostrare la conformità dello sperimentatore (ma anche del promotore e del monitor, che verifica per conto del promotore la conduzione dello studio clinico) agli standard delle GCP e alle norme vigenti.

I documenti essenziali devono essere conservati per sette anni dal completamento dello studio clinico e per tempi maggiori qualora richiesto da altre norme applicabili o da accordi tra lo sperimentatore e il promotore (DLgs 200/2007, art. 18).

9.2.2 Staff della sperimentazione e qualifiche

Il PI deve essere una persona qualificata – sia per titoli di studio e corsi di aggiornamento, sia per esperienza pratica – nella materia dello studio clinico che deve condurre; di tale qualificazione è necessario conservi documentazione. Sarebbe opportuno, come richiesto in ambito internazionale, che il PI partecipi a corsi di aggiornamento specifici sulle GCP. Per la conduzione della sperimentazione, il PI può avvalersi di altro qualificato personale in servizio presso lo stesso centro sperimentale, denominato comunemente "staff della sperimentazione", al quale può delegare lo svolgimento di alcune parti della sperimentazione; le eventuali deleghe devono essere riportate in un elenco scritto firmato dal PI stesso. Sull'elenco devono essere anche indicati i nominativi (con le relative firme e sigle) del personale autorizzato a inserire e/o modificare i dati nelle schede per la raccolta dati (CRF, Case Report Form).

La responsabilità globale della sperimentazione non può essere delegata e rimane sempre in capo al PI. È importante sottolineare che il PI deve conoscere adeguatamente il protocollo di studio e il dossier dello sperimentatore (IB, Investigator's Brochure), che raccoglie i dati clinici e non clinici del prodotto in studio (IMP, Investigational Medicinal Product). I capitoli 6 e 7 delle GCP descrivono in dettaglio gli elementi da riportare, rispettivamente, nel protocollo di studio e nell'IB. Il PI deve assicurare che anche lo staff della sperimentazione sia propriamente a conoscenza del protocollo e dei compiti che ognuno deve assolvere.

9.2.3 Autorizzazioni e consenso informato

Una volta che il protocollo dello studio e il modulo del consenso informato sono stati condivisi tra il promotore e il PI (tramite la firma del protocollo stesso da parte del PI), lo sperimentatore deve attendere, per avviare lo studio, l'approvazione scritta del protocollo di studio e del modulo per il consenso informato da parte del competente Comitato etico e l'autorizzazione da parte della relativa Autorità competente.

Dopo il completamento dell'iter autorizzativo, il PI avvia lo studio curando direttamente – o tramite cosperimentatori, da egli stesso supervisionati – la comunicazione ai soggetti da arruolare delle informazioni necessarie per l'ottenimento del consenso informato, che deve essere scritto e firmato sia dal paziente sia dal medico che ha somministrato il modulo. L'Allegato I (§ 4.8) del DM 15 luglio 1997 riporta in dettaglio le modalità per l'ottenimento del consenso informato [2].

9.2.4 Arruolamento dei soggetti e conduzione della sperimentazione

Il PI deve riportare in appositi registri la lista dei soggetti sottoposti a screening e quella dei soggetti arruolati, nelle quali i soggetti saranno indicati con le loro iniziali, il numero e la data del loro arruolamento e altre informazioni ritenute utili. Un altro registro che sarà conservato dal PI (e non visionabile da parte del promotore, nel rispetto della legge sulla privacy) riporterà gli estremi identificativi dei soggetti arruolati.

È importante che il PI si metta in contatto, anche solo epistolare, con il medico curante del soggetto arruolato (previa autorizzazione di quest'ultimo), per renderlo edotto del trattamento sperimentale al quale il suo assistito verrà sottoposto.

È responsabilità del PI condurre lo studio in accordo con quanto previsto dal protocollo nella versione approvata dal Comitato etico; nei casi in cui ravvisi la necessità di modifiche è obbligato a comunicarle al promotore affinché siano autorizzati e apportati gli opportuni emendamenti, fatta salva la possibilità – in caso di rischio immediato per la sicurezza e la salute dei soggetti – di interventi urgenti in deroga al protocollo, da comunicare comunque al promotore, che a sua volta informerà il Comitato etico e l'Autorità competente. Le deviazioni dal protocollo approvato devono essere sempre documentate, illustrate e motivate dal PI o da altro personale dello staff.

Nel caso i soggetti siano randomizzati, il PI deve seguire le procedure previste e aprire i codici dello studio, ove sia necessario, secondo quanto riportato nel protocollo. Nel caso di studi in cieco, il PI deve documentare e spiegare tempestivamente al promotore i motivi di qualsiasi apertura prematura dei codici.

È compito del PI seguire dal punto di vista medico i soggetti arruolati e fornire loro le cure necessarie per ogni evento avverso verificatosi e per le patologie intercorrenti di cui venga a conoscenza.

Tutti i dati originali prodotti durante la conduzione di una sperimentazione clinica devono essere accurati, leggibili, completi e coerenti; devono inoltre essere registrati dal PI e da parte dello staff della sperimentazione nei documenti originali.

I documenti originali (cartelle cliniche, referti di analisi di laboratorio o di altri esami clinici, registri degli infermieri, diari dei soggetti, stampe di ECG, registrazioni della somministrazione dell'IMP ecc.) possono essere sia elettronici sia cartacei.

Il PI e i cosperimentatori dovrebbero sapere in quale documento originale sono raccolti i dati originali e se sono coerenti. È opportuno, pertanto, che prima dell'arruolamento il PI prepari una lista che riporti in quali documenti originali saranno raccolti i diversi dati originali (*source data location list*).

Una volta registrati nei documenti originali, i dati devono essere trascritti nelle schede raccolta dati (CRF), cioè documenti cartacei o elettronici predisposti al fine di annotare per ogni soggetto tutte le informazioni che in base al protocollo devono essere comunicate al promotore. I dati raccolti nelle CRF saranno successivamente analizzati dal promotore per valutare i risultati dello studio; pertanto è fondamentale che la trascrizione dei dati originali nelle CRF sia eseguita in modo accurato, completo e leggibile. I dati riportati nelle CRF devono perciò essere coerenti con quelli registrati nei documenti originali, se vi sono differenze queste devono essere descritte e motivate per scritto. Le necessarie correzioni nelle CRF devono essere apportate barrando il dato da correggere, scrivendo vicino il nuovo dato e la sigla di chi ha eseguito la correzione e la data in cui è stata apposta. Sarebbe opportuno anche fornire una spiegazione del motivo della correzione.

Per quanto riguarda i dati di sicurezza, tutti gli eventi avversi seri (SAE) devono essere immediatamente comunicati in forma scritta al promotore a eccezione di quelli identificati nel protocollo e nell'IB come non soggetti a obbligo di notifica immediata. Successivamente i dettagli del SAE devono essere riportati in relazioni scritte. In entrambi i documenti i soggetti devono essere identificati con un codice e le iniziali.

Tutti gli altri eventi avversi non seri o anomalità dei dati di laboratorio devono essere registrati nei documenti originali e riportati nelle CRF e in tal modo sono comunicati al promotore.

Il PI deve rispettare la volontà del soggetto nei casi in cui questi voglia interrompere il trattamento sperimentale, senza trascurare di comprenderne le motivazioni e di proporre trattamenti alternativi.

9.2.5 Gestione dell'IMP

Per quanto riguarda la gestione dell'IMP, si ricorda che è responsabilità dello sperimentatore assicurarne la tracciabilità avvalendosi, ove necessario, del farmacista o di altro membro dello staff sperimentale. Devono essere conservate tutte le note di invio dell'IMP da parte del promotore, le note degli invii dalla farmacia al PI, i moduli di contabilità dell'IMP dopo somministrazione o consegna ai pazienti, le note di restituzione alla farmacia dell'IMP inutilizzato e le note di restituzione al promotore. Qualora il centro sperimentale o la farmacia concordi con il promotore di eseguire la distruzione dell'IMP, tale accordo deve essere documentato in forma scritta.

Le registrazioni dell'IMP devono includere il numero di lotto, la data di scadenza, le quantità, il codice del paziente e la data e devono essere accurate e coerenti tra loro.

L'IMP deve essere conservato, sia nella farmacia sia presso il centro sperimentale, nelle condizioni di temperatura previste dal protocollo e separato dagli altri farmaci onde evitare che venga somministrato inavvertitamente a pazienti non inclusi nello studio.

Qualora l'IMP debba essere mantenuto a temperatura controllata, il PI deve provvedere affinché la temperatura di conservazione sia registrata utilizzando frigoriferi/freezer dotati di sistemi di registrazione automatica della temperatura (dischetti) oppure posizionando registratori automatici della temperatura all'interno dei frigoriferi/freezer (*data logger*). Nel secondo caso occorre una valutazione del posizionamento dello strumento di misura. In tal modo si garantisce che la temperatura sia sempre monitorata, anche di notte e nei periodi di assenza dello staff della sperimentazione. È opportuno che i frigoriferi/freezer siano dotati di sistemi di allarme qualora la temperatura esca dai range prefissati.

9.2.6 Rapporti con il Comitato etico

Il PI deve comunicare al Comitato etico per iscritto almeno una volta l'anno lo stato dello studio clinico e alla fine dello studio stesso un riassunto dei risultati ottenuti.

9.3
Responsabilità del promotore della sperimentazione

Qualora il PI sia anche promotore della sperimentazione (studi non-profit, accademici, non commerciali a fini non industriali) si deve fare riferimento anche al capitolo 5 delle GCP, nel quale sono riportati compiti e responsabilità del promotore. Il promotore deve:
- mettere in atto e mantenere un sistema di qualità con procedure operative standard scritte (POS) per tutte le attività relative alla sperimentazione clinica;
- scegliere, ove applicabile, gli altri sperimentatori;
- concordare, ove applicabile, assieme agli altri sperimentatori il protocollo e cofirmarlo;
- fornire agli sperimentatori l'IB con informazioni corrette e complete sul farmaco in studio;
- preparare e presentare tutta la documentazione necessaria per l'approvazione al Comitato etico e alle Autorità competenti (DM 21 dicembre 2007 [8]);
- comunicare tempestivamente al Comitato etico ogni variazione del protocollo;
- stipulare, ove necessario, appositi contratti qualora alcuni compiti propri del promotore siano delegati a terzi (organizzazioni di ricerca a contratto - CRO, consulenti);
- conservare tutta la documentazione relativa allo studio;
- distribuire, ove necessario, l'IMP preparato secondo la GMP in base al disegno scelto per la sperimentazione (aperto, singolo cieco, doppio cieco ecc.) e mantenere tutte le note degli invii e delle restituzioni dai centri e i moduli di contabilità;

- dimostrare l'esistenza di una specifica assicurazione per i soggetti inclusi nello studio, come previsto dal DM 14 luglio 2009 [9];
- organizzare l'attività di monitoraggio dello studio e di audit;
- comunicare all'Autorità competente e al Comitato etico le reazioni avverse serie e inattese (SUSAR) e il rapporto annuale di sicurezza, secondo le tempistiche previste all'art.17 del DLgs 211/2003;
- organizzare e programmare la gestione dei dati dello studio clinico (data management);
- organizzare l'analisi statistica e la preparazione di un rapporto scritto sullo studio;
- gestire il trattamento e il risarcimento economico per i soggetti eventualmente danneggiati dallo studio.

9.4
GCP e sperimentazioni a fini non industriali

Le sperimentazioni con radiofarmaci sono spesso realizzate a fini non industriali: in questi casi il promotore non è una azienda farmaceutica, bensì un'associazione scientifica, uno sperimentatore o una struttura di ricerca senza finalità di lucro, e i risultati della sperimentazione non hanno fini registrativi (ottenimento o modifiche dell'autorizzazione all'immissione in commercio). Per questo tipo di sperimentazioni occorre comprendere in quale misura sia, oltre che opportuna, anche obbligatoria dal punto di visto normativo l'adesione alle GCP come testo globale, in tutti i dettagli, e non solamente ai loro principi.

In ambito europeo la Direttiva 2001/20/CE è stata ampiamente criticata da un gran numero di sperimentatori coinvolti nelle sperimentazioni non commerciali e dal 2003 numerosi ricercatori hanno pubblicato su riviste scientifiche degli articoli in cui sottolineavano le difficoltà ad applicare la nuova direttiva soprattutto in relazione alla conformità alle GCP e al monitoraggio [10-14]. La Direttiva 2005/28/CE ha riconosciuto tali difficoltà stabilendo che per gli studi non-profit alcuni dettagli delle GCP possono essere non necessari o garantiti con altri mezzi. Di fatto queste due direttive stabiliscono che le sperimentazioni cliniche devono essere conformi ai principi delle GCP; peraltro i dettagli fissati nella Direttiva 2005/28/CE sono meno stringenti di quelli delle GCP/ICH. A livello nazionale, inoltre, ogni Stato membro ha poi adottato le GCP in maniera diversa.

In Italia la normativa attuale prevede, ai sensi dell'art. 4 del DM 17 dicembre 2004 [15], che le sperimentazioni a fini non industriali seguano i principi delle GCP e che "debbono essere condotte prendendo in considerazioni le GCP per le parti applicabili e non correlate all'autorizzazione per l'immissione in commercio". Inoltre il DLgs 200/2007, che riporta non solo i principi ma anche alcuni dettagli delle GCP, sancisce che le sperimentazioni a fini non industriali debbono seguire le linee dettagliate di buona pratica clinica ivi riportate, tenendo conto di quanto specificato nelle GCP/ICH. Quindi in ambito nazionale, dal punto di vista normativo, le sperimentazioni accademiche:

- debbono obbligatoriamente essere conformi ai principi delle GCP e ai dettagli riportati nel DLgs 200/2007;
- per quanto riguarda gli altri dettagli delle GCP di cui all'Allegato al DM 15 luglio 1997 (che riporta il testo internazionale delle GCP *in extenso*) essi, ove realmente necessario, possono essere sostituiti con modalità di dettaglio alternative a quelle previste dalle GCP, purché altrettanto efficaci per conseguire i suddetti principi delle GCP.

Si ritiene comunque altamente opportuno, per i motivi esposti in questo capitolo, che le sperimentazioni non commerciali seguano i dettagli operativi delle GCP/ICH, limitando a casi strettamente indispensabili il ricorso a modalità alternative altrettanto efficaci; in tal modo non si avrà un diverso standard di qualità nell'esecuzione delle sperimentazioni profit e non-profit [16]). Infatti la qualità e l'affidabilità di tali sperimentazioni, nonché la necessità del rispetto della tutela e dei diritti dei pazienti, non possono essere ovviamente diverse, tra i casi in cui il fine della sperimentazione sia quello di carattere regolatorio e i casi in cui si voglia fornire una dimostrazione scientifica che una prassi terapeutica è più efficace rispetto a un'altra.

Bibliografia

1. European Medicines Agency. ICH Topic E6 (R1) Guideline for Good Clinical Practice - Step 5: Note for guidance on Good Clinical Practice (CPMP/ICH/135/95) http://www.emea.europa.eu/ema/pages/includes/document/open_document.jsp?webContentId=WC500002874
2. Decreto del Ministro della Sanità 15 luglio 1997 Recepimento delle linee guida dell'Unione europea di buona pratica clinica per l'esecuzione delle sperimentazioni cliniche dei medicinali
3. Decreto Legislativo 24 giugno 2003, n. 211, Attuazione della direttiva 2001/20/CE relativa all'applicazione della buona pratica clinica nell'esecuzione delle sperimentazioni cliniche di medicinali per uso clinico
4. Direttiva 2001/20/CE del Parlamento europeo e del Consiglio del 4 aprile 2001 concernente il ravvicinamento delle disposizioni legislative, regolamentari e amministrative degli Stati membri relative all'applicazione della buona pratica clinica nell'esecuzione della sperimentazione clinica di medicinali a uso umano
5. Decreto Legislativo 6 novembre 2007, n. 200, Attuazione della direttiva 2005/28/CE recante principi e linee guida dettagliate per la buona pratica clinica relativa ai medicinali in fase di sperimentazione a uso umano, nonché requisiti per l'autorizzazione o importazione di tali medicinali
6. Direttiva 2005/28/CE della Commissione dell'8 aprile 2005 che stabilisce i principi e le linee guida dettagliate per la buona pratica clinica relativa ai medicinali in fase di sperimentazione a uso umano nonché i requisiti per l'autorizzazione alla fabbricazione o importazione di tali medicinali
7. American Society of Clinical Oncology (2008) Good clinical practice research guidelines reviewed, emphasis given to responsibilities of investigators: second article in a series. J Oncol Pract 4(5): 233-235
8. Decreto del Ministro della Salute 21 dicembre 2007 Modalità di inoltro della richiesta di autorizzazione all'Autorità competente, per la comunicazione di emendamenti sostanziali e la dichiarazione di conclusione della sperimentazione clinica e per la richiesta di parere al Comitato etico
9. Decreto del Ministro del Lavoro, della Salute e delle Politiche sociali 14 luglio 2009 Requisiti minimi per le polizze assicurative a tutela dei soggetti partecipanti alle sperimentazioni cliniche dei medicinali
10. Editorial (2003) Who's afraid of the European clinical trials Directive? Lancet 361:2167
11. Hemminki A, Kellokumpu-Lehtinen PL (2006) Harmful impact of EU clinical trials directive. BMJ 332:501-502
12. Mayor S (2004) Squeezing academic research into a commercial straitjacket. BMJ 328:1036
13. Morice AH (2003) The death of academic clinical trials. Lancet 361:1568
14. Hearn J, Sullivan R (2007) The impact of the "Clinical Trials" directive on the cost and conduct of non-commercial cancer trials in the UK. Eur J Cancer 43(1):8-13
15. Decreto del Ministro della Salute 17 dicembre 2004 Prescrizioni e condizioni di carattere generale, relative all'esecuzione delle sperimentazioni cliniche dei medicinali, con particolare riferimento a quelle ai fini del miglioramento della pratica clinica, quale parte integrante dell'assistenza sanitaria
16. Filibeck U, Addis A, Tomino C, Martini N (2004) European Clinical Trials Directive: the Italian position. Lancet 363:1651-1652

La preparazione di un Investigational Medicinal Product Dossier (IMPD)

10

I. Sestili, G. Gostoli, F. Fabi, M.F. Cometa

10.1 Introduzione

Al fine di armonizzare le procedure di autorizzazione, l'EMA sollecita tutte le Autorità competenti (AC) degli Stati membri (SM) a utilizzare modulistiche per la presentazione e la valutazione della documentazione il più possibile analoghe a quelle usate per le procedure centralizzate. Il dossier del farmaco sperimentale (IMP, Investigational Medicinal Product), chiamato IMPD (Investigational Medicinal Product Dossier), ricalca infatti il CTD (Common Technical Document) utilizzato per la registrazione dei medicinali.

Il documento principale a disposizione dell'AC è l'IMPD, che contiene i dati di qualità e quelli provenienti da studi non clinici e dal precedente impiego clinico del medicinale stesso; in relazione ai dati non clinici e clinici, l'IMPD può fare riferimento all'IB (Investigator's Brochure). L'IMPD va compilato secondo la struttura indicata nel DM 21 dicembre 2007 [1], che riporta in Appendice 1 le sezioni relative ai dati di qualità (Box 10.1), in Appendice 2 le sezioni relative ai dati non clinici di farmacologia e tossicologia (Box 10.2) e in Appendice 3 le sezioni relative alle sperimentazioni cliniche e ai precedenti usi nell'uomo dell'IMP.

Sperimentazione e registrazione dei radiofarmaci. Giovanni Lucignani (a cura di)
DOI: 10.1007/978-88-470-2874-6_10 © Springer-Verlag Italia 2013

Box 10.1   DM 21 dicembre 2007, Appendice 1: Dati di qualità

2.1.S Principio attivo
  2.1.S.1 Informazioni generali
    2.1.S.1.1 Nomenclatura
    2.1.S.1.2 Struttura
    2.1.S.1.3 Proprietà generali

  2.1.S.2 Produzione
    2.1.S.2.1 Produttore/i
    2.1.S.2.2 Descrizione del processo di produzione e dei controlli di processo
    2.1.S.2.3 Controllo dei materiali
    2.1.S.2.4 Controllo degli stadi critici e dei prodotti intermedi
    2.1.S.2.5 Convalida del processo e/o valutazione
    2.1.S.2.6 Sviluppo del processo di produzione

  2.1.S.3 Caratterizzazione
    2.1.S.3.1 Spiegazione della struttura e altre caratteristiche
    2.1.S.3.2 Impurezze

  2.1.S.4 Controllo del principio attivo
    2.1.S.4.1 Specifiche
    2.1.S.4.2 Procedure analitiche
    2.1.S.4.3 Convalida delle procedure analitiche
    2.1.S.4.4 Analisi dei lotti
    2.1.S.4.5 Giustificazione delle specifiche

  2.1.S.5 Sostanze standard o materiali di riferimento
  2.1.S.6 Sistemi di chiusura dei contenitori
  2.1.S.7 Stabilità

2.1.A Supplementi
  2.1.A.1 Impianti e attrezzature
  2.1.A.2 Valutazione della sicurezza degli agenti avventizi
  2.1.A.3 Nuovi eccipienti
  2.1.A.4 Solventi per ricostituzione e diluenti

2.1.P Prodotto medicinale
  2.1.P.1 Descrizione e composizione del prodotto medicinale
  2.1.P.2 Sviluppo farmaceutico
    2.1.P.2.1 Componenti del prodotto medicinale
      2.1.P.2.1.1 Principio attivo
      2.1.P.2.1.2 Eccipienti
    2.1.P.2.2 Prodotto medicinale
      2.1.P.2.2.1 Sviluppo della formulazione
      2.1.P.2.2.2 Sovradosaggi
      2.1.P.2.2.3 Proprietà fisico-chimiche e biologiche
    2.1.P.2.3 Sviluppo del processo farmaceutico
    2.1.P.2.4 Sistemi di chiusura dei contenitori
    2.1.P.2.5 Requisiti microbiologici
    2.1.P.2.6 Compatibilità

  2.1.P.3 Produzione
    2.1.P.3.1 Produttore/i
    2.1.P.3.2 Lotto standard
    2.1.P.3.3 Descrizione del processo produttivo e dei controlli di processo
    2.1.P.3.4 Controlli degli stadi critici e degli intermedi
    2.1.P.3.5 Convalida del processo e/o valutazione

  2.1.P.4 Controllo degli eccipienti
    2.1.P.4.1 Specifiche
    2.1.P.4.2 Procedure analitiche
    2.1.P.4.3 Convalida delle procedure analitiche
    2.1.P.4.4 Giustificazione delle specifiche
    2.1.P.4.5 Eccipienti di origine umana o animale
    2.1.P.4.6 Nuovi eccipienti

  2.1.P.5 Controllo del prodotto medicinale
    2.1.P.5.1 Specifiche
    2.1.P.5.2 Procedure analitiche
    2.1.P.5.3 Convalida delle procedure analitiche
    2.1.P.5.4 Analisi dei lotti
    2.1.P.5.5 Caratterizzazione delle impurezze
    2.1.P.5.6 Giustificazione delle specifiche

  2.1.P.6 Sostanze standard o materiali di riferimento
  2.1.P.7 Sistemi di chiusura dei contenitori
  2.1.P.8 Stabilità

Box 10.2   DM 21 dicembre 2007, Appendice 2: Dati non clinici di farmacologia e tossicologia

2.2.1   Farmacodinamica

2.2.1.1   Breve riassunto

2.2.1.2   Farmacodinamica primaria

2.2.1.3   Farmacodinamica secondaria

2.2.1.4   Sicurezza farmacologica

2.2.1.5   Interazione farmacodinamica

2.2.1.6   Discussione e conclusioni

2.2.2   Farmacocinetica

2.2.2.1   Breve riassunto

2.2.2.2   Metodi di analisi

2.2.2.3   Assorbimento

2.2.2.4   Distribuzione

2.2.2.5   Metabolismo

2.2.2.6   Escrezione

2.2.2.7   Interazioni farmacologiche farmacocinetiche

2.2.2.8   Altri studi di farmacocinetica

2.2.2.9   Discussione e conclusioni comprendenti valutazioni di tossicocinetica

2.2.3   Tossicologia

2.2.3.1   Breve riassunto

2.2.3.2   Tossicità per singola dose

2.2.3.3   Tossicità per dose ripetuta

2.2.3.4   Genotossicità

    2.2.3.4.1   In vitro

    2.2.3.4.2   In vivo

2.2.3.5   Carcinogenicità

2.2.3.6   Tossicità della riproduzione e dello sviluppo

2.2.3.7   Tollerabilità locale

2.2.3.8   Altri studi di tossicità

2.2.3.9   Discussione e conclusioni

Le varie sezioni devono contenere la documentazione atta a dimostrare che il processo impiegato, i controlli analitici, i contenitori e le condizioni di conservazione e scadenza garantiscano la qualità del farmaco in termini di sicurezza ed efficacia per il paziente. Insieme all'IMPD deve essere inviata la documentazione che dimostri che il radiofarmaco sperimentale è stato prodotto secondo i requisiti di Buona Pratica di Fabbricazione (GMP, Good Manufacturing Practice), come richiesto dall'art. 13 del DLgs 211/2003 [2], o secondo i requisiti prescritti dall'art. 16 del DLgs 200/2007 [3] (vedi Cap. 3). Per gli studi non clinici, ove necessari, deve essere assicurata la conformità alla Buona Pratica di Laboratorio (GLP, Good Laboratory Practice) in accordo con il DLgs 50/2007 [4], reperibile nella sezione dedicata del sito del Ministero della Salute [5]; per gli studi clinici è invece richiesto il rispetto della Buona Pratica Clinica (GCP, Good Clinical Practice), come prescritto dall'art. 1 del DLgs 211/2003 [2] (vedi Capp. 8 e 9).

Per tutti i nuovi radiofarmaci è richiesto un IMPD completo, che in alcuni casi può essere semplificato. Per esempio, se l'IMP è un medicinale già autorizzato alla commercializzazione in un qualsiasi Stato membro della UE, è sufficiente presentare il Riassunto delle caratteristiche del prodotto (SPC, Summary of Product Characteristics); se l'IMP è stato modificato per renderlo irriconoscibile (*blinded*), è sufficiente presentare la sezione riguardante il prodotto medicinale; se l'IMP è stato già valutato dalla stessa AC, in una precedente richiesta di autorizzazione, potranno essere inviate soltanto le sezioni modificate, facendo riferimento alla precedente autorizzazione.

Tutte le linee guida cui si farà riferimento in questo capitolo sono linee guida regolatorie, come definite nel Cap. 3 dedicato alla normativa nazionale.

10.2
IMPD di qualità

Per la compilazione dei vari paragrafi della sezione di qualità, il DM 21 dicembre 2007 [1] rimanda alla linea guida CHMP/QWP/185401/2004 Final [6], emanata dalla European Medicines Agency (EMA) nel marzo 2006 allo scopo di armonizzare la documentazione presentata nei diversi Paesi e definire le informazioni da inserire nella parte di qualità di un IMPD. Le indicazioni fornite dalla linea guida non sono dettagliate, in quanto le informazioni per un dossier di un prodotto per uso clinico dovranno focalizzarsi sui fattori di rischio e tenere in considerazione diversi aspetti, quali: natura del prodotto, stadio di sviluppo/fase di sperimentazione clinica del medicinale, popolazione interessata, natura e severità della malattia da curare e durata dello studio clinico. Oltre che alla linea guida appena citata, occorre riferirsi anche alle altre linee guida dell'EMA sulla qualità, e in particolare a quella specifica per i radiofarmaci (EMEA/CHMP/QWP/306970/2007) [7].

Nei paragrafi che seguono sono analizzate le informazioni che, nella preparazione di un IMPD, vanno inserite nelle sezioni per la sostanza attiva, per il prodotto finito, per il medicinale di confronto e per il placebo.

10.3
Sostanza attiva (Sezioni 2.1.S)

Queste sezioni si riferiscono alla sostanza farmacologicamente attiva contenuta in un medicinale (d'ora in poi definita "sostanza attiva"). Per la maggior parte dei medicinali è chiaro quale sia la sostanza attiva, ma per alcuni di essi – per esempio i generatori e i kit – non è così evidente e la linea guida EMA sui radiofarmaci specifica che:
- nel caso dei generatori, sono considerati sostanza attiva sia il radionuclide "progenitore" sia il radionuclide "figlio";
- nel caso dei kit è considerata sostanza attiva la molecola che legherà direttamente il radionuclide.

È importante tener presente che in queste stesse sezioni vanno descritti anche il precursore chimico di un radiofarmaco pronto all'uso e il prodotto che si formerà dopo radiomarcatura di un kit.

Nella produzione di un radiofarmaco se il processo è in continuo, fino alla preparazione della formulazione finale, la sostanza attiva non viene isolata. In questi casi alcune informazioni potranno essere inserite nelle sezioni riservate al prodotto medicinale.

Come norma generale – valida sia per queste sezioni sia per quelle riguardanti il prodotto medicinale – la radioattività deve essere sempre espressa in Becquerel (Bq) a una specifica data e ora, indicando il fuso orario (se applicabile).

Per le sostanze che hanno una monografia nella European Pharmacopoeia, in una delle farmacopee nazionali dei Paesi della UE o nelle farmacopee statunitense o giapponese, per i limiti e le procedure si può far riferimento a tali monografie.

Informazioni generali (Sezione 2.1.S.1)

Nomenclatura È necessario inserire il nome generico INN (International Non-proprietary Name) o il nome di farmacopea, se esistenti, il nome IUPAC, il numero CAS e il codice alfanumerico eventualmente utilizzato in laboratorio per identificare la molecola.

Struttura Va indicato il peso molecolare e riportata la formula di struttura, specificando la chiralità/stereochimica, se applicabile, e la posizione del radionuclide. Per i kit dovrà essere riportata la formula di struttura sia del ligando prima della marcatura sia del composto radiomarcato.

Proprietà generali Devono essere indicate l'origine del radionuclide (per esempio, prodotto per fissione oppure no) e le sue proprietà (come emivita, tipo di decadimento, energia e probabilità di emissione); va inoltre specificato se il radionuclide è *carrier free*, *non carrier added* o *carrier added*.

Produzione (Sezione 2.1.S.2)

Produttore/i Devono essere forniti nome, indirizzo e responsabilità di ciascun sito di produzione coinvolto nella produzione vera e propria e nel controllo analitico (anche terzisti). Occorre indicare il produttore o i produttori dei precursori (radioattivi e non), come pure il fornitore del target e il sito di irradiazione.

Per la sostanza attiva non è richiesto l'invio dell'autorizzazione alla produzione, né alcuna dichiarazione da parte della persona qualificata.

Descrizione del processo produttivo e dei controlli di processo Deve essere fornito un breve riassunto del processo di sintesi, con una flow chart che includa i materiali di partenza, gli intermedi, i solventi, i catalizzatori e i reagenti utilizzati in ogni step, oltreché gli eventuali controlli in-process.

Nella descrizione della sintesi, è importante segnalare la presenza di stadi critici, precisando le ragioni per le quali sono ritenuti tali.

Deve essere accuratamente descritta la produzione del radionuclide (più specificamente: la produzione del materiale di partenza radioattivo, le condizioni di irradiazione, le reazioni nucleari coinvolte e le possibili reazioni indesiderate); devono essere inoltre indicate le procedure di segregazione e di cleaning, specificando quale materiale tra quelli utilizzati è monouso.

Qualora vengano utilizzati moduli automatizzati, occorre fornirne uno schema dal quale risulti la posizione dei misuratori di radioattività. Deve essere fornita la scala di produzione dei lotti da utilizzare negli studi clinici.

Se la sostanza attiva non viene isolata, queste informazioni possono essere presentate nella sezione 2.1.P.3.

Controllo dei materiali Devono essere elencati tutti i materiali utilizzati nella produzione della sostanza attiva (materiali di partenza, solventi, reagenti, catalizzatori, target) con le relative specifiche. Per i reagenti è importante che oltre all'identità sia presente almeno il titolo. Per i materiali di partenza e per il target vanno controllate anche le impurezze; dovrebbe inoltre essere presente una breve discussione sulle potenziali impurezze critiche per la qualità della sostanza attiva e soggette al controllo da parte del fornitore (impurezze metalliche, impurezze potenzialmente genotossiche, solventi, catalizzatori ecc.). Per il target sono importanti anche la forma e le dimensioni.

Controlli degli stadi critici e dei prodotti intermedi In generale nella produzione di radiofarmaci non vi sono intermedi isolati, ma potrebbero esservi nel caso di precursori chimici o kit. Per gli stadi ritenuti più critici per la qualità della sostanza attiva, che sono stati segnalati nel processo di sintesi, devono essere descritti i controlli di temperatura, tempo, pressione, intensità di corrente elettrica, radioattività ecc.

Convalida del processo e/o valutazione Non applicabile per le sostanze attive utilizzate per gli studi clinici.

Sviluppo del processo di produzione In questa sezione devono essere documentate tutte le differenze tra il processo di produzione dei lotti utilizzati per gli studi non clinici e il processo di produzione dei lotti utilizzati per gli studi clinici. Per la comprensione dello sviluppo della sintesi, è utile inviare i risultati analitici anche di lotti preparati con processi similari, anche se non identici, o che hanno dato luogo a fuori specifica.

Vanno fornite anche informazioni relative ai radionuclidi (trasformazioni nucleari, effetto delle condizioni di irraggiamento, impurezze isotopiche presenti nel target, processi di separazione, influenza della geometria della camera del target e del suo materiale ecc.).

Caratterizzazione (Sezione 2.1.S.3)

Spiegazione della struttura e altre caratteristiche La struttura delle sostanze chimicamente definite deve essere descritta e confermata con tecniche adeguate, riportando i dati sperimentali. Per le sostanze radiofarmaceutiche dovrebbero essere utilizzati gli analoghi non radioattivi. Per i kit dovrebbe essere descritta anche la struttura del composto radiomarcato.

Impurezze Per le sostanze che hanno una monografia nella European Pharmacopoeia, in una delle farmacopee nazionali dei Paesi della UE o nelle farmacopee statunitense o giapponese, si può far riferimento a tali monografie e non sono richiesti ulteriori dettagli. Negli altri casi è necessario elencare le impurezze chimiche, radiochimiche e radionuclidiche, i prodotti di degradazione e i solventi residui che possono derivare dal metodo di produzione (sintesi, irradiazione ecc.) o dai materiali di partenza. Deve essere considerata anche la radiolisi. Se la sostanza attiva non viene isolata, queste informazioni possono essere presentate nella sezione 2.1.P.5.

Controllo del principio attivo (Sezione 2.1.S.4)

Specifiche Devono essere definite le specifiche dei lotti di sostanza attiva che verranno utilizzati nello studio clinico, come pure i metodi di analisi utilizzati con i relativi criteri di accettazione. È necessario inserire nelle specifiche l'identità radionuclidica e radiochimica, il controllo delle impurezze radionuclidiche, radiochimiche e chimiche, la radioattività specifica e la concentrazione radioattiva. I limiti superiori per le impurezze devono essere fissati sulla base dei risultati analitici dei lotti utilizzati negli studi tossicologici.

Per le sostanze attive utilizzate per la produzione di medicinali sterili deve essere descritta e giustificata la qualità microbiologica.

Se la sostanza attiva non viene isolata, queste informazioni possono essere presentate nella sezione 2.1.P.5.

Tutte le specifiche andranno riviste nelle fasi di sperimentazione successive alla Fase I e aggiornate in relazione allo stadio di sviluppo raggiunto e alle conoscenze acquisite.

Procedure analitiche Va descritto il principio del metodo utilizzato (per esempio HPLC, titolazione potenziometrica, GC con spazio di testa ecc.), non è necessario inserire i dettagli della procedura analitica. Devono essere descritti anche i metodi utilizzati per il controllo della radioattività.

Convalida delle procedure analitiche Nella Fase I è sufficiente dimostrare che i metodi utilizzati sono idonei per il controllo, riportando in forma tabulata i metodi analitici e i parametri di convalida che si intendono valutare con i rispettivi limiti di accettabilità. Nelle fasi successive vanno invece indicati i risultati ottenuti dalla convalida, effettuata secondo quanto richiesto dalla linea guida ICH Q2 (R1) [8].

È necessario includere le informazioni sulla calibrazione degli strumenti di misura della radioattività, facendo riferimento a certificazioni rilasciate da centri SIT (Servizio di taratura in Italia) o, in mancanza di queste, fornendo una breve descrizione delle modalità di calibrazione.

Analisi del lotto Devono essere inviati i certificati di analisi o anche solo i risultati analitici dei lotti che verranno utilizzati nella sperimentazione clinica o prodotti nello stesso modo e quindi rappresentativi di quello che verrà poi somministrato al paziente.

Dovranno essere forniti anche i risultati analitici dei lotti utilizzati per gli studi tossicologici e, qualora non si tratti di un medicinale *first in human* (FIH), dei lotti utilizzati nelle precedenti sperimentazioni cliniche. Per ogni lotto dovranno essere fornite le seguenti informazioni: numero, grandezza, sito e data di produzione, specifiche (metodi di controllo e limiti di accettabilità), processo di sintesi, uso e risultati analitici.

Giustificazione delle specifiche Questo paragrafo è sicuramente tra i più importanti di questa sezione e dell'IMPD in generale; deve riportare quante più informazioni possibile, anche in considerazione della scarsità dei dati a supporto delle specifiche in questa fase degli studi clinici. Sono da evitare riferimenti a generiche "esperienze" storiche, ma nel caso vi si faccia ricorso è necessario riportare i dati relativi a queste "esperienze" (per esempio, i dati reali di impurezze realmente ottenute per un prodotto analogo).

Per quanto riguarda le impurezze, vanno indicati i limiti per ciascuna di esse (conosciute e sconosciute) e per quelle totali, basandosi sui profili di impurezze effettivamente ottenuti e tenendo anche conto delle impurezze presenti nei materiali di partenza. È raccomandabile associare anche una breve discussione sulle impurezze attese dal metodo di sintesi, verificando ogni aspetto, step di produzione e reagente/materiale usato. I limiti superiori per le impurezze vanno fissati sulla base dei risultati analitici dei lotti utilizzati negli studi tossicologici, tenendo conto dell'uso del medicinale, della quantità somministrata e della durata della somministrazione. Qualora fossero presenti impurezze potenzialmente genotossiche, vanno indicati i limiti tenendo presente la specifica linea guida EMA (EMEA/CHMP/QWP/251344/2006) [9] e le *Questions and answers* relative a questa tipologia di impurezze [10].

Reference standard (Sezione 2.1.S.5)

In questa sezione devono essere fornite le informazioni e i relativi certificati di analisi sia per gli standard usati per la calibrazione degli strumenti di misura della radioattività sia per gli standard freddi utilizzati come riferimento nei metodi analitici.

L'utilizzo di un isotopo radioattivo diverso da quello presente nel radiofarmaco o di un altro metodo di calibrazione va giustificato.

Sistema di confezionamento e chiusura (Sezione 2.1.S.6)

Devono essere descritti il contenitore primario (a diretto contatto con il prodotto) e il contenitore secondario schermante.

Stabilità (Sezione 2.1.S.7)

La shelf life e le condizioni di conservazione proposte per la sostanza attiva devono essere basate sui dati disponibili.

Le linee guida ICH Q1 [11] sono perfettamente applicabili alle sostanze attive non marcate utilizzate nei kit e ai precursori chimici per la produzione di radiofarmaci pronti all'uso. Non sono invece applicabili alle sostanze radiomarcate, ai generatori e ai precursori radioattivi. In questo caso è importante valutare la stabilità nelle reali condizioni di utilizzo e per il tempo ritenuto necessario.

Da tener presente che qualora la sostanza attiva non venga isolata, la stabilità potrà essere presentata solo per il prodotto finito nella corrispondente sezione 2.1.P.8.

10.4
Prodotto finito (Sezioni 2.1.P)

Descrizione e composizione del prodotto medicinale (Sezione 2.1.P.1)

In questa sezione viene riportata la composizione qualitativa e quantitativa del prodotto medicinale. È raccomandabile preparare questa descrizione in forma tabulata, avendo cura di indicare la funzione di ogni eccipiente.

È importante indicare con molta chiarezza la radioattività, specificando data e ora della misurazione (ove applicabile); in proposito, le linee guida prevedono regole ben precise:

- come unità di misura può essere utilizzata solo il Becquerel (Bq);
- deve essere indicato il fuso orario;
- qualora sia possibile definire una radioattività specifica, questa va indicata precisando se la miscela è *carrier free*, *non carrier added* o *carrier added*.

Nel caso di generatori è raccomandabile una descrizione anche sintetica ma il più possibile chiara, con lo scopo principale di esplicitare la funzione di ogni componente del generatore. In questo caso l'uso di diagrammi, disegni e fotografie è fondamentale.

Sviluppo farmaceutico (Sezione 2.1.P.2)

In questa sezione vanno riportate le informazioni di sviluppo strutturandole secondo lo schema del Box 10.1.

È importante includere le seguenti informazioni:
- descrivere brevemente lo sviluppo della formulazione e del processo di produzione;
- giustificare l'uso di eccipienti nuovi e di sovradosaggio, se utilizzati;
- dimostrare la compatibilità tra i componenti del medicinale e tra questi e il solvente o la miscela di ricostituzione, se applicabile;
- dimostrare che alla concentrazione di radioattività dichiarata non vi sono fenomeni di radiolisi per sostanza attiva ed eccipienti;
- giustificare la scelta del materiale dei contenitori, tenendo conto dell'effetto della radioattività;
- giustificare la qualità microbiologica del medicinale;
- giustificare la scelta del processo di sterilizzazione, se applicabile.

In alcuni casi specifici vanno inoltre incluse le seguenti informazioni:
- nel caso di kit va dimostrata l'idoneità della procedura di marcatura, giustificando i passaggi e i parametri critici per la qualità del prodotto radiomarcato (temperatura e tempi di reazione, pH e volumi delle soluzioni ecc.). Vanno giustificate anche le specifiche del materiale radioattivo (come radioattività, volume, pH e impurezze) e vanno inclusi i risultati della distribuzione fisiologica dopo radiomarcatura in roditori;
- vanno riportate informazioni riguardanti i componenti più critici che possono direttamente influenzare la composizione dell'eluato (per esempio eluente e vial per eluizione, materiale usato per la colonna di eluizione, eventuali sostanze antiossidanti ecc.).
- nel caso di formulazioni con particelle colloidali (per esempio derivate dall'albumina), vanno forniti dati di sviluppo che dimostrino la stabilità della grandezza delle particelle. Queste indicazioni si applicano a tutte le fasi cliniche, inclusa la Fase I.

Per quanto riguarda le fasi successive, occorre descrivere i cambiamenti che possono essere intervenuti rispetto alla formulazione e al processo di produzione delle fasi precedenti. In questi casi occorre commentare, anche con dati sperimentali, il loro possibile impatto sulla qualità.

Produzione (Sezione 2.1.P.3)

Produttore/i Vanno indicati i nomi e gli indirizzi di tutti i produttori (anche terzisti) coinvolti nel processo di produzione e nell'analisi del prodotto. Di ciascuno di essi devono risultare molto chiaramente le responsabilità, incluse quelle analitiche.

Per i siti di produzione/analisi situati all'interno della UE, o in Paesi che abbiano con la UE un accordo di mutuo riconoscimento (MRA), va fornita l'autorizzazione alla produzione. Per i siti che non si trovano nella UE potrà essere richiesta un'ispezione da parte di un Paese UE o di un Paese in cui vige un MRA con la UE; in alternativa, potrà essere inviata una dichiarazione di una persona qualificata di un sito di produzione che si trovi nella UE.

Per quanto riguarda il confezionamento, se questo è effettuato presso l'ospedale nel quale il medicinale viene utilizzato, non è necessario indicare il sito e l'indirizzo, ma è sufficiente dichiarare che le relative operazioni saranno effettuate nello stesso ospedale.

Descrizione del processo produttivo e controlli di processo All'inizio della sezione va inserita la formula del lotto, costituita dall'elenco in forma tabulata di tutti i componenti del medicinale con l'indicazione per ciascuno di essi della quantità necessaria per preparare un lotto. La grandezza dei lotti prodotti per lo studio clinico – espressa in termini di peso, volume o numero di pezzi – può essere rappresentata da un valore ben definito o da un intervallo di valori.

Va quindi incluso uno schema di produzione del medicinale e una breve descrizione del processo in forma narrativa. In particolare, per alcuni tipi di radiofarmaci la descrizione deve includere, tra gli altri, i seguenti aspetti.
- Kit: procedura di radiomarcatura.
- Generatori: procedura di eluizione e accorgimenti per mantenere la sterilità durante il processo di assemblaggio del generatore.
- Sospensioni di particelle radiomarcate: informazioni sulla determinazione e sul controllo delle dimensioni delle particelle.

Nel caso di processi di produzione non standard (formulazioni speciali, utilizzo di nuove tecnologie di produzione, processi complessi, metodi di sterilizzazione non standard) vanno indicati maggiori dettagli sui parametri critici. I documenti di riferimento nei quali si possono trovare indicazioni più dettagliate sono la linea guida dell'EMA CPMP/QWP/2054/03 [12] e le farmacopee europea o statunitense, che riportano i processi di sterilizzazione standard. Per i radiofarmaci il caso che più facilmente può verificarsi è l'utilizzo di processi in asepsi, per i quali sono richieste informazioni più dettagliate sul processo per dimostrare che il rischio di contaminazione microbiologica sia efficacemente controllato.

Controllo dei materiali Vanno riportate le specifiche dei materiali usati e applicate le monografie di farmacopea, se esistenti. Queste indicazioni sono valide anche per i materiali dei componenti dei generatori (per esempio tubicini di silicone e vial di vetro per eluizione).

Controlli degli stadi critici e degli intermedi Per gli studi di Fase I e II non è obbligatorio indicare questi controlli, fatta eccezione per processi di produzione di medicinali sterili. Per questi ultimi vanno specificati i controlli relativi alla garanzia di sterilità, quali: bioburden prima della filtrazione, controlli sull'integrità del filtro sterilizzante prima e dopo la filtrazione, controlli ambientali per dimostrare la corretta classificazione delle zone di produzione nel caso di processi in asepsi oppure parametri di controllo dell'autoclave nel caso di sterilizzazione a calore umido.

Per gli studi di Fase III vanno sempre indicati i controlli degli step critici e, nel caso di intermedi isolati, le condizioni e durata di conservazione degli intermedi stessi.

Convalida del processo e/o valutazione Di norma questi dati non vanno riportati, in quanto sono richiesti solo per i processi di sterilizzazione non standard non descritti nelle farmacopea europea, statunitense o giapponese e per i processi di produzione non standard (vedi sezione precedente).

Nel caso di radiofarmaci iniettabili a breve emivita, che devono essere somministrati al paziente prima che siano disponibili i risultati del controllo di sterilità, è indispensabile disporre almeno dei dati analitici provenienti da tre lotti consecutivi. In questi casi sono richiesti anche i dati del media fill per dimostrare che il processo è sotto controllo dal punto di vista microbiologico.

Controllo degli eccipienti (Sezione 2.1.P.4)

Specifiche In caso di eccipienti che hanno una monografia nella European Pharmacopoeia, in una delle farmacopee nazionali dei Paesi della UE o nelle farmacopee statunitense o giapponese, si può far riferimento a tali monografie.

Nel caso di miscele contenenti eccipienti che hanno una monografia di farmacopea è sufficiente una breve specifica/composizione della miscela. Per gli eccipienti per i quali non esiste una monografia di farmacopea dovranno essere presentate adeguate specifiche.

Procedure analitiche Vanno indicate solo per gli eccipienti che non hanno una monografia di farmacopea.

Convalida delle procedure analitiche Pur essendo inclusa nell'elenco dell'Appendice 1 del DM 21 dicembre 2007, questa sezione non è obbligatoria.

Giustificazione delle specifiche Pur essendo inclusa nell'elenco dell'Appendice 1 del DM 21 dicembre 2007, questa sezione non è obbligatoria.

Eccipienti di origine umana o animale Vanno identificati gli eccipienti di origine umana o animale, fornendo le informazioni relative alla loro sicurezza e alla potenziale contaminazione da agenti avventizi di qualunque tipo (TSE, virus, micoplasmi, batteri ecc.). In particolare, per la TSE va dimostrato – presentando una certificazione o dati sperimentali – il rispetto della linea guida europea EMA/410/01 [13].

Eccipienti nuovi Per gli eccipienti assolutamente nuovi, oltre alle specifiche vanno indicati anche il metodo di produzione, la caratterizzazione e la stabilità, analogamente a quanto già descritto per la sostanza attiva.

Controllo del medicinale (Sezione 2.1.P.5)

Specifiche In questa sezione sono riportate le analisi da effettuare per il rilascio del medicinale e i limiti di accettabilità dei risultati. Oltre alle già citate linee guida EMA, si raccomanda la consultazione delle linee guida ICH Q6 [14], che descrivono i criteri per la preparazione delle specifiche di un farmaco. Per i farmaci da utilizzare nelle fasi cliniche iniziali si possono prevedere limiti non troppo stringenti, purché siano giustificati da valutazioni basate in particolare sulla loro sicurezza d'uso. Man mano che si procede nelle fasi successive dei test clinici, i limiti potranno essere rivisti (e possibilmente ristretti) in considerazione della maggior quantità di dati disponibili.

Nel caso di radiofarmaci che abbiano una monografia nella European Pharmacopoeia, in una delle farmacopee nazionali dei Paesi della UE o nelle farmacopee statunitense o giapponese, per i limiti e le procedure si può far riferimento a tali monografie.

Per quanto riguarda i limiti, vanno indicati sia quelli accettabili al rilascio sia quelli accettabili alla scadenza (*shelf life*); questi ultimi saranno considerati nella valutazione degli studi di stabilità. In genere le specifiche alla scadenza possono essere più ampie o avere per le impurezze valori più alti rispetto a quelle previste per il rilascio, ma ciò deve essere sempre giustificato, in particolare in relazione alla sicurezza d'uso del medicinale.

Tra le specifiche del medicinale possono essere omesse analisi/limiti per impurezze che non siano prodotti di degradazione e che sono già controllate nella sostanza attiva (sottoprodotti di sintesi, solventi residui ecc.).

Nelle specifiche di un radiofarmaco sono sempre da includere i seguenti test:
- identificazione e titolo della sostanza attiva radiochimica;
- identità e purezza radionuclidica;
- impurezze chimiche e radiochimiche.

Oltre a questi test, ne possono essere inclusi altri specifici per la particolare formulazione, quali l'analisi per il controllo della presenza e della quantità di antiossidanti o antimicrobici, qualora presenti, oppure sterilità ed endotossine per prodotti parenterali (fare riferimento alle linee guida ICH Q6 [14]).

Nel caso di radiofarmaci contenenti un radionuclide a breve emivita (come ^{18}F) è permesso effettuare analisi dopo il rilascio per l'uso, purché esse siano chiaramente indicate nelle specifiche. In generale si accetta che siano effettuate dopo l'uso analisi quali: sterilità, purezza radionuclidica e altre che richiedono molto tempo per l'espletamento. Devono essere chiaramente indicati i test da effettuare prima dell'uso sul paziente e quelli che possono essere effettuati dopo.

Per quanto riguarda i generatori sono richiesti dettagli sia sul radionuclide progenitore sia sul radionuclide figlio e i test vanno effettuati sull'eluato, che è da considerarsi il "medicinale" effettivamente utilizzato. In generale, i test effettuati sul radionuclide progenitore non sono sufficienti per garantire la qualità e la quantità del radionuclide figlio nell'eluato; per questo vengono considerati definitivamente accettabili solo i test effettuati sull'eluato, a meno che un approccio di tipo diverso sia supportato da una robusta giustificazione. Per i generatori vanno incluse tra le specifiche anche i materiali usati per l'eluizione, e quindi l'eluente e le vial sottovuoto.

Le specifiche per i kit devono includere test sulla qualità del prodotto dopo la radiomarcatura, cioè i test previsti generalmente per un radiofarmaco, secondo quanto riportato sopra. Si può prevedere di omettere la purezza radionuclidica se questa è già controllata, per esempio, sull'eluato del radionuclide ottenuto da un generatore. Oltre che per il radiofarmaco marcato, vanno incluse specifiche (almeno identificazione e titolo) per ogni materiale eventualmente necessario per la radiomarcatura.

Per quanto riguarda i radiofarmaci legati a sospensioni particellari, va indicata la specifica relativa alle dimensioni delle particelle.

Procedure analitiche È necessario riportare il principio chimico-fisico del metodo analitico. La procedura può essere descritta in maniera sintetica.

Convalida delle procedure analitiche Per gli studi clinici di Fase I non è necessario riportare una validazione del metodo analitico, ma bastano dati che ne supportino l'idoneità.

Per gli studi di Fase II e III, invece, vanno indicati, anche solo in forma tabulata, i risultati ottenuti dalla convalida (specificità, precisione, accuratezza ecc.), includendo i parametri richiesti dalla linea guida ICH Q2 (R1) [8].

Analisi del lotto Come per la sostanza attiva, devono essere inviati i certificati d'analisi o anche solo i risultati analitici dei lotti che verranno utilizzati nella sperimentazione clinica o prodotti nello stesso modo e, quindi, rappresentativi del lotto che verrà somministrato al paziente.

Caratterizzazione delle impurezze In generale questo aspetto dovrebbe essere già coperto dai dati riportati nell'identico paragrafo relativo alla sostanza attiva. Qui vanno incluse informazioni solo se sono presenti impurezze aggiuntive derivate dal processo di produzione del medicinale oppure se la sostanza attiva non viene isolata.

Giustificazione delle specifiche Valgono per questa sezione le considerazioni generali fatte nella corrispondente sezione della sostanza attiva.

Per quanto riguarda il titolo in termini di concentrazione radioattiva, viene accettato usualmente il 90-110% per i radiofarmaci diagnostici e il 95-105% per i radiofarmaci terapeutici. Ogni ampliamento di questi intervalli deve essere giustificato con il supporto di dati sperimentali che spieghino la ragione di un range più ampio e il suo impatto sull'efficacia del prodotto stesso.

In relazione alle impurezze, vale quanto detto per la sostanza attiva e vanno sempre indicati i limiti per ciascuna impurezza conosciuta e sconosciuta e per quelle totali basandosi su profili di impurezze effettivamente ottenuti, tenendo anche conto delle impurezze presenti nei materiali di partenza. Va sottolineato che – tra le specifiche del medicinale finale – possono essere omessi i controlli delle impurezze già controllate nella sostanza attiva e il cui contenuto non può aumentare nel processo di produzione del medicinale finale.

Infine vanno giustificate, con il supporto della maggior quantità possibile di dati di stabilità o riportati in letteratura, eventuali differenze tra le specifiche di rilascio e quelle di shelf life; in particolare può essere importante giustificare variazioni delle impurezze radionuclidiche.

Standard di riferimento (Sezione 2.1.P.6)

In generale questo aspetto potrebbe essere già coperto dai dati riportati nel corrispondente paragrafo relativo alla sostanza attiva.

Contenitori (Sezione 2.1.P.7)

Vanno riportate le descrizioni e le specifiche per il contenitore primario e per quello secondario (schermante). In caso di materiali presenti nella European Pharmacopoeia, occorre fare riferimento alle specifiche di quest'ultima. Si deve avere particolare cura nelle specifiche per le vial usate per l'eluizione dei generatori, per le quali occorre valutare la necessità di eseguire controlli di sterilità e del contenuto di endotossine in caso di successivo uso parenterale del farmaco.

Stabilità (Sezione 2.1.P.8)

Le linee guida di riferimento per gli studi di stabilità sono le ICH Q1 [11], la cui applicazione è tuttavia spesso poco fattibile, considerando la breve scadenza di alcuni radiofarmaci (dovuta alla breve emivita di alcuni radionuclidi) e la scarsa disponibilità di dati per i farmaci all'inizio del loro sviluppo clinico.

In questa sessione dell'IMPD va presentato un protocollo di stabilità, ovvero un documento che includa i parametri che verranno analizzati durante lo studio e l'intervallo di tempo tra le diverse analisi. In genere i parametri sono quelli inclusi tra le specifiche di rilascio, con l'eccezione di quelli che non possono variare con il tempo. Per esempio, il titolo e il contenuto di impurezze radiochimiche vanno inclusi sempre, mentre non è necessario includere un test di identificazione o impurezze radionuclidiche che non variano durante la shelf life. Si ricorda che le specifiche di stabilità sono le specifiche alla scadenza già definite nella sezione 2.1.P.5.

Nel caso in cui esistano diverse formulazioni, potrebbe essere necessario produrre molti dati, ma le linee guida ICH Q1 permettono di omettere alcune analisi applicando strategie cosiddette di *bracketing* e *matrixing*, per la cui descrizione si rimanda alle linee guida in questione.

Oltre al protocollo di studio di stabilità, vanno presentati i risultati analitici ottenuti durante lo studio; tuttavia le linee guida permettono anche di presentare un protocollo senza dati di stabilità, purché sia dichiarato l'impegno ad avviare lo studio di stabilità prima dell'inizio dello studio clinico e a comunicare alle autorità competenti l'eventuale superamento dei limiti delle specifiche. In questo caso lo studio deve necessariamente continuare fino al termine previsto dal protocollo di stabilità o al termine dello studio clinico. Questo caso può essere applicabile a studi di Fase I, mentre per studi di Fase II e III i dati di stabilità dovrebbero essere già stati ottenuti e quindi andranno presentati.

I dati relativi alla stabilità vanno presentati in forma tabulata, includendo i risultati dei parametri analizzati. Le impurezze vanno identificate chiaramente, se non con la struttura anche solo con l'indicazione del tempo di ritenzione cromatografico; in generale non sono accettati dati come "non superiore al limite", a meno che si tratti di un test "limite", come quando si confronta semplicemente una macchia di un'analisi TLC con una macchia di una soluzione di riferimento.

In base ai dati di stabilità presentati, va proposta una data di scadenza e vanno indicate le condizioni di conservazione.

Per i prodotti ricostituiti o multidose vanno presentati studi di stabilità dopo la ricostituzione o dopo la prima apertura, a meno che la durata del farmaco dopo tali operazioni sia inferiore alle 8 ore. In base a questi dati, andranno indicati i tempi e le modalità di conservazione dopo ricostituzione o apertura del farmaco.

Per gli studi clinici di Fase superiore alla I saranno disponibili diversi dati di stabilità e quindi sarà possibile rivedere la data di scadenza ed eventualmente le condizioni di conservazione proposte.

Nella stesura del protocollo di studio di stabilità è molto importante – sebbene le linee guida non stabiliscano un obbligo in proposito – che vengano considerate le normali condizioni ambientali d'uso e di manipolazione possibili in una radiofarmacia ospedaliera. È quindi sconsigliabile prevedere, per esempio, condizioni di conservazione a basse temperature per l'eluato di un generatore che viene di norma manipolato e conservato a temperatura ambiente o utilizzato con kit che necessitano di temperature relativamente elevate per la fase di marcatura. In questi casi si dovranno fornire dati di stabilità atti a coprire anche le situazioni di manipolazione/conservazione nelle condizioni abituali per una radiofarmacia.

10.5
Medicinale di confronto

La linea guida EMA CHMP/QWP/185401/2004 Final [6] descrive anche le informazioni che devono essere presentate per il farmaco di confronto.

Quando il medicinale di confronto è utilizzato tal quale, la documentazione da presentare dipende dal tipo di prodotto:
- se il medicinale è già autorizzato in uno Stato membro della UE, va fornito solo il nome del titolare AIC e il numero di autorizzazione;
- se il medicinale è autorizzato in una delle regioni ICH o in un Paese che ha un accordo di mutuo riconoscimento con l'Europa, va dimostrata l'esistenza di un'autorizzazione equivalente a quella di immissione in commercio e va effettuato almeno il test di identificazione prima del suo uso;
- se il medicinale è autorizzato in un Paese al di fuori di tutte le regioni sopra menzionate, deve essere inviato un IMPD completo.

Per le prime due categorie la validità sarà quella assegnata dal produttore.

Qualora il medicinale di confronto venga modificato per essere utilizzato per uno studio in cieco, andranno presentate le sezioni 2.1.P del prodotto medicinale, tenendo presente quanto descritto in precedenza e applicandolo solo al processo di modifica. La quantità di informazioni necessarie dipenderà dall'importanza della modifica proposta.

Nella sezione 2.1.P.2 (Sviluppo farmaceutico) dovranno essere ben giustificate tutte le modifiche e ne dovrà essere discussa l'influenza sulla qualità del prodotto. In particolare, per le forme solide dovrà essere dimostrata l'equivalenza biofarmaceutica tra il prodotto autorizzato e quello modificato, con profili di dissoluzione comparativi e, se necessario, anche con studi clinici.

Le informazioni riguardanti le impurezze e la stabilità devono essere fornite solo se la modifica può influenzare tali parametri, per esempio qualora fossero modificati degli eccipienti o vi fosse una fase di macinazione e compressione per forme solide.

Nel caso di riconfezionamento, sarà necessario indicare il sito in cui viene effettuato e compilare soltanto le sezioni 2.1.P.7 e 2.1.P.8, oppure fornire una giustificazione della mancata presentazione di queste ultime. Qualora il riconfezionamento avvenga in ospedali o strutture dove verrà utilizzato il medicinale, non è necessario indicare i siti, ma basta specificare che il medicinale verrà riconfezionato.

10.6
Placebo

Anche per la qualità del placebo utilizzato negli studi clinici è sufficiente inviare le informazioni sul prodotto finito, considerando tutte le sezioni da 2.1.P.1 a 2.1.P.8.

Nella sezione 2.1.P.2 (Sviluppo farmaceutico) ci si dovrà focalizzare sulla discussione delle differenze tra placebo e composto in sperimentazione per quanto riguarda odore, sapore e aspetto. Nelle specifiche dovrà essere inserito un test che differenzi chiaramente il placebo dal medicinale in sperimentazione e nella stabilità dovranno essere inviati i dati soltanto nel caso si sospetti una degradazione o un cambiamento di proprietà chimico-fisiche, come la qualità microbiologica di formulazioni multidose oppure la durezza di compresse. In tutti gli altri casi sarà sufficiente una giustificazione della validità assegnata.

10.7
IMPD: Sezione non clinica

L'IMPD non clinico va compilato secondo la struttura indicata nell'Appendice 2 del DM 21 dicembre 2007 [1], relativa ai dati non clinici di farmacologia e tossicologia (Box 10.2); se questi dati sono tutti contenuti nell'Investigator's Brochure (IB), l'IMPD può rimandare alle specifiche sezioni di tale documento.

La linea guida regolatoria di riferimento è la ICH M3 (R2) [15], che contiene un paragrafo dedicato alle sperimentazioni cliniche precoci, con esempi di studi con radiofarmaci. Questa sezione dell'IMPD deve includere i dati farmacologici a supporto del razionale clinico, compresi quelli di farmacocinetica, e i dati di tossicità. Si raccomanda che la formulazione usata per stabilire i fattori di sicurezza negli studi non clinici sia identica a quella da impiegare nel protocollo in esame.

Possono essere presi in considerazione anche dati pubblicati, e dati estrapolati dalla stima dosimetrica nell'uomo, ritenuti validi e sostenuti dalla comunità scientifica. Questi dati sono in genere reperibili in articoli originali e/o rassegne pubblicati su riviste scientifiche e provengono da laboratori di centri di ricerca accademici. Tuttavia, è necessario considerare che di norma essi non sono rappresentativi del prodotto finito specifico, cioè del radiofarmaco in investigazione (rIMP), ma più in generale di una materia prima di interesse, in quanto di solito non sono stati generati con l'obiettivo primario di sviluppare un nuovo radiofarmaco.

Dal momento che differenze di lavorazione e produzione possono avere un impatto considerevole su aspetti critici quali la purezza radionuclidica e radiochimica, o su altre specifiche del prodotto finito, possono essere necessari alcuni dati preclinici originali di conferma ottenuti con lotti rappresentativi del rIMP in esame. Inoltre, possono esservi aree in cui sono auspicabili maggiori informazioni, per esempio quando non siano mai stati pubblicati studi riguardanti aspetti preclinici ritenuti rilevanti o quando i dati clinici a supporto della sicurezza del prodotto, che potrebbero attenuare le richieste precliniche, non siano disponibili o considerati adeguati per la valutazione.

Se il proponente dovesse ritenere non necessari gli studi non clinici, l'AC può considerare una deroga, purché vengano fornite adeguate giustificazioni scientifiche.

L'IMPD non clinico deve essere completo per i farmaci utilizzati per la prima volta nell'uomo, cioè nelle sperimentazioni FIH, e per i prodotti che non sono mai stati valutati dall'AC interessata; può invece essere semplificato qualora le informazioni sull'IMP siano state valutate quale parte di un'AIC in un Paese della UE o in una precedente richiesta di autorizzazione all'AC (ISS, AIFA o Direttore generale). La sezione non clinica del dossier deve contenere una sintesi dei dati farmaco-tossicologici, un elenco degli studi condotti, con riferimento allo status GLP dei singoli studi, e i riferimenti bibliografici pertinenti.

Nel dossier deve essere chiaramente indicata la qualità dei lotti di prodotto utilizzati negli studi non clinici, che devono essere rappresentativi dei lotti che saranno utilizzati nello studio clinico.

Il riassunto degli studi non clinici presentati a supporto della richiesta deve essere informativo e contenere un'analisi critica dei dati e una valutazione della sicurezza del prodotto nell'ambito dello studio proposto (rapporto rischio/beneficio) sulla base dei risultati degli studi farmaco-tossicologici e dei test di genotossicità per gli studi di Fase I e della batteria completa di studi non clinici per gli studi di Fase II e III, in accordo con la linea guida ICH M3 (R2) [15].

La tipologia degli studi non clinici che devono accompagnare una richiesta di autorizzazione alla sperimentazione clinica dipende in parte dalla fase dello studio, dall'indicazione terapeutica e dall'obiettivo primario dello studio proposto.

10.7.1 Linee guida dell'EMA per i radiofarmaci

Ai radiofarmaci si applicano le stesse line guida ICH che regolano la valutazione della sicurezza non clinica dei farmaci: la ICH M3 (R2) [15] per i prodotti di sintesi chimica e la ICH S6 (R1) [16] per quelli di origine biologica; quest'ultima include un nuovo addendum relativo in particolare agli anticorpi monoclonali. Agli inizi degli anni Novanta l'EMA ha inoltre emanato due linee guida specifiche per i radiofarmaci (3AQ20a Radiopharmaceuticals [17] e 3AQ21a Radiopharmaceuticals based on monoclonal antibodies [18]), che forniscono informazioni aggiuntive per questa tipologia di prodotti; queste linee guida sono multidisciplinari, con sezioni dedicate alla qualità non clinica e clinica. Successivamente i requisiti di qualità sono stati sostituiti da quelli enunciati nelle linee guida EMEA/CHMP/QWP/306970/2007 [19] ed EMEA/CHMP/BWP/157653/2007 [20], per i prodotti chimici e biologici rispettivamente.

I requisiti clinici dei radiofarmaci per uso diagnostico sono stati invece aggiornati dalle linee guida EMEA/CPMP/EWP/ 1119/98 [21] ed EMEA/CHMP/EWP/321180/2008 [22]. Per gli aspetti non clinici sono ancora operative le citate linee guida 3AQ20a e 3AQ21a, ma – trattandosi di documenti piuttosto datati – la valutazione non clinica deve tenere anche in considerazione i progressi scientifici compiuti dalla data della loro emissione.

Molti aspetti clinici delle condizioni di impiego dei radiofarmaci sono stati armonizzati in Europa con il core SmPC [23]. La necessità di un aggiornamento sistematico del core SmPC è oggetto del Concept Paper EMEA/CHMP/ EWP/12052/2008 [24].

Nessuna delle linee guida qui citate riguarda i radionuclidi in sorgenti sigillate.

La valutazione della sicurezza preclinica di un radiofarmaco deve tenere in considerazione le peculiarità del prodotto, costituito da un ligando e da una carica radioattiva. Nel caso il ligando sia già stato impiegato nell'uomo, le sue caratteristiche tossicologiche potrebbero anche essere note; tuttavia, poiché il legame con il radionuclide potrebbe modificarle, il programma di valutazione deve essere teso a evidenziare ogni possibile tossicità intrinseca del prodotto, dei suoi intermedi e delle principali impurezze e deve permettere una stima della dose di radioattività assorbita dai tessuti bersaglio e dall'organismo *in toto* (*radiation dosimetry*).

10.7.2 Farmacodinamica

Per questa tipologia di farmaci gli effetti farmacodinamici non sono generalmente misurabili, ma la necessità di effettuare studi di farmacodinamica deve essere valutata caso per caso in base alle caratteristiche del prodotto; per esempio, non sono essenziali per i radiofarmaci con affinità per recettori funzionali.

10.7.3 Farmacocinetica

Gli studi di assorbimento, distribuzione, metabolismo ed escrezione (ADME) del radiofarmaco e delle principali impurezze devono essere condotti nelle stesse specie animali impiegate negli studi di tossicologia. Gli studi di farmacocinetica sull'animale devono fornire indicazioni che permettano una stima della dose di radiazione e che possano essere estrapolati all'uomo.

10.7.4 Tossicità

La valutazione non clinica della tossicità deve tenere in considerazione le specifiche del prodotto e l'impiego clinico previsto: l'utilizzo nell'uomo di un radiofarmaco a scopo conoscitivo (per esempio nello studio di binding recettoriale) o diagnostico comporta l'esposizione a piccole quantità di prodotto marcato con un tracciante a rapido decadimento, mentre l'utilizzo a scopo terapeutico richiede un trattamento prolungato nel tempo con un radioelemento con emivita maggiore. In ogni caso, la tossicità del farmaco potrebbe derivare dalla radioattività del radioelemento o dalla molecola vettore, ma anche dai metaboliti della molecola e dal tempo di permanenza nell'organismo.

Il programma di valutazione della sicurezza del radiofarmaco non può pertanto essere fissato in maniera rigida, ma deve essere mirato a indagare il potenziale tossicologico del prodotto *in toto*, dei suoi metaboliti e delle impurezze e a determinare l'esposizione alle radiazioni (dosimetria).

Si raccomanda, ove possibile, di testare un analogo del precursore radioattivo legato a un isotopo stabile del radionuclide in studio, o di prolungare la durata dello studio di tossicità per permettere il decadimento del prodotto marcato e l'esposizione degli animali in studio ai metaboliti del prodotto privi di livelli significativi di radioattività. Nel caso in cui il trattamento con il radiofarmaco dia luogo a esposizione locale prolungata, a causa di ritenzione in organi bersaglio, il periodo di osservazione negli studi di tossicità dovrebbe essere opportunamente adeguato.

10.7.5 Mutagenesi

Gli studi di mutagenesi possono essere limitati allo screening del potere mutageno del ligando in batteri (test di Ames) e ai test di aberrazione cromosomica (linfoma di topo o test dei micronuclei *in vitro*), che dovranno essere condotti anche per le principali impurezze.

10.7.6 Tossicità riproduttiva e sviluppo embriofetale

Poiché un radiofarmaco non viene usato in donne in gravidanza o in allattamento, a causa dell'elevato rischio di teratogenicità e del rischio di esporre il neonato alla radioattività attraverso il latte materno, gli studi di teratogenesi e tossicità peri- e postnatale non vengono condotti, salvo il caso dell'indicazione per il trattamento di donne potenzialmente fertili. In ogni caso andrà valutata la tossicità riproduttiva, almeno della molecola vettore, anche se questo approccio dovrà essere comunque valutato caso per caso sulla base della biodisponibilità e della distribuzione del farmaco; inoltre, nel caso si abbia un'elevata concentrazione nei testicoli e nelle ovaie, gli studi di tossicità riproduttiva dovranno essere condotti con il prodotto marcato. Analogamente, la necessità di condurre studi di cancerogenesi andrà valutata in base all'indicazione clinica e alle caratteristiche del prodotto; generalmente gli studi di cancerogenesi non vengono condotti, anche in considerazione della normale durata del trattamento con radiofarmaci (somministrazione singola o per periodi limitati) e soprattutto della ben nota capacità della radioattività di indurre tumori. Tuttavia in alcune situazioni (trattamento prolungato, test di mutagenesi dubbi per la molecola vettore) potrebbe essere necessario determinare il potenziale cancerogeno della molecola non radioattiva al fine di evitare il potenziamento del rischio cancerogeno.

10.8
IMPD: Sezione clinica

Questa sezione dell'IMPD deve contenere i dati clinici pubblicati e/o i risultati di sperimentazioni già autorizzate, specificando se da un'AC europea o extraeuropea; inoltre deve riportare i riferimenti crociati con l'IB, per le informazioni allo sperimentatore, il razionale della scelta della popolazione target e della dose iniziale proposta, la valutazione del beneficio e del rischio assoluto, nonché i dati di dosimetria. La validità e l'adeguatezza a fini regolatori dei dati clinici pubblicati (in particolare se prima dell'emanazione della Direttiva 2001/20/CE [25]) sono aspetti critici da tenere accuratamente in considerazione durante la valutazione della sezione clinica dell'IMPD in esame.

Il protocollo clinico presentato deve includere la dichiarazione dell'investigatore principale e le considerazioni etiche, con esplicito riferimento alla conduzione del protocollo in conformità alle GCP [2].

Bibliografia

1. Decreto del Ministro della Salute 21 dicembre 2007 Modalità di inoltro della richiesta di autorizzazione all'Autorità competente, per la comunicazione di emendamenti sostanziali e la dichiarazione di conclusione della sperimentazione clinica e per la richiesta di parere al comitato etico
2. Decreto Legislativo 24 giugno 2003, n. 211, Attuazione della direttiva 2001/20/CE relativa all'applicazione della buona pratica clinica nell'esecuzione delle sperimentazioni cliniche di medicinali per uso clinico

3. Decreto Legislativo 6 novembre 2007, n. 200, Attuazione della direttiva 2005/28/CE recante principi e linee guida dettagliate per la buona pratica clinica relativa ai medicinali in fase di sperimentazione a uso umano, nonché requisiti per l'autorizzazione alla fabbricazione o importazione di tali medicinali

4. Decreto Legislativo 2 marzo 2007, n. 50, Attuazione delle direttive 2004/9/CE e 2004/10/CE, concernenti l'ispezione e la verifica della buona pratica di laboratorio (BPL) e il ravvicinamento delle disposizioni legislative, regolamentari ed amministrative relative all'applicazione dei principi di buona pratica di laboratorio e al controllo della loro applicazione per le prove sulle sostanze chimiche

5. Ministero della Salute - Buona pratica di laboratorio http://www.salute.gov.it/buonaPraticaLaboratorio/buonaPraticaLaboratorio.jsp

6. European Medicines Agency - Committee For Medicinal Products For Human Use (CHMP) Guideline on the requirements to the chemical and pharmaceutical quality documentation concerning investigational medicinal products in clinical trials, CHMP/QWP/185401/2004 final http://www.ema.europa.eu/ema/pages/includes/document/open_document.jsp?webContentId=WC500003484

7. European Medicines Agency - Committee For Medicinal Products For Human Use (CHMP) Guideline on radiopharmaceuticals EMEA/CHMP/QWP/306970/2007 http://www.ema.europa.eu/ema/pages/includes/document/open_document.jsp?webContentId=WC500003538

8. European Medicines Agency ICH Topic Q2 (R1) Validation of analytical procedures: text and methodology, CPMP/ICH/381/95 http://www.ema.europa.eu/docs/en_GB/document_library/Scientific_guideline/2009/09/WC500002662.pdf

9. European Medicines Agency, Evaluation of Medicines for Human Use - Committee For Medicinal Products For Human Use (CHMP) Guideline on the limits of genotoxic impurities, EMEA/CHMP/QWP/251344/2006 http://www.ema.europa.eu/docs/en_GB/document_library/Scientific_guideline/2009/09/WC500002903.pdf

10. European Medicines Agency - Committee For Medicinal Products For Human Use (CHMP) Questions and answers on the Guideline on the limits of genotoxic impurities EMA/CHMP/SWP/431994/2007 Rev. 3 http://www.ema.europa.eu/docs/en_GB/document_library/Scientific_guideline/2009/09/WC500002907.pdf

11. European Medicines Agency, ICH Stability Guidelines Topic Q1 http://www.ema.europa.eu/ema/index.jsp?curl=pages/regulation/general/general_content_000431.jsp&murl=menus/regulations/regulations.jsp&mid=WC0b01ac0580029593&jsenabled=true#Stability

12. European Medicines Agency - Committee For Medicinal Products For Human Use (CHMP) Annex II to Note for guidance on process validation CHMP/QWP/848/99 and EMEA/CVMP/598/99 Non Standard Processes CPMP/QWP/2054/03 http://www.ema.europa.eu/docs/en_GB/document_library/Scientific_guideline/2009/09/WC500002914.pdf

13. European Commission, Note for guidance on minimising the risk of transmitting animal spongiform encephalopathy agents via human and veterinary medicinal products (EMA/410/01 rev 3) http://eur-lex.europa.eu/LexUriServ/LexUriServ.do?uri=OJ:C:2011:073:0001:0018:en:pdf

14. European Medicines Agency, ICH Specifications Guidelines Topic Q6 http://www.ema.europa.eu/ema/index.jsp?curl=pages/regulation/general/general_content_000431.jsp&murl=menus/regulations/regulations.jsp&mid=WC0b01ac0580029593&jsenabled=true#Specifications

15. European Medicines Agency ICH Topic M3 (R2) Non-clinical safety studies for the conduct of human clinical trials and marketing authorization for pharmaceuticals, CPMP/ICH/286/95 http://www.ema.europa.eu/docs/en_GB/document_library/Scientific_guideline/2009/09/WC500002720.pdf

16. European Medicines Agency - Committee For Medicinal Products For Human Use (CHMP) ICH guideline S6 (R1) – Preclinical Safety evaluation of biotechnology-derived pharmaceuticals CPMP/ICH/731268/1998 http://www.ema.europa.eu/docs/en_GB/document_library/Scientific_guideline/2009/09/WC500002828.pdf

17. European Medicines Agency, Radiopharmaceuticals 3AQ20a http://www.ema.europa.eu/docs/en_GB/document_library/Scientific_guideline/2009/09/WC500003653.pdf

18. European Medicines Agency, Radiopharmaceuticals based on monoclonal antibodies 3AQ21a http://www.ema.europa.eu/docs/en_GB/document_library/Scientific_guideline/2009/09/WC500003666.pdf

19. European Medicines Agency - Committee For Medicinal Products For Human Use (CHMP) Guideline on radiopharmaceuticals EMEA/CHMP/QWP/306970/2007 http://www.ema.europa.eu/docs/en_GB/document_library/Scientific_guideline/2009/09/WC500003549.pdf

20. European Medicines Agency - Committee For Medicinal Products For Human Use (CHMP) Guideline on production and quality control of monoclonal antibodies and related substances EMEA/CHMP/BWP/157653/2007 http://www.ema.europa.eu/docs/en_GB/document_library/Scientific_guideline/2009/09/WC500003073.pdf

21. European Medicines Agency - Committee For Medicinal Products For Human Use (CHMP) Guideline on clinical evaluation of diagnostic agents CPMP/EWP/1119/98/ Rev 1 2008 http://www.ema.europa.eu/docs/en_GB/document_library/Scientific_guideline/2009/09/WC500003580.pdf

22. European Medicines Agency - Committee For Medicinal Products For Human Use (CHMP) Appendix 1 to the guideline CPMP/EWP/1119/98 Rev. 1 On Imaging Agents EMEA/CHMP/EWP/321180/2008 http://www.ema.europa.eu/docs/en_GB/document_library/Scientific_guideline/2009/09/WC500003581.pdf

23. European Medicines Agency - Committee For Medicinal Products For Human Use (CHMP) Guideline on core SmPC and Package Leaflet for Radiopharmaceuticals EMA/CHMP/167834/2011 http://www.ema.europa.eu/docs/en_GB/document_library/Scientific_guideline/2011/10/WC500115503.pdf

24. European Medicines Agency - Committee For Medicinal Products For Human Use (CHMP) Concept paper on the harmonisation and update of the clinical aspects in the authorised conditions of use for radiopharmaceuticals and other diagnostic medicinal products EMEA/CHMP/EWP/12052/2008 http://www.ema.europa.eu/docs/en_GB/document_library/Scientific_guideline/2009/09/WC500003582.pdf

25. Direttiva 2001/20/CE del Parlamento europeo e del Consiglio del 4 aprile 2001 concernente il ravvicinamento delle disposizioni legislative, regolamentari ed amministrative degli Stati membri relative all'applicazione della buona pratica clinica nell'esecuzione della sperimentazione clinica di medicinali ad uso umano

Ruolo e funzioni dei Comitati etici nelle sperimentazioni cliniche dei medicinali

11

C. Tomino

11.1
Cenni storici e normativi

Il Comitato etico è per definizione un organismo indipendente, senza scopi di lucro, costituito nell'ambito di una struttura sanitaria o di ricerca scientifica pubblica o privata.

La tematica dei Comitati etici venne affrontata per la prima volta nel 1964, durante l'Assemblea medica mondiale di Helsinki. In quell'occasione, in accordo con le direttive della Corte internazionale di Norimberga (1945), venne dichiarato che i ricercatori medici, prima di intraprendere ricerche sull'uomo, dovevano consultare dei comitati indipendenti, incaricati di valutare le procedure di conduzione della sperimentazione stessa.

L'esigenza di istituire degli organismi indipendenti per la tutela dei diritti e della sicurezza dei soggetti coinvolti nelle sperimentazioni cliniche nacque sia dalla progressiva conoscenza delle atroci sperimentazioni compiute dai medici nazisti sui prigionieri e deportati, sia dal parallelo affermarsi del movimento internazionale di promozione dei diritti dell'uomo (Carta dell'ONU del 1948 e Convenzione di Roma sulla salvaguardia dei diritti dell'uomo e delle libertà fondamentali del 1950). Originariamente il ruolo dei Comitati etici era quello di supportare le istituzioni competenti in situazioni di emergenza.

Dagli anni Settanta a oggi i Comitati etici sono diventati delle istituzioni di riferimento e sostegno per qualsiasi situazione comporti una necessaria valutazione etica. Nel 1978 la Food and Drug Administration (FDA) fece un passo importante emanando le Norme di

Buona Pratica Clinica, che in seguito furono adottate anche a livello europeo con la Direttiva 91/507/CEE [1]. L'Italia recepì queste linee guida con il DM 15 luglio 1997 [2], che ancora oggi rappresenta il riferimento per quanti sono coinvolti in processi di ricerca. Nelle Norme di Buona Pratica Clinica i Comitati etici sono definiti come strutture indipendenti, costituite da medici e non, il cui compito è salvaguardare la sicurezza, l'integrità e i diritti dei soggetti partecipanti a uno studio, fornendo in questo modo una pubblica garanzia.

Nel 1992 ebbe inizio in Italia l'attività del Comitato Nazionale di Bioetica, al quale si deve la pubblicazione dei documenti che ribadiscono il ruolo e l'organizzazione dei Comitati etici e i criteri per una corretta sperimentazione farmacologica.

Nel 1998 vennero pubblicate sulla Gazzetta Ufficiale della Repubblica Italiana le Linee guida di riferimento per l'istituzione e il funzionamento dei comitati etici [3], che integrano e dettagliano quanto già definito in tema di Comitati etici e di Buona Pratica Clinica per le sperimentazioni dei medicinali dal DM 15 luglio 1997 [2].

Anche negli altri Paesi europei nacquero, nei primi anni Sessanta, organismi indipendenti e multidisciplinari ai quali fu attribuito il compito di valutare gli aspetti etici, sociali e giuridici nel campo della ricerca biomedica e delle sperimentazioni cliniche.

Proprio con l'emanazione della Direttiva 2001/20/CE [4], recepita in Italia con il DLgs 211/2003 [5], vennero descritte per la prima volta in una norma di rango primario (artt. 6, 7 e 8) le modalità e i tempi entro i quali ogni Comitato etico deve esprimere il parere, al fine di autorizzare o meno l'inizio di una sperimentazione clinica.

I Comitati etici sono coinvolti anche nella valutazione di studi su dispositivi medici e su particolari tecniche chirurgiche; per quanto attiene alla sperimentazione con farmaci, va sottolineato che non esistono per le valutazioni etiche procedure differenziate in funzione dei diversi prodotti farmaceutici.

11.2
Organizzazione e funzioni dei Comitati etici

La prima funzione del Comitato etico, in relazione alla sperimentazione clinica dei medicinali, è quella di garantire la tutela dei diritti, della sicurezza e del benessere dei soggetti arruolati per la sperimentazione; tale compito viene assolto valutando lo studio proposto e rilasciando un parere. In accordo con le norme in vigore, in caso di studi multicentrici è prevista l'emanazione di un singolo parere da parte del Comitato etico coordinatore. In Europa, se lo studio dovesse coinvolgere più Stati membri, viene rilasciato un numero di pareri uguale al numero dei Paesi coinvolti. Nel formulare il parere, i Comitati etici devono tenere in considerazione il protocollo di sperimentazione, l'idoneità degli sperimentatori, l'adeguatezza delle strutture e dei metodi con i quali si intende svolgere la sperimentazione e i documenti che verranno impiegati per informare i soggetti e ottenerne il consenso informato. In particolare, ogni Comitato etico deve valutare la pertinenza e la rilevanza dello studio e se i benefici previsti giustificano i rischi.

Spetta sempre ai Comitati etici la valutazione della polizza assicurativa relativa allo studio clinico, del contratto tra promotore e centro clinico e, soprattutto, delle procedure informative per diffondere la conoscenza delle sperimentazioni tra i pazienti coinvolti. Per garantire una valutazione interdisciplinare degli aspetti etici e scientifici degli studi proposti, ogni Comitato etico deve essere costituito da figure con differenti competenze.

In base alle norme in vigore, un Comitato etico deve comprendere almeno:

- due clinici;
- un medico di medicina generale territoriale e/o un pediatra di libera scelta;
- un biostatistico;
- un farmacologo;
- un farmacista (del servizio farmaceutico dell'istituzione di ricovero, o territoriale, sede della sperimentazione);
- il direttore sanitario o il direttore scientifico (quest'ultimo nel caso degli istituti di ricovero e cura a carattere scientifico);
- un esperto in materia giuridica e assicurativa o un medico legale;
- un esperto di bioetica;
- un rappresentante del settore infermieristico;
- un rappresentante del volontariato per l'assistenza e/o delle associazioni per la tutela dei pazienti.

Ogni Comitato etico adotta al proprio interno uno statuto nel quale vengono indicati sia i principi ai quali si ispira sia le finalità, le funzioni, le informazioni relative ai componenti e gli aspetti economici. Dopo l'elaborazione e l'approvazione dello statuto, l'elezione del presidente e di un vicepresidente che lo sostituisca in caso di assenza, il Comitato etico dovrebbe procedere con l'elaborazione delle Procedure Operative Standard (SOP); queste devono indicare, punto per punto, tutte le singole procedure seguite dal Comitato etico [6].

11.3
Operatività dei Comitati etici

Da quanto esposto nel paragrafo precedente, emerge chiaramente la necessità di migliorare l'efficienza del sistema per l'emanazione dei pareri unici da parte dei CE. In tal senso vanno lette le modifiche normative recentemente introdotte con la Legge 189/2012 [7], che ha inserito tra le priorità la riduzione del numero di CE, obiettivamente troppo elevato. Come per l'unificazione dell'Autorità competente (vedi par. 3.5.4), anche per i CE la nuova normativa si propone una maggiore armonizzazione e razionalizzazione. I commi 10 e 11 dell'art. 12 stabiliscono infatti:

10. Entro il 30 giugno 2013 ciascuna delle Regioni e delle Province autonome di Trento e di Bolzano provvede a riorganizzare i comitati etici istituiti nel proprio territorio, attenendosi ai seguenti criteri:

    a) a ciascun comitato etico è attribuita una competenza rispettato il parametro di un comitato per ogni milione di abitanti, fatta salva la possibilità di prevedere un ulteriore comitato etico, con competenza estesa a uno o più istituti di ricovero e cura a carattere scientifico;

    b) la scelta dei comitati da confermare tiene conto del numero dei pareri unici per sperimentazione clinica di medicinali emessi nel corso dell'ultimo triennio;

    c) la competenza di ciascun comitato può riguardare, oltre alle sperimentazioni cliniche dei medicinali, ogni altra questione sull'uso dei medicinali e dei dispositivi medici, sull'impiego di procedure chirurgiche e cliniche o relativa allo studio di prodotti alimentari sull'uomo generalmente rimessa, per prassi internazionale, alle valutazioni dei comitati;

d) sono assicurate l'indipendenza di ciascun comitato e l'assenza di rapporti gerarchici tra diversi comitati.

11. Con decreto del Ministro della Salute, su proposta dell'AIFA per i profili di sua competenza, d'intesa con la Conferenza permanente per i rapporti tra lo Stato, le Regioni e le Province autonome di Trento e di Bolzano, sono dettati criteri per la composizione dei comitati etici e per il loro funzionamento. Fino alla data di entrata in vigore del predetto decreto continuano ad applicarsi le norme vigenti alla data di entrata in vigore della legge di conversione del presente decreto.

Il rilascio del parere unico da parte del Comitato etico deve avvenire entro un determinato periodo di tempo, stabilito dal DLgs 211/2003 [5]. Per le sperimentazioni cliniche multicentriche il termine di scadenza è fissato in 30 giorni dal ricevimento della domanda in forma scritta, mentre per quelle monocentriche è pari a 60 giorni.

Il promotore dello studio può iniziare la sperimentazione solamente dopo aver ottenuto il parere favorevole del Comitato etico competente e qualora l'Autorità competente non gli abbia comunicato obiezioni motivate.

Nel caso in cui il parere unico espresso dal Comitato etico non sia favorevole, il promotore può modificare gli elementi delle sperimentazioni sui quali si basava il parere negativo e ripresentare allo stesso Comitato etico (e non ad altri) il protocollo rivisitato.

Nel 2009, in seguito a varie riorganizzazioni regionali e locali, vi è stato un raggruppamento dei Comitati etici, con una prima riduzione del numero complessivo a 254; tale valore è comunque di gran lunga il più alto tra tutti i Paesi europei. Peraltro solo 20 Comitati etici, quindi un numero molto limitato, avevano rilasciato almeno una valutazione di parere unico al mese.

Parallelamente, per quanto riguarda l'accettazione/rifiuto del parere unico, nello stesso periodo si erano espressi 242 Comitati etici collaboratori, di cui 125 avevano rilasciato in media almeno una valutazione al mese. A prescindere da questa concentrazione di attività, è importante rilevare l'aumento di efficienza di queste strutture, poiché il tempo medio di rilascio del parere unico è passato da 44 giorni del 2007, a 36 nel 2008, a 26 nel 2009. Tendenza contraria è stata registrata nei tempi medi di accettazione/rifiuto del parere unico, che nel 2009 sono risultati superiori rispetto agli anni precedenti.

Al momento della stesura di queste pagine non si dispone ancora di un quadro preciso sulla distribuzione regionale e sul numero dei Comitati etici in seguito all'applicazione della Legge 189/2012 [7].

11.4
Consenso informato e pazienti vulnerabili

Uno dei compiti principali dei Comitati etici è valutare la documentazione relativa ai soggetti coinvolti nelle sperimentazioni, con particolare riferimento al consenso informato, all'eventuale uso di placebo, alla tutela e riservatezza dei dati e all'esistenza di coperture assicurative.

Secondo le GCP, il consenso informato è quella "procedura mediante la quale un soggetto accetta volontariamente di partecipare a un particolare studio clinico, dopo essere stato informato di tutti gli aspetti dello studio pertinenti alla sua decisione; il consenso informato è documentato mediante un modulo scritto, firmato e datato". Il DM 27 aprile

1992 [8] – in attuazione della Direttiva 91/507/CEE [1] contenente le Good Clinical Practice – prevede procedure volte a garantire i diritti e l'integrità dei soggetti coinvolti nella sperimentazione, tra cui quella del consenso informato.

Secondo il Comitato nazionale di Bioetica, per l'ottenimento di un valido consenso devono essere rispettati almeno i seguenti quattro requisiti.

1. *Qualità dell'informazione*: l'informazione deve essere esaustiva sulla condizione patologica, l'intervento diagnostico e/o terapeutico, le eventuali alternative, i possibili rischi e i benefici attesi; inoltre, l'informazione deve essere fornita in forma chiara e oggettivamente comprensibile in relazione al livello di intelligenza e di cultura del singolo paziente.
2. Capacità di intendere e di volere (comprensione): il soggetto deve essere lucido, vigile e consapevole dell'informazione ricevuta.
3. Libertà decisionale del paziente: il consenso deve essere libero da ogni coartazione, da inganni o errori che possano influenzare il soggetto.
4. Libertà di revoca: deve essere garantita in qualsiasi momento.

Qualora la persona non sia in grado di esprimere il consenso, questo può essere espresso dal suo rappresentante legale. Se il soggetto non è in grado di scrivere, può in via eccezionale fornire un consenso orale alla presenza di almeno un testimone nel rispetto della normativa vigente.

Una questione particolarmente delicata, ancor più dal punto di vista etico, riguarda la partecipazione alle sperimentazioni cliniche dei soggetti "vulnerabili" (minori, adulti incapaci, persone anziane e donne in età fertile).

Per quanto riguarda i minori, il DLgs 211/2003 [5] afferma che il bambino/ragazzo deve ricevere "da personale esperto nel trattare con i minori, informazioni commisurate alla sua capacità di comprensione", affinché il consenso rispecchi realmente la sua volontà. Inoltre, il consenso "deve poter essere ritirato in qualsiasi momento senza che ciò comprometta il proseguimento dell'assistenza necessaria". Il Comitato etico dovrà verificare la reale presenza e il curriculum del "personale esperto" affinché il minore e la sua famiglia abbiano realmente ricevuto le informazioni nella maniera più adatta all'età, al grado di comprensione, alla gravità della patologia e all'entità del coinvolgimento psicologico della specifica situazione; deve essere inoltre indicata una persona di riferimento dalla quale sia possibile avere ulteriori informazioni.

Per quanto riguarda gli adulti incapaci di dare un valido consenso informato, il DLgs 211/2003 [5] stabilisce che essi possono essere reclutati per una sperimentazione solo se la ricerca "riguardi direttamente uno stato clinico che ponga a rischio la vita o determini un condizione clinica debilitante di cui il soggetto soffre" e se "la ricerca sia essenziale per convalidare dati ottenuti in sperimentazioni cliniche su persone in grado di dare un consenso informato". Anche in questo caso il Comitato etico dovrà verificare sia che il consenso del rappresentante legale esplichi la presunta volontà del soggetto, sia che la persona abbia ricevuto informazioni adeguate alla sua capacità di comprendere la sperimentazione e i relativi rischi e benefici. Nei casi di incapacità temporanea, è necessario che il paziente, quando riacquisti le proprie capacità decisionali, confermi o rifiuti il consenso in maniera personale.

Negli ultimi anni è stata posta l'attenzione sulla possibilità di arruolare negli studi clinici soggetti di oltre 60/65 anni di età. È chiaro che l'inclusione di soggetti anziani nelle sperimentazioni cliniche dovrà prevedere nuove procedure e nuovi metodi di somministrazione dei farmaci che dovranno essere valutati attentamente dai Comitati etici.

Nel 1993 la World Health Organization (WHO), nelle International Ethical Guidelines, ha raccomandato di non escludere dagli studi clinici le donne in età fertile, consigliando di somministrare il farmaco durante o subito dopo il ciclo mestruale e dopo aver effettuato un test di gravidanza. Le problematiche relative alla partecipazione agli studi clinici di donne in età fertile sono di carattere sia scientifico sia etico. Infatti, dal punto di vista scientifico non si conoscono le reazioni alla somministrazione di alcuni farmaci in presenza di cicli ormonali, né vi sono dati sufficienti sulle possibili interazioni con i farmaci contraccettivi. D'altre parte, l'esigenza di includere anche questa categoria di persone negli studi clinici nasce dalla necessità di disporre di questo tipo di informazioni al fine di diminuire il rischio di possibili reazioni avverse dopo l'immissione in commercio.

Il promotore e lo sperimentatore sono tenuti a fornire tutte le informazioni sulla necessità di non intraprendere una gravidanza durante e dopo la sperimentazione; in alcuni protocolli vengono inclusi nello studio solo le donne che scelgono di adottare il metodo contraccettivo indicato dallo sperimentatore. Questo pone qualche problema a livello etico: infatti dovrebbe essere la donna o la coppia a decidere, in accordo con lo sperimentatore, quale metodo contraccettivo utilizzare [9].

11.5
Conclusioni

La disciplina italiana della sperimentazione dei farmaci ha sancito sia il mutamento di denominazione dei Comitati etici (che originariamente erano denominati Comitati di Bioetica, in quanto venivano prese in considerazione, più in generale, le funzioni che avevano nell'ambito delle scienze biomediche) sia il cambiamento del loro ruolo. Infatti, da organismi puramente consultivi, i Comitati etici hanno assunto nel tempo un ruolo sempre più importante per l'avvio degli studi clinici.

L'oggetto della valutazione del Comitato etico in materia di sperimentazione clinica dei medicinali è attualmente disciplinato dall'art. 6, comma 2, del DLgs 211/2003 [5]. Al fine di garantire la tutela dei diritti, della sicurezza e del benessere dei soggetti coinvolti nello studio clinico, i Comitati etici sono oggi chiamati a valutare non solo il consenso informato, ma tutta l'attività di sperimentazione: dalla fase di arruolamento dei soggetti alla vigilanza sull'esecuzione dello studio clinico, dall'idoneità del ricercatore all'adeguatezza del protocollo, fino alla disponibilità di spazi e strutture idonee.

L'esigenza di ribadire e consolidare le competenze già attribuite ai Comitati etici nasce parallelamente alla necessità di migliorare lo standard di qualità della ricerca medica, assicurando sempre più l'affidabilità e la sicurezza dei dati clinici raccolti. In uno scenario globale, ove gli investimenti in ricerca e sviluppo saranno fondamentali per la crescita di un Paese, è sicuramente fondamentale avere degli organismi di garanzia pubblica efficienti e di qualità, onde garantire tempi rapidi per le valutazioni nella piena tutela dei diritti dei pazienti; questi ultimi sono infatti l'essenza alla base dello spirito di servizio per i quali i Comitati etici sono nati e per i quali continueranno a operare anche in un futuro di terapie sempre più complesse e personalizzate [10].

Bibliografia

1. Direttiva 91/507/CEE della Commissione del 19 luglio 1991 che modifica l'allegato della direttiva 75/318/CEE del Consiglio relativa al ravvicinamento delle legislazioni degli Stati Membri riguardanti le norme ed i protocolli analitici, tossico-farmacologici e clinici in materia di sperimentazione dei medicinali
2. Decreto del Ministro della Sanità 15 luglio 1997 Recepimento delle linee guida dell'Unione europea di buona pratica clinica per l'esecuzione delle sperimentazioni cliniche dei medicinali
3. Decreto del Ministro della Sanità 18 marzo 1998 relativo alle Linee guida di riferimento per l'istituzione e il funzionamento dei Comitati etici
4. Direttiva 2001/20/CE del Parlamento europeo e del Consiglio del 4 aprile 2001 concernente il ravvicinamento delle disposizioni legislative, regolamentari ed amministrative degli Stati membri relative all'applicazione della buona pratica clinica nell'esecuzione della sperimentazione clinica di medicinali ad uso umano
5. Decreto Legislativo 24 giugno 2003, n. 211, Attuazione della direttiva 2001/20/CE relativa all'applicazione della buona pratica clinica nell'esecuzione delle sperimentazioni cliniche di medicinali per uso clinico
6. Marini L (2001) I Comitati etici per la sperimentazione clinica dei medicinali. Competenze nella normativa comunitaria e nazionale. D'Anselmi Editore, Roma
7. Legge 8 novembre 2012, n. 189, Conversione in legge, con modificazioni, del decreto-legge 13 settembre 2012, n. 158, recante disposizioni urgenti per promuovere lo sviluppo del Paese mediante un più alto livello di tutela della salute
8. Decreto del Ministro della Sanità 27 aprile 1992 Disposizioni sulle documentazioni tecniche da presentare a corredo delle domande di autorizzazione all'immissione in commercio di specialità medicinali per uso umano, in attuazione della direttiva (CEE) n. 507/91
9. Borgia LM (2001) Guida per i Comitati di bioetica alla sperimentazione clinica. Il Pensiero Scientifico, Roma
10. Tomino C (2004) Manuale tecnico-pratico sulla sperimentazione clinica dei medicinali. CMP, Roma

Le procedure di autorizzazione all'immissione in commercio dei medicinali per uso umano

12

A.R. Marra, C. Zappalà

12.1
Introduzione

La prima direttiva europea per regolamentare in modo armonizzato i molteplici aspetti della vita dei medicinali per uso umano, tra cui l'autorizzazione all'immissione in commercio (AIC), fu emanata soltanto nel 1965. Il caso, tristemente famoso, della talidomide aveva fatto emergere con forza la necessità e l'urgenza – per la tutela della salute pubblica – di un'accurata verifica degli aspetti di qualità, sicurezza ed efficacia da parte di un'Autorità competente, prima dell'immissione in commercio dei medicinali. La Direttiva 65/65/CEE [1] conteneva già tutti i requisiti e le indicazioni di base, a cui il responsabile dell'immissione in commercio doveva attenersi per presentare una domanda di AIC all'Autorità competente dello Stato membro.

Nei decenni successivi questi requisiti sono stati più volte aggiornati e integrati da diverse norme, con un sempre maggior livello di definizione a garanzia della tutela della salute dei pazienti. Il legislatore ha dovuto tenere conto della potenziale pericolosità di ogni farmaco (ben sintetizzata dalla stessa etimologia del termine proveniente dal greco *phármakon*, che si riferisce a una sostanza sia curativa sia dannosa), assoggettandone la commercializzazione a un'autorizzazione rilasciata solo in seguito a un'adeguata valutazione scientifica dei dati presentati nel dossier di registrazione. In Italia, la Direttiva 65/65/CEE fu recepita solo nel 1991 con il DLgs 178/1991 [2].

Sperimentazione e registrazione dei radiofarmaci. Giovanni Lucignani (a cura di)
DOI: 10.1007/978-88-470-2874-6_12, © Springer-Verlag Italia 2013

L'attuale norma di riferimento per i medicinali per uso umano preparati industrialmente, o nella cui produzione interviene un processo industriale, destinati a essere immessi in commercio è la Direttiva 2001/83/CE [3], così come nel tempo emendata (recepita a livello nazionale dal DLgs 219/2006 [4], e sue successive modifiche e integrazioni). Tale norma, definita "Codice comunitario dei medicinali per uso umano", stabilisce che nessun medicinale per uso umano, preparato industrialmente o nella cui produzione interviene un processo industriale, può essere immesso in commercio sul territorio nazionale senza aver ottenuto un'autorizzazione da parte dell'Autorità competente di uno Stato membro (in Italia l'AIFA, Agenzia Italiana del Farmaco) o un'autorizzazione comunitaria ai sensi del Regolamento CE 726/2004 [5]. Quando per un medicinale è stata rilasciata un'AIC, ogni ulteriore dosaggio, forma farmaceutica, via di somministrazione e presentazione, nonché variazioni dell'AIC ed estensioni di linea, sono ugualmente soggetti ad autorizzazione; le AIC successive sono considerate, unitamente a quella iniziale, come facenti parte della stessa autorizzazione complessiva.

Come già previsto dal DLgs 178/1991, l'autorizzazione deve essere richiesta anche per i generatori di radionuclidi, i kit per preparazioni radiofarmaceutiche, i precursori di radionuclidi e i radiofarmaci pronti per l'uso quando preparati industrialmente. Fanno eccezione i radionuclidi utilizzati in forma preconfezionata e i radiofarmaci preparati al momento dell'uso – secondo le istruzioni del produttore, da persone o stabilimenti autorizzati a usare tali medicinali nei previsti centri di cura – purché il radiofarmaco sia preparato a partire da generatori, kit o radiofarmaci precursori per i quali sia stata rilasciata l'AIC (DLgs 219/2006, art. 7).

La domanda di AIC per un medicinale deve essere inoltrata all'Autorità competente, seguendo una delle procedure previste dalla normativa vigente: nazionale "pura", mutuo riconoscimento, decentrata o – quando previsto dal Regolamento CE 726/2004 – centralizzata. Il riferimento normativo per le procedure nazionale, di mutuo riconoscimento e decentrata è il DLgs 219/2006 (e successive modifiche e integrazioni). Tale decreto recepisce e attua la Direttiva 2001/83/CE (e successive direttive di modifica) relativa a un Codice comunitario concernente i medicinali per uso umano, nonché la Direttiva 2003/94/CE [6], che stabilisce i principi e le linee direttrici delle buone prassi di fabbricazione relative ai medicinali per uso umano e ai medicinali per uso umano in fase di sperimentazione.

Il richiedente l'AIC, oltre a scegliere la procedura che intende seguire, è tenuto a individuare il tipo di domanda che intende sottomettere all'Autorità competente e che costituisce la base legale della stessa, cioè il riferimento normativo in base al quale è possibile richiedere l'AIC. Il tipo di base legale, individuato tra quelli previsti dalla norma e descritti al Titolo III del DLgs 219/2006, determina quindi la documentazione che deve essere presentata a supporto della domanda e stabilisce "le regole del gioco" alle quali deve attenersi sia chi presenta la domanda sia chi la valuta. In alcuni casi la scelta della base legale è obbligata, in altri è possibile più di una opzione.

L'AIC ha una validità di 5 anni; trascorso tale periodo essa deve essere rinnovata sulla base di una nuova valutazione del rapporto rischio/beneficio effettuata dall'AIFA. Dopo il primo rinnovo, l'AIC ha una validità illimitata a meno che l'AIFA, per giustificati motivi attinenti la farmacovigilanza, non decida di procedere a un ulteriore rinnovo di durata quinquennale. Nel caso in cui il medicinale non venga messo in commercio nei 3 anni successivi alla data di autorizzazione, l'AIC decade (*sunset clause*).

Durante la sua vita commerciale il medicinale può subire modifiche all'AIC; in base all'art. 34 del DLgs 219/2006, il titolare dell'AIC, dopo il rilascio dell'autorizzazione,

Tabella 12.1 Procedure di registrazione dei medicinali

Procedura	Stati membri coinvolti	Tempi di definizione	Organismi interessati
Nazionale	Soltanto lo Stato in cui viene presentata la domanda	210 giorni	Autorità nazionale
Mutuo riconoscimento (fase europea dopo l'autorizzazione nazionale nel RMS e l'aggiornamento dell'AR)	RMS CMS	90 giorni	RMS CMS EMA (Arbitrato)
Decentrata	RMS CMS	210 giorni	RMS CMS EMA (Arbitrato)
Centralizzata	Tutti gli Stati della UE	210 giorni	EMA Commissione UE Stati membri

RMS Reference Member State, *CMS* Concerned Member States, *EMA* European Medicines Agency

deve tenere conto dei progressi scientifici e tecnici nei metodi di produzione e di controllo previsti all'art. 8 dello stesso e di conseguenza è tenuto a introdurre le variazioni necessarie affinché il medicinale sia prodotto e controllato in base a metodi scientifici generalmente accettati. Le variazioni all'AIC sono disciplinate dal Regolamento CE 1234/2008 [7] e riguardano tutti i medicinali, indipendentemente dal tipo di procedura in base alla quale sono stati autorizzati. La norma prevede un altro obbligo di variazione per il titolare dell'AIC, che riguarda le modifiche da introdurre per motivi di sicurezza.

Vediamo ora in maggiore dettaglio le tipologie di procedura previste per la domanda di AIC (Tabella 12.1).

12.2
Procedura nazionale

La domanda di AIC con procedura nazionale viene inoltrata all'Autorità competente di uno Stato membro ed è valida soltanto sul territorio nazionale. Per ottenere tale autorizzazione in Italia, il richiedente presenta quindi la domanda all'AIFA. Un'AIC può essere rilasciata esclusivamente a richiedenti stabiliti sul territorio comunitario. Dalla ricezione di una domanda valida, l'AIFA adotta le proprie determinazioni sulla stessa entro 210 giorni.

Se nel corso dell'istruttoria l'AIFA rileva che la stessa domanda è stata presentata in un altro Stato membro dell'Unione Europea, o che è già all'esame di un altro Stato membro ovvero che è già stata autorizzata da quest'ultimo, respinge la domanda poiché in questi casi deve essere applicata la procedura di mutuo riconoscimento o la procedura decentrata, a seconda che il medicinale sia stato già autorizzato in altro Stato membro oppure no.

La valutazione del dossier è effettuata dall'AIFA attraverso i suoi esperti, competenti in ciascuna delle parti tecniche relative a qualità, sicurezza ed efficacia. La valutazione di ciascun modulo tecnico del dossier richiede la verifica, da parte dell'esperto competente in materia, della conformità dei dati presentati dal richiedente alla normativa vigente, nonché alle numerose linee guida di tipo regolatorio e/o scientifico elaborate dall'EMA (European Medicines Agency), dalla Commissione Europea o da altri enti regolatori europei. Nel caso lo ritengano necessario, gli esperti valutatori del dossier possono considerare la necessità di richiedere informazioni e/o ispezioni ad altri Uffici dell'AIFA e/o ad altre Autorità competenti. Le ispezioni possono scaturire dallo stesso processo di valutazione, qualora si riscontrino problematiche legate alla congruità e accuratezza dei dati contenuti nel dossier, o alla loro coerenza con i dati della letteratura, oppure dubbi sulla conformità dei dati presentati ai principi di Buona Pratica di Fabbricazione (GMP, Good Manufacturing Practice), Buona Pratica di Laboratorio (GLP, Good Laboratory Practice) o Buona Pratica Clinica (GCP, Good Clinical Practice).

Nel corso della valutazione dei dati presentati, l'esperto (*assessor*) può ritenere necessario che il richiedente fornisca ulteriori chiarimenti e/o dati integrativi alla documentazione inizialmente depositata, in particolare nel caso in cui riscontri delle non conformità del dossier presentato rispetto alla normativa vigente e alle linee guida pertinenti. Tutti i chiarimenti e/o le integrazioni necessarie e la tempistica entro la quale fornire le risposte sono indicati dettagliatamente in una nota che viene inviata al richiedente. Dalla data di protocollo in uscita della nota dell'Ufficio Valutazione e Autorizzazione dell'AIFA e fino alla data di protocollo in entrata della documentazione richiesta presentata da parte del richiedente, i termini previsti per la conclusione della procedura (210 giorni) sono sospesi (*clock-stop*).

Dalla valutazione di tutta la documentazione fornita dal richiedente, gli esperti redigono – ciascuno per la propria competenza – le relazioni istruttorie, che vengono sottoposte al parere della Commissione consultiva tecnico-scientifica (CTS), istituita ai sensi dell'art. 19 del DM n. 245 del 20 settembre 2004 [8]; la CTS è chiamata a esprimersi sull'autorizzabilità del medicinale oggetto della domanda di AIC, sulla base dell'accurata valutazione degli aspetti di qualità, sicurezza ed efficacia, nonché a esprimersi in merito al regime di fornitura e alla classificazione del medicinale ai fini della rimborsabilità (per quest'ultimo aspetto, occorre inoltre tenere presenti le novità introdotte dalla Legge 189/2012 [9]). Nel caso in cui il parere espresso dalla CTS sia favorevole, l'AIFA rilascia la determina autorizzativa unitamente agli stampati (Riassunto delle caratteristiche del prodotto, Foglio illustrativo ed Etichettatura), che costituiscono parte integrante dell'autorizzazione.

L'AIC è negata quando, dalla verifica dei documenti e delle informazioni di cui agli artt. 8, 9, 10, 11, 12 e 13 del DLgs 219/2006 [4], risulta che: a) il rapporto rischio/beneficio non è considerato favorevole; b) l'efficacia terapeutica del medicinale non è sufficientemente documentata dal richiedente; c) il medicinale non presenta la composizione qualitativa e quantitativa dichiarata.

L'autorizzazione è negata anche quando la documentazione o le informazioni presentate a sostegno della domanda non sono conformi agli artt. 8, 9, 10, 11, 12 e 13 sopra menzionati. Il provvedimento di preavviso di diniego dell'AIFA è motivato e il richiedente può presentare opposizione entro i termini previsti dalla norma. Le controdeduzioni del richiedente sono valutate dagli assessor coinvolti nella procedura e la relazione istruttoria aggiornata è nuovamente sottoposta al parere della CTS, che può esprimere parere

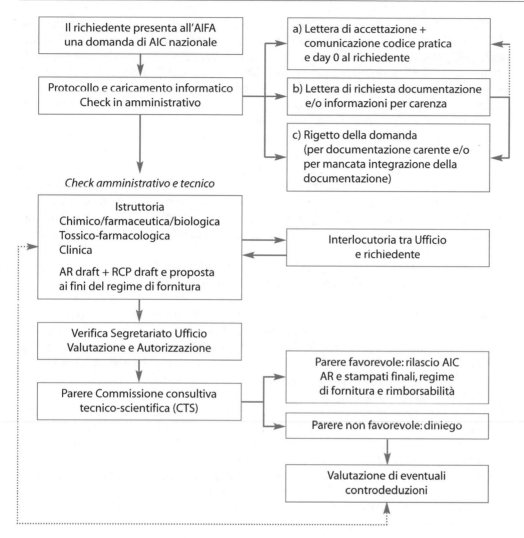

Fig. 12.1 Procedura nazionale per la domanda di AIC: istruttoria, valutazione e rilascio dell'AIC

favorevole all'AIC. In questo caso, la procedura segue il percorso già descritto, con la possibilità di confermare il parere non favorevole, che l'AIFA comunica con provvedimento di diniego motivato. La procedura nazionale è schematizzata nella Fig. 12.1.

12.3
Procedura di mutuo riconoscimento e procedura decentrata

Le disposizioni normative per la procedura di mutuo riconoscimento e per quella decentrata sono contenute nel Capo V del Titolo III del DLgs 219/2006 [4]. Scopo di tali procedure è favorire la libera circolazione dei medicinali nell'Area Economica Europea (EEA), evitando di ripetere le valutazioni già effettuate da uno Stato membro. Il richiedente può presentare, ai sensi dell'art. 28 della Direttiva 2001/83/CE [3], una domanda basata su un identico dossier anche in altri Stati membri dell'Unione Europea, nonché in Norvegia, Islanda e Liechtenstein che – avendo adottato attraverso l'accordo EEA la normativa europea relativa ai medicinali – possono in questo contesto essere equiparati a tutti gli effetti a Stati membri. Anche in questi casi il dossier della domanda comprende le informazioni e i documenti di cui agli artt. 8, 9, 10, 11, 12, 13 e 14 del DLgs 219/2006, nonché l'elenco degli Stati membri nei quali è stata presentata la domanda.

La procedura di mutuo riconoscimento (MRP), in vigore dal 1995, può essere applicata quando è stata già rilasciata un'autorizzazione nazionale in uno Stato membro; su richiesta del titolare dell'AIC l'autorizzazione può essere estesa a uno o più dei restanti Stati membri. La procedura decentrata, in vigore dal 2005, si applica invece quando il richiedente intende ottenere in più Stati membri l'AIC di un medicinale non ancora autorizzato in nessuno di essi.

La MRP ha una durata di 90 giorni nella sua fase europea. Lo Stato membro che ha già autorizzato il medicinale, chiamato Reference Member State (RMS), prepara o aggiorna il rapporto di valutazione (AR, Assessment Report) entro 90 giorni dal ricevimento della richiesta (fase nazionale); tale rapporto di valutazione viene inviato dal RMS al day −14, unitamente al riassunto delle caratteristiche del prodotto (RCP o SPC, Summary of Product Characteristics), al foglio illustrativo (FI o PIL, Product Information Leaflet) e all'etichettatura, agli Stati membri interessati dalla procedura (Concerned Member States o CMS). In questa fase i CMS validano la domanda e, al day 0, il RMS fa partire la procedura. L'iter procedurale ha una tempistica scandita e ben definita dalla norma, i cui dettagli sono riportati nella Fig. 12.2. Al day 90 i CMS notificano al RMS e al richiedente la posizione finale. Se vi è una posizione convergente e si registra l'accordo tra tutti gli Stati coinvolti, il RMS chiude la procedura; nel caso di posizioni divergenti ha inizio la procedura di arbitrato descritta oltre.

È possibile utilizzare la procedura di mutuo riconoscimento più di una volta per successive applicazioni in altri Stati membri (*repeat use*).

La MRP permette di ottenere un'autorizzazione per lo stesso medicinale valida in tutti gli Stati coinvolti; poiché gli Stati coinvolti approvano lo stesso dossier sulla base di un comune rapporto di valutazione, il medicinale avrà lo stesso RCP, FI e le stesse etichette in tutti gli Stati membri che hanno partecipato alla procedura.

Eventuali speciali requisiti nazionali, per esempio informazioni sul rimborso o pittogrammi, dovranno essere riportati, separatamente, sulla cosiddetta blue-box, un'area del confezionamento esterno (etichettatura) nella quale sono incluse le informazioni specifiche di ciascuno Stato nel quale viene commercializzato il medicinale. Queste informazioni possono riguardare il prezzo del medicinale (che rimane nell'ambito delle competenze nazionali), le condizioni di rimborso per il Servizio Sanitario Nazionale, lo stato legale di fornitura al paziente, il numero di identificazione nazionale e il bollino ottico per la tracciabilità.

La procedura decentrata (DCP) si applica a un medicinale non dotato di AIC e comporta la presentazione contestuale della domanda in tutti i paesi in cui il richiedente intende presentare domanda di AIC. Nella fase pre-procedurale (day −14) il richiedente sottopone il dossier al RMS e ai CMS. Non appena la procedura viene validata in tutti gli Stati coinvolti, il RMS fa partire la procedura (day 0). Nella prima fase della procedura

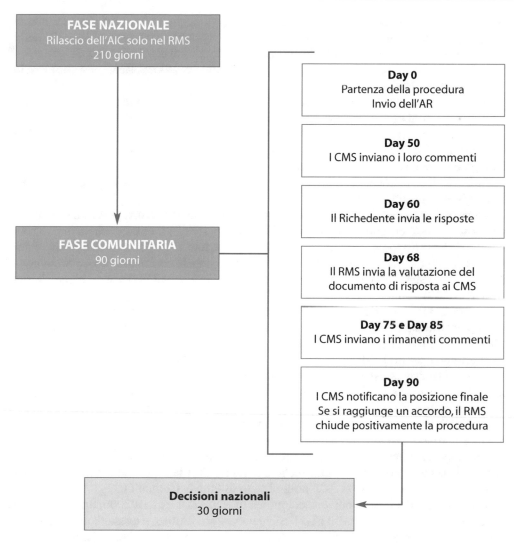

Fig. 12.2 Fasi principali della procedura di mutuo riconoscimento (MRP)

(assessment step I), della durata complessiva di 120 giorni, il RMS valuta la documentazione presentata a supporto della domanda di AIC, prepara una bozza di rapporto di valutazione (PrAR, Preliminary Assessment Report), una bozza di RCP, FI ed etichettatura e li trasmette agli altri CMS e al richiedente al day 70 della procedura. I CMS inviano i loro commenti al day 100. Tutte le richieste di chiarimenti e/o integrazioni sono inviate al richiedente. La procedura entra in fase di clock-stop al day 105 e quindi l'iter procedurale si arresta, in attesa delle risposte del richiedente (*clock-off period*).

Dopo il deposito delle risposte da parte del richiedente e la loro convalida, il RMS fa ripartire la procedura, aggiorna il PrAR per preparare il Draft Assessment Report (DAR), il RCP, il FI e l'etichettatura draft, che invia ai CMS al day 120. Se si giunge a un accordo unanime, il RMS può chiudere la procedura. Se permangono punti non risolti e non si raggiunge il consenso, inizia la seconda fase della procedura (assessment step II), della durata di 90 giorni. Il RMS inoltra tutti i draft ai CMS, che al day 145 inviano i loro commenti finali. Anche in questo caso, se si raggiunge un accordo, il RMS può chiudere la procedura (day 150).

Se il consenso non è ancora raggiunto, il RMS invia al richiedente l'elenco dei quesiti rimasti non risolti e sulla base delle risposte ottenute prepara e invia a tutti i CMS coinvolti uno short report (day 180 AR). I CMS devono inviare la loro posizione finale tra il day 195 e il day 205. Al day 210 la procedura termina. Il RMS invia a tutti i CMS l'AR di fine procedura con RCP, FI ed etichettatura concordati.

Se l'AR di fine procedura è favorevole, si procede con la fase nazionale e l'AIC deve essere rilasciata entro 30 giorni.

In caso di posizioni divergenti tra gli Stati membri coinvolti in una procedura di mutuo riconoscimento o decentrata riguardante l'AR oppure il RCP, il FI e l'etichettatura, è possibile adire al Gruppo di coordinamento per le procedure di mutuo riconoscimento e decentrate di medicinali per uso umano (CMDh), mediante la cosiddetta procedura di arbitrato. Il precedente Mutual Recognition Facilitation Group (MRFG) aveva iniziato la sua attività nel 1995 come gruppo informale. Con l'adozione della Direttiva 2004/27/CE [10] questo gruppo è stato riconosciuto ufficialmente ed è stato ridenominato Co-ordination Group for Mutual Recognition and Decentralised Procedures - Human (CMDh) e ha iniziato la sua attività nel novembre 2005.

Il gruppo è costituito da un rappresentante per ogni Stato membro, compresi i rappresentanti di Norvegia, Islanda e Liechtenstein. Non ha carattere sovranazionale e dipende dai Capi di Agenzia (HMA, Heads of Medicines Agencies). Un osservatore della Commissione Europea e uno dell'EMA possono partecipare alle riunioni.

Il CMDh ha il compito di "arbitrare" e favorire la discussione tra gli Stati al fine di risolvere le divergenze. I punti di disaccordo tra Stati membri sono esaminati dal CMDh, che si impegna a raggiungere un accordo sulle azioni da intraprendere entro 60 giorni. Con cadenza annuale, il CMDh ha anche il compito di stilare una lista di medicinali per i quali deve essere redatto un RCP armonizzato in tutta la Comunità.

Quando uno dei CMS coinvolti comunica al RMS (DLgs 219/2006, art. 42) di non poter approvare l'AR, il RCP, il FI o l'etichettatura predisposti, a causa di un rischio potenziale grave per la salute pubblica (PSRPH, Potential Serious Risk to Public Health), si applica la procedura di arbitrato, di cui all'art. 29 della Direttiva 2001/83/CE [3], chiedendo al CMDh di discutere le divergenze emerse.

Se si raggiunge l'accordo nei tempi previsti, la comunicazione viene inviata a tutti i CMS e al richiedente ed è valida per tutti gli Stati coinvolti.

Se nei 60 giorni previsti non si raggiunge l'accordo tra gli Stati coinvolti, la procedura viene deferita al CHMP (Committee for Medicinal products for Human Use), che rilascia la propria decisione entro 90 giorni. Tale decisione sarà valida in tutti gli Stati coinvolti nella procedura.

La normativa prevede diverse tipologie di procedure di arbitrato, oltre a quella appena descritta per gravi motivi di salute pubblica.

La procedura di arbitrato, ai sensi dell'art. 30 della Direttiva 2001/83/CE, è prevista quando gli Stati membri hanno adottato nel corso degli anni decisioni divergenti in merito all'autorizzazione di uno stesso medicinale (differenti indicazioni, controindicazioni o posologia) ed è necessario armonizzare i diversi RCP all'interno della UE.

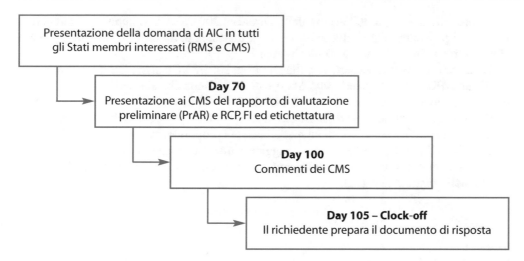

Al Day 106, ricevute le risposte del richiedente, il RMS fa ripartire la procedura. Inizia il secondo step di valutazione

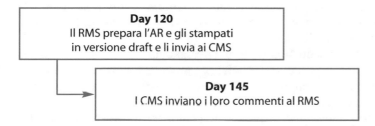

Al Day 150, se si raggiunge un accordo unanime, la procedura si chiude con esito positivo in tutti gli Stati coinvolti. Se permangono ulteriori punti da risolvere, l'iter valutativo continua

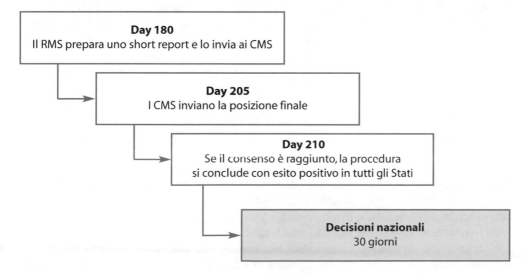

Fig. 12.3 Fasi principali della procedura decentrata (DCP)

La procedura ai sensi dell'art. 31 della Direttiva 2001/83/CE si applica quando sono riscontrati problemi relativi alla sicurezza o all'efficacia di un medicinale o di un'intera classe di medicinali all'interno della Comunità.

La procedura ai sensi dell'art. 36 della Direttiva 2001/83/CE si applica ad AIC ottenute mediante MRP o DCP, quando uno Stato membro ritiene che sia necessaria un'azione quale variazione, sospensione o revoca a tutela della salute pubblica.

Infine, ai sensi dell'art. 107 della Direttiva 2001/83/CE, quando uno Stato membro modifica, sospende o revoca l'AIC di un medicinale nel proprio Paese per motivi di sicurezza informa il CHMP affinché possa essere raggiunta una decisione univoca in tutta la UE.

Le procedure di mutuo riconoscimento e decentrata sono schematizzate, rispettivamente, nelle Figg. 12.2 e 12.3.

12.4
Procedura centralizzata

La procedura centralizzata nasce dalla vecchia procedura di concertazione, istituita dal Regolamento CEE 2309/1993 [11] e successivamente modificata dal Regolamento CE 726/2004 [5]. I medicinali per uso umano che devono essere necessariamente autorizzati mediante procedura centralizzata (CP) sono:

- medicinali derivati da procedimenti biotecnologici (tecnologie da DNA ricombinante, espressione controllata di geni portatori di codici per proteine biologicamente attive nei procarioti e negli eucarioti, comprese cellule trasformate di mammiferi, metodi a base di ibridomi e di anticorpi monoclonali);
- medicinali contenenti una nuova sostanza attiva non autorizzata nella Comunità alla data di entrata in vigore del succitato regolamento, aventi come indicazione terapeutica il trattamento di specifiche malattie (sindrome da immunodeficienza acquisita, cancro, disordini neurodegenerativi e diabete);
- medicinali designati come medicinali orfani ai sensi del Regolamento CE 141/2000 [12].

Dal 2008 la CP è diventata obbligatoria anche per i medicinali contenenti una nuova sostanza attiva indicata per il trattamento di malattie autoimmuni e altre disfunzioni immunitarie o di malattie virali, nonché per i medicinali per terapie avanzate.

La CP è facoltativa per i medicinali contenenti una nuova sostanza attiva che alla data dell'entrata in vigore del regolamento non era autorizzata nella Comunità, oppure per i medicinali per i quali il richiedente dimostri che costituiscono un'innovazione significativa sul piano terapeutico, scientifico o tecnico o che il rilascio di un'autorizzazione secondo il Regolamento CE 726/2004 è nell'interesse dei pazienti a livello comunitario.

A seguito di una valutazione positiva da parte dell'EMA, il richiedente può ottenere per il medicinale in domanda un'AIC valida in tutti gli Stati membri dell'UE, che avrà una sola denominazione e i medesimi RCP, FI ed etichettatura in tutti gli Stati dell'UE.

Le domande di AIC per generici di medicinali autorizzati possono essere presentate con procedura centralizzata; in alternativa, i generici possono essere autorizzati dalle Autorità competenti degli Stati membri anche mediante procedura nazionale o di mutuo riconoscimento o decentrata. I medicinali biosimilari, che sono stati ottenuti con uno dei processi biotecnologici previsti dal regolamento, devono invece essere autorizzati necessariamente con CP.

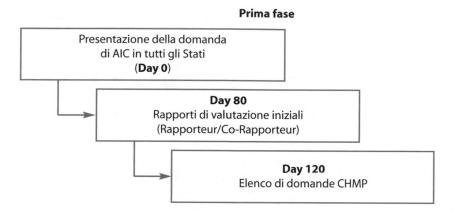

Prima fase

Clock stop: tempo per la preparazione del documento di risposta da parte del richiedente

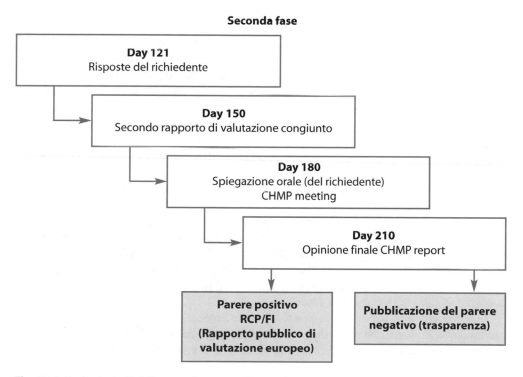

Seconda fase

Fig. 12.4 Fasi principali della procedura centralizzata (CP)

Quando un richiedente presenta domanda con CP all'EMA, il CHMP nomina, tra i suoi membri, un Rapporteur e un Co-Rapporteur. Il Segretariato dell'EMA designa un Product Team costituito da un Product Team Leader (PTL) e dai Product Team Members (PTM), che hanno il compito di verificare, tra gli altri, eventuali conflitti di interesse degli assessor nominati dal Rapporteur e dal Co-Rapporteur e di agire come contact point per tutte le attività di pre-submission da parte del richiedente e come collegamento tra il richiedente e il Rapporteur e il Co-Rapporteur.

Sia il Rapporteur sia il Co-Rapporteur individuano un gruppo di esperti, responsabili della valutazione del dossier presentato a supporto della domanda di AIC.

Le fasi principali e le tempistiche previste dalla normativa per la procedura centralizzata sono schematizzate nella Fig. 12.4.

A conclusione della procedura di valutazione, vengono definiti il rapporto di valutazione e gli stampati approvati dal CHMP, le eventuali condizioni per l'autorizzazione e obblighi specifici approvati anch'essi dal CHMP, l'EPAR (European Public Assessment Report, predisposto dall'EMA e verificato dai Rapporteur). Dopo il rilascio del parere del CHMP, si avvia la procedura di revisione linguistica degli stampati coordinata dal Quality Review Document Group (QRD). L'EMA trasmette alla Commissione Europea, agli Stati membri e al richiedente il parere del CHMP entro 15 giorni dalla sua adozione. Se il parere è favorevole al rilascio dell'AIC del medicinale, a esso sono allegati il RCP, il FI e l'etichettatura, l'elenco delle condizioni o restrizioni da imporre all'uso o alla fornitura del medicinale e le condizioni o restrizioni raccomandate per consentirne l'uso sicuro ed efficace, oltre al rapporto di valutazione.

La Commissione Europea elabora un progetto di Decisione che viene trasmesso agli Stati membri e al richiedente e sottoposto per approvazione al Comitato Permanente per i medicinali per uso umano (Standing Committee), che si riunisce a Bruxelles presso la Commissione ed è composto da rappresentanti di tutti gli Stati membri. Dopo l'adozione da parte dello Standing Committee, la Decisione diviene definitiva e l'AIC per quel medicinale è valida in tutta la Comunità. I medicinali per uso umano sono iscritti nel Registro Comunitario dei Medicinali.

12.4.1 Domanda di AIC condizionata e domanda di AIC rilasciata in circostanze eccezionali

La domanda di AIC condizionata, prevista dal Regolamento CE 507/2006 [13], è presentata dal richiedente prima del completamento degli studi e quindi prima che siano disponibili tutti i dati necessari per la compilazione del dossier. L'AIC condizionata potrà essere rilasciata se il richiedente può dimostrare di non essere in grado di fornire informazioni complete perché i casi da trattare sono molto rari e/o il livello di sviluppo scientifico non consente di dare informazioni complete.

Tale procedura riguarda quindi essenzialmente i medicinali orfani e destinati al trattamento o alla prevenzione o alla diagnosi di malattie gravemente invalidanti o potenzialmente letali o i medicinali da utilizzare in situazioni di emergenza in risposta a minacce per la salute pubblica.

L'AIC condizionata, tuttavia, non può rimanere tale a tempo indeterminato; quando il richiedente è in grado di fornire i dati mancanti, l'Autorità competente sostituisce l'AIC condizionata con una regolare AIC non subordinata a obblighi specifici.

Condizioni necessarie per la presentazione della domanda condizionata sono:
• rapporto rischio/beneficio positivo;
• impegno del richiedente a fornire i dati clinici completi non appena disponibili;
• assenza di alternative terapeutiche;
• benefici per la salute pubblica, derivanti dalla disponibilità del medicinale, superiori ai rischi legati alla mancanza di dati clinici completi.

In circostanze eccezionali, previste dall'art. 14, par. 8, del Regolamento CE 726/2004 [5], le domande di AIC possono essere inoltrate dal richiedente sulla base di uno dei motivi previsti dall'Allegato I della Direttiva 2001/83/CE [3]. La conferma dell'autorizzazione è legata alla rivalutazione annuale di tali condizioni.

Per medicinali di elevato interesse per la salute pubblica (farmaci altamente innovativi dal punto di vista terapeutico o per i quali non esiste alternativa terapeutica sul mercato) le procedure centralizzate possono consentire tempi di valutazione più brevi. La richiesta deve pervenire all'EMA almeno un mese prima della sottomissione della domanda e la tempistica della procedura si riduce a 150 giorni (procedura di valutazione accelerata).

12.5
Base legale e dossier di registrazione

Il tipo di domanda da presentare costituisce la base legale della stessa, cioè il riferimento normativo in base al quale è possibile richiedere l'AIC. La base legale, individuata tra quelle previste dal DLgs 219/2006 [4], determina la documentazione che deve essere presentata dal richiedente a supporto della domanda e stabilisce l'insieme dei requisiti specifici, ai quali deve attenersi sia chi presenta la domanda sia chi la valuta.

Le modalità di presentazione e i contenuti del dossier a supporto della domanda di AIC sono descritti nel Volume 2 della pubblicazione *The rules governing medicinal products in the European Union* [14], preparato dalla Commissione Europea in consultazione con le Autorità competenti degli Stati membri, l'EMA e le parti interessate. Il Volume 2B fornisce una guida per la compilazione del dossier valido per tutti i tipi di procedura e accettato – nel suo nuovo formato di Common Technical Document (CTD) – dalle Autorità regolatorie delle tre regioni dell'International Conference on Harmonization (ICH), ovvero Europa, Stati Uniti e Giappone. Il CTD definisce il formato per presentare i dati nel dossier, ma non fornisce informazioni sui contenuti del dossier né sugli studi o i dati da inserire, che dipendono anche dalla base legale della domanda e sono riportati nell'Allegato I del DLgs 219/2006. Il CTD è organizzato in cinque moduli:

- Modulo 1, contenente informazioni amministrative e specifico per ciascuna regione dell'ICH (in quanto deve tenere conto delle differenti legislazioni regionali);
- Modulo 2, contenente i riassunti critici di ciascuno dei successivi moduli tecnici scritti da esperti qualificati;
- Modulo 3, contenente le informazioni chimiche, farmaceutiche e biologiche (Qualità);
- Modulo 4, contenente le informazioni farmaco-tossicologiche (Non clinica);
- Modulo 5, contenente i dati clinici (Clinica).

A ciascun modulo è associata una lista di linee guida da tenere nella dovuta considerazione durante la preparazione del dossier.

Vediamo in maggiore dettaglio i tipi di domanda previsti dalla normativa.

12.5.1 Domanda completa

La domanda completa di AIC (*full dossier*) si presenta in base all'art. 8, comma 3, del DLgs 219/2006, che elenca dettagliatamente la documentazione da produrre a supporto.

Tale documentazione deve comprendere, oltre ai dati amministrativi del Modulo 1, i dati originali previsti per ciascuno degli altri quattro moduli.

La domanda di AIC deve essere presentata ai sensi dell'art. 8, comma 3, anche nel caso in cui, oltre ai dati originali, parte della documentazione non clinica e clinica dei Moduli 4 e 5 sia costituita da dati bibliografici (*mixed data*).

12.5.2 Domande semplificate di AIC per medicinali generici

Il riferimento normativo è l'art. 10 del DLgs 219/2006 [4]; in particolare il comma 1 si riferisce alla domanda semplificata per medicinali generici, il comma 6 alla domanda semplificata ibrida e il comma 7 alla domanda semplificata per i medicinali biosimilari.

Un generico è un medicinale che ha, rispetto al medicinale di riferimento, la stessa composizione qualitativa e quantitativa di sostanze attive, la stessa forma farmaceutica e una bioequivalenza dimostrata da appropriati studi di biodisponibilità.

Fatta salva la disciplina della tutela della proprietà industriale e commerciale, e in deroga a quanto richiesto dall'art. 8, il richiedente non è tenuto a fornire dati preclinici e clinici se può dimostrare che il medicinale in domanda è un generico o un biosimilare di un medicinale di riferimento che è o è stato autorizzato sulla base di un dossier completo (art. 8, comma 3; art. 11; art. 12 o art. 13) da almeno 8 anni in Italia o nell'Unione Europea (periodo di *data exclusivity*). Il medicinale generico in domanda non potrà essere, tuttavia, commercializzato se non saranno trascorsi 10 anni dall'autorizzazione del medicinale di riferimento, in quanto il titolare dell'AIC del medicinale di riferimento beneficia di ulteriori 2 anni di *market esclusivity*. Il periodo di 10 anni è esteso a un massimo di 11 anni se durante i primi 8 anni di tale decennio il titolare dell'AIC ottiene un'autorizzazione per una o più indicazioni terapeutiche nuove, ritenute tali da apportare un beneficio clinico rilevante rispetto alle terapie esistenti.

Il richiedente è tenuto a presentare studi preclinici e/o clinici appropriati in tutti i casi in cui non è strettamente soddisfatta la definizione di "medicinale generico" sopra riportata, o quando gli studi di biodisponibilità non possono dimostrare la bioequivalenza verso il prodotto di riferimento, o quando sono modificati principio attivo, dosaggio, forma farmaceutica, via di somministrazione, indicazioni terapeutiche rispetto al prodotto di riferimento (art. 10, comma 6, del DLgs 219/2006). In questo caso la domanda di AIC, definita ibrida, si richiamerà in parte ai dati del prodotto di riferimento, in parte a nuovi dati (*bridging data*).

L'art. 10, comma 7, del DLgs 219/2006 stabilisce che, quando un medicinale biologico simile a un medicinale biologico di riferimento non soddisfa esattamente le condizioni della definizione di medicinale generico (a causa, soprattutto, di differenze nelle materie prime o nei processi di produzione del medicinale biologico e del medicinale biologico di riferimento), il richiedente l'AIC è tenuto a fornire i risultati delle appropriate prove precliniche o delle sperimentazioni cliniche relative a dette condizioni. Non è necessario fornire i risultati delle altre prove e sperimentazioni contenuti nel dossier del medicinale di riferimento. Se i risultati presentati non sono ritenuti sufficienti per garantire l'equivalenza del medicinale biosimilare e del medicinale biologico di riferimento, deve essere presentata una domanda nel rispetto di tutti i requisiti previsti dall'art. 8 (dossier completo).

Per medicinale di riferimento si intende un medicinale autorizzato in uno Stato membro dell'EEA sulla base di un dossier completo, in accordo a quanto previsto dagli artt. 8

(comma 3), 11, 12 o 13 del DLgs 219/2006. Il medicinale di riferimento è individuato dal richiedente come "medicinale di confronto" del medicinale per il quale richiede l'AIC. Se il medicinale di riferimento non è stato autorizzato in Italia ma in un altro Stato membro dell'Unione Europea, il richiedente può individuare il medicinale di riferimento che è stato o è autorizzato in uno degli Stati appartenenti alla UE e indicarlo nella domanda. Si parla quindi di "prodotto di riferimento europeo" (ERMP, European Reference Medicinal Product).

Il concetto di prodotto di riferimento nell'ambito della presentazione di una domanda di AIC abbreviata ha un duplice significato, legale e tecnico-scientifico. Il prodotto di riferimento utilizzato per lo studio di bioequivalenza, quindi, non deve necessariamente corrispondere al prodotto di riferimento indicato ai fini della presentazione della domanda abbreviata.

12.5.3 Domanda completa bibliografica

Il riferimento normativo è l'art. 11 del DLgs 219/2006 [4]. Se il richiedente può dimostrare che il principio attivo contenuto nel medicinale in domanda è di impiego medico ben consolidato (*well established use*) nella UE da almeno 10 anni e presenta una riconosciuta efficacia e un livello accettabile di sicurezza, i dati preclinici e clinici originali possono essere sostituiti da riferimenti dettagliati ad appropriati lavori scientifici pubblicati [15].

Per valutare l'impiego medico ben consolidato con una riconosciuta efficacia e un livello accettabile di sicurezza, occorre considerare l'arco di tempo durante il quale la sostanza è stata utilizzata, gli aspetti quantitativi e il grado di interesse scientifico del suo uso (in base alla letteratura scientifica pubblicata) e la coerenza delle valutazioni scientifiche. Pertanto il periodo d'uso necessario deve essere stabilito caso per caso, ma non può comunque essere inferiore a 10 anni. L'impiego medico ben consolidato non deve essere inteso come "impiego di un medicinale autorizzato" e quindi può essere sostenuto anche in mancanza di un'autorizzazione. L'uso consolidato si riferisce allo specifico uso terapeutico documentato e quindi non è possibile utilizzare la base legale bibliografica per sostenere un'indicazione nuova per un principio attivo che ha un uso consolidato in altre indicazioni.

Relativamente alla documentazione da presentare per la richiesta di autorizzazione di un medicinale su base bibliografica, il richiedente è incoraggiato a fornire una dettagliata descrizione del metodo adottato per la ricerca della pertinente letteratura scientifica pubblicata e a giustificare la scelta della documentazione bibliografica inserita nel dossier. La bibliografia fornita deve coprire ogni aspetto di sicurezza ed efficacia e occorre dimostrare che i dati bibliografici sono validi anche per il prodotto in domanda.

Deve essere fornita tutta la documentazione bibliografica, sia essa favorevole o sfavorevole, ed eventuali carenze documentali devono essere adeguatamente giustificate.

12.5.4 Domanda completa per medicinali ad associazione fissa

Il riferimento normativo è l'art. 12 del DLgs 219/2006 [4]. I medicinali ad associazione fissa sono medicinali contenenti una combinazione di due o più sostanze attive singolarmente già presenti nella composizione di medicinali autorizzati, ma non ancora utilizzate in associazione a fini terapeutici.

I principi attivi presenti nella combinazione devono essere già autorizzati singolarmente nella UE. I medicinali contenenti un'associazione fissa, anche se costituita da principi attivi già singolarmente autorizzati, devono essere considerati come nuovi medicinali. Il richiedente è quindi tenuto a presentare dati preclinici e clinici relativi alla combinazione; tali dati possono essere completamente originali o, in parte, bibliografici. Una nuova combinazione fissa ha diritto al periodo di esclusività.

Trattandosi di dossier "completo", sono accettabili domande di AIC su consenso (vedi §12.5.5) e domande di AIC per generici utilizzando come riferimento l'associazione fissa.

12.5.5 Domanda completa su consenso all'utilizzazione del dossier da parte di terzi

Il riferimento normativo è l'art. 13 del DLgs 219/2006 [4]. Dopo il rilascio dell'AIC, il titolare dell'autorizzazione può concedere l'accesso alla documentazione chimico-farmaceutica, preclinica e clinica del proprio dossier per permettere una nuova autorizzazione di un identico medicinale.

L'accesso deve essere concesso per tutti e tre i moduli del dossier, non è possibile cioè avere una parte chimico-farmaceutica indipendente dalle sezioni preclinica e clinica del dossier. La domanda di autorizzazione sulla base del consenso all'utilizzazione del dossier da parte di terzi può essere presentata sia dallo stesso titolare del medicinale originatore (licenziante) sia da altro titolare (licenziatario), al quale viene concesso l'accesso all'utilizzo del dossier.

Il consenso può essere ottenuto soltanto verso domande complete e non è applicabile a medicinali generici.

La domanda su consenso non deve essere confusa con le "domande multiple". Con il termine "multipla/duplicato" non si indica infatti una base legale, ma semplicemente una modalità di presentazione della domanda di AIC basata sull'identicità di due o più dossier presentati dallo stesso o da diverso richiedente, contemporaneamente o in momenti differenti, a prescindere dalla base legale adottata.

Bibliografia

1. Direttiva 65/65/CEE del Consiglio del 26 gennaio 1965 per il ravvicinamento delle disposizioni legislative, regolamentari ed amministrative relative alle specialità medicinali
2. Decreto Legislativo 29 maggio 1991, n. 178, Recepimento delle direttive della Comunità economica europea in materia di specialità medicinali
3. Direttiva 2001/83/CE del Parlamento europeo e del Consiglio del 6 novembre 2001 recante un Codice comunitario relative ai medicinali per uso umano
4. Decreto Legislativo del 24 aprile 2006, n. 219, Attuazione della direttiva 2001/83/CE (e successive direttive di modifica) relativa ad un codice comunitario concernente i medicinali per uso umano, nonché della direttiva 2003/94/CE
5. Regolamento (CE) n. 726/2004 del Parlamento europeo e del Consiglio del 31 marzo 2004 che istituisce procedure comunitarie per l'autorizzazione e la sorveglianza dei medicinali per uso umano e veterinario, e che istituisce l'agenzia europea per i medicinali
6. Direttiva 2003/94/CE della Commissione dell'8 ottobre 2003 che stabilisce i principi e le linee direttrici delle buone prassi di fabbricazione relative ai medicinali per uso umano e ai medicinali per uso umano in fase di sperimentazione

7. Regolamento (CE) n. 1234/2008 della Commissione del 24 novembre 2008 concernente l'esame delle variazioni dei termini delle autorizzazioni all'immissione in commercio di medicinali per uso umano e di medicinali veterinari

8. Decreto del Ministro della Salute 20 settembre 2004, n. 245, Regolamento recante norme sull'organizzazione ed il funzionamento dell'Agenzia Italiana del Farmaco, a norma dell'articolo 48, comma 13, del decreto-legge 30 settembre 2003, n. 269, convertito nella legge 24 novembre 2003, n. 326

9. Legge 8 novembre 2012, n. 189, Conversione in legge, con modificazioni, del decreto-legge 13 settembre 2012, n. 158, recante disposizioni urgenti per promuovere lo sviluppo del Paese mediante un più alto livello di tutela della salute

10. Direttiva 2004/27/CE del Parlamento europeo e del Consiglio del 31 marzo 2004 che modifica la direttiva 2001/83/CE recante un codice comunitario relativo ai medicinali per uso umano

11. Regolamento (CEE) n. 2309/93 del Consiglio del 22 luglio 1993 che stabilisce le procedure comunitarie per l'autorizzazione e la vigilanza dei medicinali per uso umano e veterinario e che istituisce un'Agenzia europea di valutazione dei medicinali

12. Regolamento (CE) n. 141/2000 del Parlamento europeo e del Consiglio del 16 dicembre 1999 concernente i medicinali orfani

13. Regolamento (CE) n. 507/2006 della Commissione del 29 marzo 2006 relativo all'autorizzazione all'immissione in commercio condizionata dei medicinali per uso umano che rientrano nel campo d'applicazione del Regolamento (CE) n. 726/2004 del Parlamento europeo e del Consiglio

14. EudraLex - The rules governing medicinal products in the European Union. Volume 2 - Pharmaceutical Legislation Notice to applicants and regulatory guidelines medicinal products for human use http://ec.europa.eu/health/documents/eudralex/vol-2/

15. EudraLex - The rules governing medicinal products in the European Union. Volume 2C - Regulatory Guidelines. Guidance on a new therapeutic indication for a well established substance (November 2007) http://ec.europa.eu/health/files/eudralex/vol-2/c/10%20_5_%20guideline_11-2007_en.pdf

Usi off label dei farmaci: quali strumenti normativi?

13

M. Nicotra, C. Tomino, L. Giuliani, R. Schiavo

13.1
Introduzione

La normativa vigente stabilisce che l'utilizzo clinico dei farmaci autorizzati deve avvenire nel rigoroso rispetto di quanto previsto dall'Autorizzazione all'immissione in commercio (AIC), in assenza della quale nessun farmaco può essere commercializzato. L'AIC viene rilasciata dall'Autorità regolatoria di uno Stato membro (in Italia l'AIFA, Agenzia Italiana del Farmaco [1]) in seguito ad attenta e approfondita valutazione tecnico-scientifica e regolatoria del dossier di registrazione presentato dalla ditta richiedente l'AIC per definire il profilo di qualità, sicurezza ed efficacia del medicinale (vedi Cap. 12).

Il documento che descrive le condizioni d'uso clinico autorizzate per un determinato medicinale è il Riassunto delle caratteristiche del prodotto (RCP o Summary of Product Characteristics, SPC), che costituisce parte integrante dell'AIC; tali condizioni d'uso sono correntemente definite *on label*.

Il termine *off label* designa qualsiasi uso di un medicinale non conforme ai termini dell'AIC rilasciata dall'Autorità regolatoria e quindi riguarda l'uso del medicinale per indicazioni, dosaggi, vie, modalità o frequenze di somministrazione o per gruppi di pazienti differenti da quanto indicato nel RCP.

Il Codice comunitario dei medicinali per uso umano (Direttiva 2001/83/CE [2] e DLgs 219/2006 [3]) limita chiaramente l'utilizzo off label dei farmaci a circostanze eccezionali.

Sperimentazione e registrazione dei radiofarmaci. Giovanni Lucignani (a cura di)
DOI: 10.1007/978-88-470-2874-6_13 © Springer-Verlag Italia 2013

Affinché un farmaco venga somministrato con un favorevole rapporto rischio/beneficio e risulti efficace e sicuro per il paziente, occorre infatti che esso sia impiegato nelle condizioni studiate nel corso delle sperimentazioni cliniche, che ne hanno dimostrato l'efficacia e la sicurezza d'uso nell'uomo e che sono state valutate dalla competente autorità prima del rilascio dell'AIC. "Tutte le volte che un farmaco è prescritto in condizioni nelle quali l'efficacia non è nota, si sottopone il paziente a un rischio a fronte di un beneficio incerto" [4]. Un uso diffuso e sistematico della prescrizione off label, in presenza di opzioni cliniche autorizzate, esporrebbe facilmente i pazienti a rischi potenziali ed evitabili.

L'uso di un farmaco nelle condizioni specificate nel RCP si basa, quindi, sui dati provenienti da studi clinici in grado di delineare il profilo preliminare di efficacia e sicurezza del farmaco stesso. A questi dati preliminari si aggiungono nel tempo evidenze ulteriori, sia sulla sicurezza sia sull'efficacia, che derivano da un ampio uso nella popolazione generale e, nella fattispecie, dalle attività di farmacovigilanza attiva e passiva (studi epidemiologici e segnalazione spontanea) e dagli studi di *outcome research*. Quando un farmaco viene prescritto al di fuori delle condizioni previste dal RCP, tutto ciò viene meno e l'atto prescrittivo tende a essere supportato principalmente da dati pubblicati – senz'altro inferiori dal punto di vista quantitativo e qualitativo – o da estrapolazioni e opinioni [5].

13.2
RCP e uso clinico autorizzato

Il Codice comunitario dei medicinali per uso umano prevede che la domanda di AIC sia corredata da tutti i documenti previsti dall'art. 8 del DLgs 219/2006 [3], tra cui il RCP redatto a norma dell'art. 14 e contenente tutte le informazioni richieste dall'Allegato 2 al decreto stesso. Analogamente, l'art. 6, comma 1, del Regolamento CE 726/2004 [6] stabilisce che la documentazione da includere nella domanda di AIC presentata con procedura centralizzata (vedi Cap. 12) deve comprendere un RCP redatto in conformità a quanto stabilito dall'art. 11 della Direttiva 2001/83/CE [2].

Il RCP (spesso impropriamente ed erroneamente chiamato Scheda tecnica) riporta in forma sintetica una serie di informazioni cliniche, farmacologiche e chimico-farmaceutiche derivanti dai dati presentati nel dossier di AIC e valutate e autorizzate dall'Autorità competente; tali informazioni sono prodotto-specifiche e a esse deve attenersi il medico per la corretta prescrizione del farmaco e il suo utilizzo clinico efficace e sicuro.

I criteri con cui debbono essere inserite e presentate le informazioni da riportare nel RCP sono descritti nel Notice to Applicants, Volume 2 della raccolta *The rules governing medicinal products in the European Union* [7], mentre le informazione pratiche su come redigere un RCP sono fornite in un documento redatto dal gruppo denominato Quality Review of Documents (QRD) della European Medicines Agency (EMA) [8]. Tali linee guida generali devono essere integrate dalla linea guida specifica per la redazione del RCP dei radiofarmaci pubblicata sul sito web dell'EMA [9].

La normativa richiede l'inclusione obbligatoria nell'imballaggio esterno dei medicinali di un documento denominato Foglio illustrativo redatto in conformità al RCP e contenente in un linguaggio comprensibile le informazioni destinate al paziente.

L'art. 31 del DLgs 219/2006 stabilisce che, al rilascio dell'AIC, l'AIFA notifichi al titolare la relativa determinazione (comprendente RCP, Foglio illustrativo ed Etichettatura),
curi la sollecita pubblicazione per estratto del provvedimento di AIC nella Gazzetta Ufficiale della Repubblica italiana e provveda a rendere pubblico il RCP e le sue successive
modificazioni.

13.2.1 Contenuto del RCP dei radiofarmaci

Il RCP dei radiofarmaci è suddiviso in 12 sezioni. Le informazioni chimico-farmaceutiche
sono riportate nelle sezioni 1, 2, 3, 6 e 12 e devono riflettere i dati di qualità contenuti
nel Modulo 3 del dossier di AIC (vedi Cap. 12).
Si richiama in particolare l'attenzione sul contenuto delle seguenti sezioni del RCP.

13.2.1.1 Sezione 4
Le informazioni cliniche sono riportate nella sezione 4 del RCP e riflettono i dati presentati nel Modulo 5 del dossier (per i dettagli, vedi Cap. 12).
Nel paragrafo 4.1 sono riportate le indicazioni terapeutiche per le quali il farmaco è
autorizzato; esse devono essere descritte in maniera concisa e chiara, specificando, per
esempio, se il farmaco è autorizzato solo per uso diagnostico o in quale fascia di età è indicato (adulti o bambini, precisando eventualmente il limite d'età). In questo paragrafo
deve essere anche riportato chiaramente se il farmaco è specifico per un particolare genotipo o dipende dall'espressione di un gene o da un particolare fenotipo.
Nel paragrafo 4.2 sono indicati la posologia e il modo di somministrazione autorizzati
e devono essere inserite le informazioni relative alle popolazioni speciali, quali pazienti
anziani, pazienti con compromissione della funzionalità epatica o renale o con particolare
genotipo e pazienti pediatrici.
Nel paragrafo 4.3 sono riportate le controindicazioni all'uso del farmaco dovute a motivi di sicurezza; va precisato se il prodotto è controindicato in una popolazione speciale
(per esempio pediatrica) o in talune circostanze, come diagnosi particolari o presenza di
patologie concomitanti, fattori demografici (per esempio sesso, età) o predisposizioni
(per esempio fattori metabolici o immunologici, genotipi particolari o precedenti reazioni
avverse al farmaco o alla classe di farmaci cui appartiene). Devono essere riportati in
questo paragrafo medicinali o classi di medicinali da non somministrare contemporaneamente o consecutivamente, qualora ciò sia supportato da dati o da forti ragioni teoriche
[7]. Se il farmaco è controindicato in gravidanza e allattamento, la relativa informazione
deve essere riportata anche in questo paragrafo. Le classi di popolazioni non studiate
nelle sperimentazioni cliniche condotte per la domanda di AIC devono essere inserite nel
paragrafo 4.4 o, nel caso in cui siano state escluse dallo studio per motivi di sicurezza,
nel paragrafo 4.3.
Nel paragrafo 4.4 devono essere inserite le avvertenze speciali e le precauzioni d'impiego. Le informazioni su un rischio specifico devono essere riportate in questo paragrafo
solo se tale rischio comporta una precauzione d'uso o se il personale addetto deve essere
avvertito del rischio. Occorre riportare, per esempio, le avvertenze relative al rischio connesso con una non corretta via di somministrazione o con agenti trasmissibili (per esempio
in caso di medicinali derivati da plasma), e l'eventuale necessità di allertare il personale
medico circa la possibilità di reazioni avverse gravi che potrebbero richiedere attrezzature

per la rianimazione. Devono essere riportate le avvertenze relative alla popolazione pediatrica, quando il prodotto è indicato in tale popolazione. In particolare per i radiofarmaci occorre fare riferimento anche a quanto previsto nel corrispondente paragrafo del core SmPC per i Radiofarmaci [9].

Nel paragrafo 4.5 devono essere riportate le interazioni con altri medicinali e altre forme di interazione clinicamente rilevanti, sulla base delle proprietà farmacodinamiche e degli studi farmacocinetici *in vivo* del medicinale.

Nel paragrafo 4.6 sono inserite le informazioni relative all'uso del farmaco in popolazioni in età fertile, in gravidanza e in allattamento, derivanti dai dati clinici e non clinici riportati rispettivamente nei Moduli 5 e 4 del dossier (i dati non clinici devono essere riportati solo come conclusione degli studi sulla tossicità riproduttiva, mentre l'informazione dettagliata deve essere riportata nel paragrafo 5.3). Devono anche essere presi in considerazione i dati di sorveglianza post-marketing e di attività farmacologica e tutti i dati noti per i farmaci della stessa classe. Per quanto riguarda i dati clinici da inserire in questo paragrafo è necessario che siano forniti, se disponibili: i dati di frequenza degli eventi avversi; gli eventi avversi riportati nell'embrione, nel feto, nel neonato e durante la gravidanza; eventuali raccomandazioni relative all'uso del farmaco in differenti periodi della gestazione e informazioni relative alla gestione dell'esposizione durante la gravidanza (monitoraggio fetale/sorveglianza clinica del feto o del neonato). Per quanto riguarda i dati relativi all'allattamento, devono essere riportati, se disponibili, i dati clinici presenti nel Modulo 5 del dossier relativi a lattanti allattati al seno e tutti i dati di farmacocinetica, come la concentrazione del principio attivo o del metabolita nel latte materno. Devono essere inclusi eventuali effetti avversi verificatisi nei neonati. Devono essere inserite le informazioni e le motivazioni utili per decidere se interrompere o continuare l'allattamento e/o interrompere o continuare il trattamento. I dati preclinici relativi al passaggio del principio attivo nel latte devono essere riportati solo se non sono disponibili dati nell'uomo. In questo paragrafo devono essere riportati tutti i possibili effetti del prodotto sulla fertilità maschile e femminile, derivanti da tutti gli studi clinici disponibili (Modulo 5), oltre a un riassunto dei dati preclinici sull'animale (Modulo 4), rimandando per i dettagli al paragrafo 5.3. Deve essere chiaramente evidenziato se non sono disponibili dati sulla fertilità nell'uomo.

Nel paragrafo 4.7 sono riportate le informazioni relative a eventuali effetti sulla capacità di guidare veicoli e usare macchinari.

Nel paragrafo 4.8 devono essere descritti eventuali effetti indesiderati – includendo tutte le reazioni avverse registrate durante gli studi clinici e gli studi di sicurezza post-marketing o provenienti da segnalazioni spontanee – per i quali una relazione causale tra il medicinale e l'evento avverso è almeno ragionevolmente possibile. Devono essere inserite, se disponibili, le informazioni riguardo le reazioni avverse nella popolazione pediatrica. Queste informazioni devono essere costantemente riviste e aggiornate sulla base dei dati che il titolare presenta periodicamente all'Autorità regolatoria nel documento denominato Periodic Safety Updated Report (PSUR), in modo da fornire al medico le corrette informazioni sul profilo di sicurezza del farmaco. La normativa vigente prevede la revisione completa di questo paragrafo durante la procedura di rinnovo e successivamente con cadenze definite sulla base dei dati del PSUR.

Nel paragrafo 4.9 devono essere riportati sintomi e procedure di primo intervento in caso di sovradosaggio.

13.2.1.2 Sezione 5

Le proprietà farmacologiche riportate nella sezione 5 del RCP includono le proprietà farmacodinamiche (§ 5.1), le proprietà farmacocinetiche (§ 5.2) e i dati preclinici di sicurezza (§ 5.3). Queste informazioni devono riflettere i dati riportati nel Modulo 4, per quanto riguarda le informazioni del paragrafo 5.3, e nel Modulo 5 del dossier di AIC, per quanto riguarda le informazioni riportate nei paragrafi 5.1 e 5.2.

In particolare, nel paragrafo 5.1 vanno riportate le informazioni relative alla categoria farmacoterapeutica e il codice ATC, il meccanismo di azione (se noto), gli effetti farmacodinamici, l'efficacia e la sicurezza clinica e le informazioni relative alla popolazione pediatrica. Nel paragrafo 5.2 vanno riportate le informazioni relative a biodisponibilità, clereance, emivita, profarmaco, metaboliti attivi, chiralità, solubilità e popolazione studiata. Vanno inoltre descritte le caratteristiche della sostanza dopo la somministrazione.

Le informazioni di questa sezione richiedono costante aggiornamento, in particolare per quanto riguarda i dati relativi alla popolazione pediatrica.

13.2.1.3 Sezione 6

Le informazioni riportate nella sezione 6 (§§ 6.1-6.6) riguardano:
– elenco degli eccipienti;
– eventuali incompatibilità;
– periodo di validità autorizzato, sia per il farmaco a confezionamento integro sia eventualmente per il farmaco dopo prima apertura del confezionamento o dopo ricostituzione o dopo marcatura (come nel caso dei kit per preparazione radiofarmaceutica);
– speciali precauzioni per la conservazione, sia a confezionamento integro sia in condizioni d'uso;
– natura del confezionamento primario;
– contenuto della confezione;
– eventuali precauzioni particolari da prendere per l'eliminazione del medicinale utilizzato e dei rifiuti derivati.

13.2.1.4 Sezione 11

La sezione 11, prevista dalla normativa esclusivamente per i radiofarmaci, deve fornire i dati completi sulla dosimetria interna della radiazione ottenuti sulla base della vigente pubblicazione dell'International Commission on Radiological Protection (ICRP).

13.2.1.5 Sezione 12

Nella sezione 12, anche questa prevista dalla normativa esclusivamente per i radiofarmaci, devono essere riportati:
– le istruzioni dettagliate relative alla preparazione estemporanea e al controllo di qualità della preparazione;
– all'occorrenza, il periodo massimo di conservazione durante il quale qualsiasi preparazione intermedia (come un eluato) o il radiofarmaco pronto per l'uso si mantengono conformi alle specifiche previste.

Tutte le informazioni riportate in questa sezione del RCP devono essere dimostrate da dati presenti nelle pertinenti sezioni del dossier di registrazione del medicinale. L'utilizzo di procedure differenti da quelle descritte e autorizzate è sotto la responsabilità dell'utilizzatore.

13.2.2 RCP, pratica clinica e progresso scientifico

Ai sensi dell'art. 34 del DLgs 219/2006 [3], dopo il rilascio dell'AIC il titolare deve tener conto dei progressi scientifici e tecnici nei metodi di produzione e di controllo e deve introdurre le variazioni necessarie affinché il medicinale sia prodotto e controllato in base a metodi scientifici generalmente accettati; tali variazioni devono essere approvate dall'AIFA nei casi previsti dalla normativa vigente. Il titolare dell'AIC informa immediatamente l'AIFA di ogni nuovo dato che può implicare modifiche delle informazioni o dei documenti rilevanti autorizzati, ivi comprese quelle relative al RCP; in particolare è tenuto a comunicare immediatamente all'AIFA i divieti o le restrizioni imposti dalle Autorità competenti di qualsiasi Paese nel quale il medicinale sia immesso in commercio e qualsiasi altro nuovo dato che possa influenzare la valutazione dei benefici e dei rischi del medesimo. Ai fini della valutazione continua del rapporto rischio/beneficio, l'AIFA può chiedere in qualsiasi momento al titolare dell'AIC di presentare dati che dimostrino che il rapporto rischio/beneficio resta favorevole. La normativa europea e nazionale impone quindi al titolare l'aggiornamento dei dati di qualità del medicinale nel dossier, e ove occorra nel RCP, nonché l'obbligo di aggiornare il dossier e il RCP per le informazioni concernenti la sicurezza. Non vi è tuttavia un esplicito obbligo per il titolare di adeguare le informazioni cliniche al progresso scientifico, a meno che, ovviamente, tali adeguamenti non modifichino il profilo rischio/beneficio del medicinale. In alcuni casi è quindi possibile che le indicazioni terapeutiche o altre informazioni cliniche relative all'uso del medicinale riportate nel RCP non siano allineate con il progresso scientifico.

Tuttavia, la norma prende atto che il processo regolatorio per il rilascio di un'AIC, o dell'autorizzazione all'estensione delle indicazioni per un dato medicinale, e il percorso per l'acquisizione di conoscenze medico-scientifiche possono essere disallineati e consente, in condizioni strettamente controllate e definite, l'utilizzo di conoscenze che potrebbero non suscitare interesse nell'industria farmaceutica o richiedere per l'avallo regolatorio tempi non compatibili con la necessità di trattamento del paziente. La pratica clinica e i progressi scientifici evolvono sicuramente più rapidamente degli interventi delle Autorità regolatorie e, in questi specifici casi, la tutela del paziente deve prevalere sull'assenza di interesse dell'industria a presentare domanda di AIC o di estensione di indicazione. Pertanto, in singoli casi, il medico può, sotto la propria diretta responsabilità, prescrivere un medicinale al di fuori delle condizioni di utilizzo autorizzate, e quindi giudicate sicure ed efficaci da parte di un'Autorità regolatoria, solo se sono rispettate tutte le condizioni previste dalla normativa di riferimento.

13.3
Le norme nazionali che consentono l'uso off label

Attualmente, l'utilizzo di farmaci per indicazioni e/o modalità diverse da quelle previste dall'AIC è possibile in due contesti differenti:
- sperimentazione clinica, regolamentata dalle pertinenti norme di settore (già trattate nel Cap.1, Fig. 1.2, e nel Cap. 3);
- usi off label, che trovano legittimazione normativa nella Legge 648/1996 [10], nella Legge 94/1998 [11] e nel DM 8/5/2003 [12].

Per il corretto utilizzo degli strumenti normativi relativi agli usi off label, è necessario conoscere le condizioni definite dal legislatore per ciascuno di essi.

13.3.1 Legge 23 dicembre 1996, n. 648

La Legge 648/1996 prevede, all'art. 1, comma 4, che, qualora non esista valida alternativa terapeutica, sono erogabili a totale carico del Servizio Sanitario Nazionale (SSN):

- i medicinali innovativi la cui commercializzazione è autorizzata in altri Stati, ma non sul territorio nazionale;
- i medicinali non ancora autorizzati ma sottoposti a sperimentazione clinica;
- i medicinali da impiegare per un'indicazione terapeutica diversa da quella autorizzata, purché inseriti in apposito elenco predisposto e periodicamente aggiornato dalla Commissione Tecnico-Scientifica dell'AIFA (CTS), conformemente alle procedure e ai criteri a suo tempo adottati dalla Commissione Unica del Farmaco (CUF).

L'obiettivo di questa legge è quindi consentire, nell'ambito della spesa stanziata per l'assistenza farmaceutica, l'erogazione a totale carico del SSN di medicinali inseriti in un apposito elenco, per garantire un'opportunità di cura sulla base di evidenze scientifiche accertate a malati con patologie gravi e/o invalidanti, che non dispongano di valide alternative terapeutiche. Una volta inserito nell'elenco della Legge 648/1996, un medicinale può essere prescritto a totale carico del SSN per tutti i soggetti che sul territorio nazionale sono affetti dalla particolare patologia individuata nel Provvedimento, ratificato dalla CTS, venendosi così a configurare quasi una sorta di "AIC temporanea".

Le determinazioni AIFA del 29 maggio 2007 [13], del 16 ottobre 2007 [14] e del 9 dicembre 2008 [15] hanno introdotto nell'elenco della Legge 648/1996 una nuova sezione per i farmaci impiegati off label. Tale elenco, periodicamente aggiornato dall'AIFA, con monitoraggio trimestrale dei dati di efficacia e sicurezza, è composto da medicinali per i quali è stato possibile documentare un uso consolidato da oltre 10 anni e contiene, inoltre, informazioni relative alle condizioni e alle modalità d'uso dei singoli medicinali nel trattamento di tumori solidi nell'adulto, di tumori pediatrici, di neoplasie e patologie ematologiche e di patologie neurologiche, come pure nel trattamento correlato ai trapianti, per indicazioni differenti da quelle previste dall'AIC. L'istituzione di tale sezione ha consentito l'ammissione alla rimborsabilità da parte del SSN di farmaci utilizzati nella pratica clinica corrente per indicazioni diverse da quelle registrate, quando sia possibile riconoscerne un uso ampiamente consolidato nell'indicazione non registrata, supportato da valide referenze bibliografiche.

La Legge 648/1996 può essere utilizzata per gestire l'accesso precoce al mercato di farmaci in via di autorizzazione, garantendo la disponibilità di terapie che abbiano dimostrato la loro validità per molti pazienti, allo scopo di rispondere tempestivamente a situazioni patologiche che hanno una carenza terapeutica. Tuttavia, l'inevitabile allargamento del mercato dei farmaci inseriti in tali elenchi comporta un potenziale abuso dell'utilizzo della stessa legge, che non può in alcun modo configurarsi come un'alternativa distorta al normale processo autorizzativo dei farmaci previsto dalla normativa.

Per ottenere l'inserimento del farmaco nell'elenco è necessario presentare all'AIFA apposita richiesta corredata da documentazione articolata, nella quale si dimostra la gravità della patologia oggetto di valutazione, l'assenza di valide alternative, la descrizione del piano terapeutico proposto, i dati indicativi del costo del trattamento per paziente, l'autorizzazione del medicinale in Italia o all'estero e tutta la documentazione scientifica con relativi dati clinici.

Recentemente nell'elenco previsto dalla Legge 648/1996 è stata aggiunta una sesta lista dedicata ai radiofarmaci con uso consolidato per indicazioni differenti da quelle previste dall'AIC. L'introduzione di questa lista ha consentito di estendere l'erogazione a totale carico del SSN anche all'uso del ^{18}F-FDG nella diagnosi differenziale delle demenze. Anche il Thyrogen (tireotropina alfa) è stato inserito nell'elenco dei farmaci soggetti alla Legge 648/1996 limitatamente alle indicazioni pubblicate sul sito dell'AIFA e relative a somministrazione post-tiroidectomia in pazienti affetti da carcinoma della tiroide in terapia ormonale soppressiva (THST) per il trattamento con iodio radioattivo (^{131}I) delle lesioni secondarie locoregionali e a distanza iodio-captanti, che presentino incapacità di raggiungere adeguati valori di TSH (>30 microUI/mL) con la stimolazione endogena (ipopituitarismo, metastasi funzionanti) o per cui sia controindicata la sospensione della terapia sostitutiva (anamnesi positiva per ictus o TIA, scompenso cardiaco in classe NYHA III o IV, insufficienza renale di stadio 3 o superiore, disturbi psichiatrici gravi come depressione e psicosi).

L'inserimento nell'elenco AIFA della Legge 648/1996 consente l'utilizzo in regime di rimborsabilità per l'indicazione inserita nell'elenco, ma non rende automaticamente on label l'uso del farmaco per tale indicazione. Ciò è infatti possibile solo mediante presentazione del titolare dell'AIC di una domanda di estensione di indicazione supportata dai dati richiesti dalla normativa vigente e la cui approvazione da parte dell'AIFA risulterebbe in una contestuale variazione del RPC autorizzato.

Il Medico Nucleare dovrà comunque osservare le seguenti regole:

- rispettare le indicazioni e le modalità specificate (per esempio diagnosi differenziale delle demenze per il ^{18}F-FDG);
- assumersi la responsabilità del trattamento con dichiarazione scritta;
- informare il paziente e acquisire il suo consenso informato per iscritto, dove sia certificato che il suddetto paziente è a conoscenza degli eventuali rischi e benefici del trattamento che gli è stato proposto e dove sia esplicitato che non esistono radiofarmaci alternativi autorizzati, mentre sono documentati mediante studi di Fase II l'efficacia e la sicurezza del radiofarmaco nell'indicazione di interesse.

Quanto riportato è sufficiente per ottenere il rimborso di quei farmaci inseriti nell'elenco della Legge 648/1996 in base al dimostrato uso consolidato. Per quanto riguarda i farmaci inseriti negli elenchi non in base a un riconosciuto uso consolidato (come il Thyrogen), si richiede anche il monitoraggio dei dati clinici e di spesa per cui il Medico Nucleare, in accordo con il farmacista ospedaliero e la Regione, dovrà utilizzare, per la trasmissione all'AIFA, le schede predisposte per i parametri clinici [16] e i dati di spesa [17].

13.3.2 Legge 8 aprile 1998, n. 94

Un altro strumento normativo di rango primario che consente l'uso off label dei farmaci è la Legge 94/1998 (nota anche come Legge Di Bella). L'art. 3, comma 1, sancisce il criterio generale da adottare quale regola per la legittima prescrizione dei farmaci, stabilendo che il medico, nel prescrivere una specialità medicinale o altro medicinale prodotto industrialmente, debba attenersi alle indicazioni terapeutiche, alle vie e alle modalità di somministrazione previste dall'AIC rilasciata dall'Autorità competente. Lo stesso art. 3 definisce in modo chiaro, al comma 2, gli ambiti entro i quali può legittimamente collocarsi la prescrizione off label dei farmaci, individuando le condizioni alle quali deve essere subordinata e stabilendo senza equivoci che si tratta di una circostanza eccezionale riservata a singoli casi sotto la diretta responsabilità del medico prescrittore e previa informazione del paziente, che deve rilasciare il proprio consenso al trattamento con un farmaco prodotto industrialmente e utilizzato per un'indicazione o una via di somministrazione o una modalità di somministrazione o di utilizzazione diversa da quella autorizzata, ovvero riconosciuta agli effetti dell'applicazione dell'art. 1, comma 4, della Legge 648/1996. L'ambito di applicazione di tale articolo riguarda quei casi per i quali il medico ritenga, in base a dati documentabili, che il paziente non possa essere utilmente trattato con medicinali per i quali sia già approvata quella indicazione terapeutica o quella via o modalità di somministrazione e purché tale impiego sia noto e conforme a lavori apparsi su pubblicazioni scientifiche accreditate in campo internazionale, che devono riportare – sulla base delle limitazioni imposte dalla successiva Legge finanziaria 2008, art. 2, comma 348 [18] – "almeno dati favorevoli di sperimentazioni cliniche di fase seconda". Con questa cruciale disposizione del legislatore non è più sufficiente (come nel testo originario della Legge Di Bella) che l'impiego del medicinale fuori indicazione "sia noto e conforme a lavori apparsi su pubblicazioni scientifiche accreditate in campo internazionale", ma è necessario poter valutare, oltre ai profili di sicurezza, la presumibile attività del medicinale sulla base dei dati disponibili delle sperimentazioni cliniche già concluse, almeno di Fase II.

In nessun caso il ricorso alla facoltà prescrittiva prevista dall'art. 3, comma 2, della Legge 94/1998 può costituire riconoscimento del diritto per il paziente all'erogazione dei medicinali a carico del SSN. Il comma 4 dello stesso articolo chiarisce che tali farmaci prescritti off label sono a totale carico del cittadino, mentre sono a carico dell'Azienda sanitaria solo in caso di ricovero ospedaliero. La Legge finanziaria del 2007 [19], all'art. 796, comma Z, ha ribadito la non rimborsabilità dei farmaci prescritti off label ai sensi della Legge 94/1998, censurando di fatto il ricorso, con carattere diffuso e sistematico, a terapie farmacologiche a carico del SSN, al di fuori delle condizioni di AIC, per la cura di patologie per le quali risultino autorizzati farmaci recanti specifica indicazione al trattamento. Il ricorso a tali terapie è consentito solo nell'ambito delle sperimentazioni cliniche dei medicinali ai sensi del DLgs 211/2003 [20] e successive modificazioni e, in caso di ricorso improprio all'uso off label, il comma 5 dell'art. 3 stabilisce che può scattare un procedimento disciplinare e ai responsabili può essere contestato un danno erariale.

13.3.3   Decreto del Ministro della Salute 8 maggio 2003

Questo decreto consente ai medici di prescrivere farmaci non ancora autorizzati all'immissione in commercio, ma in fase sperimentale, per il trattamento di pazienti affetti da patologie gravi, da malattie rare o in condizioni di malattia che pongono il paziente in pericolo di vita quando non esistano valide alternative terapeutiche (art. 1), attraverso protocolli di accesso allargato definiti *expanded access*. Il decreto prevede la possibilità di richiedere la fornitura a titolo gratuito di farmaci alle aziende che li producono, secondo protocolli di cosiddetto "uso compassionevole" approvati dai Comitati etici. La richiesta di un farmaco per uso compassionevole non implica per le aziende alcun obbligo di concederlo e quindi non garantisce la disponibilità del farmaco.

Il medicinale sperimentale può essere richiesto all'azienda produttrice, per un uso al di fuori della sperimentazione clinica, nella stessa indicazione terapeutica oggetto di studi clinici condotti a livello nazionale e/o internazionale di Fase III o, in casi di particolare gravità di malattia, di Fase II già conclusa, purché i dati disponibili siano sufficienti a formulare un favorevole giudizio sull'efficacia e sulla tollerabilità del medicinale richiesto (art. 2, comma 1a e 1b).

Rientrano nell'ambito di applicazione del DM 8 maggio 2003 sia i medicinali sperimentali che non hanno mai ricevuto un'AIC, sia quelli già registrati per una determinata indicazione terapeutica e per i quali siano in corso sperimentazioni cliniche per ottenere un'estensione delle indicazioni terapeutiche.

13.4
Usi off label dei farmaci: le difficoltà del Medico Nucleare

Da questa breve disamina degli strumenti normativi nazionali che consentono, in ambiti ben definiti, l'uso off label di medicinali – legittimandone la prescrizione in modo diffuso, autorizzato e rimborsato dal SSN (Legge 648/1996) o per il singolo caso (Legge 94/1998 e DM 8 maggio 2003) – appare evidente che non è attualmente consentito l'uso di alcuni radiofarmaci per indicazioni non coperte dall'AIC, nonostante queste siano ben supportate da evidenze di letteratura. Un esempio di tali situazioni è costituito dall'uso di radiofarmaci ottenuti da marcatura con soluzioni di pertecnetato (^{99m}Tc) di kit a base di macroaggregati di albumina umana in chirurgia radioguidata (tecniche ROLL e SNOLL). Tali utilizzi off label non sono oggi consentiti dalla norma, se non nel contesto di sperimentazioni cliniche autorizzate. Solo di recente è stata autorizzata in Italia l'indicazione alla biopsia radioguidata del linfonodo sentinella nel melanoma e nel carcinoma mammario con somministrazione di albumina nanocolloidale tecneziata.

È chiaro che l'introduzione delle Norme di Buona Preparazione dei Radiofarmaci per Medicina Nucleare [21] ha dato inizio a una sorta di rivoluzione culturale nei Medici Nucleari, che hanno cominciato a dover considerare tutti gli aspetti regolatori connessi all'uso dei radiofarmaci e a utilizzare la terminologia propria del settore. Off label è quindi un termine che sino a poco tempo fa avrebbe lasciato forse indifferenti i Medici Nucleari, convinti che la propria attività, prevalentemente diagnostica, non avrebbe richiesto particolari approfondimenti normativi. Il mutato scenario regolatorio richiede un ulteriore sforzo per comprendere che cosa significhi utilizzare un radiofarmaco off label e quali assunzioni di responsabilità ciò comporti per il Medico Nucleare dal punto di vista clinico, deontologico e amministrativo. La materia è piuttosto complessa, essendo regolata sia da una serie di norme di rango primario e secondario, sia da disposizioni introdotte con altri provvedimenti legislativi (come le Leggi finanziarie che, pur avendo scopi ben lontani da quelli propri di chi deve eseguire scintigrafie o PET, concorrono nondimeno allo scenario normativo in cui è necessario muoversi).

Occorre sottolineare che una quota non trascurabile dell'attività diagnostica medico-nucleare comporterebbe, al momento, un utilizzo off label di radiofarmaci tecneziati e non: macroaggregati di albumina umana per ROLL e SNOLL (prescrizione per differente via e modalità di somministrazione); ^{99m}Tc-Sestamibi nella diagnosi differenziale tra radionecrosi e recidiva di neoplasie cerebrali (prescrizione per differente indicazione); ^{18}F-FDG nelle demenze (prescrizione per differente indicazione, attualmente autorizzata solo nei limiti previsti dalla Legge 648/1996). È recente l'estensione delle indicazioni all'uso del ^{18}F-FDG nello studio delle flogosi, così come la modifica dello schema posologico per la somministrazione di una dose di 150 MBq di pertecnetato di sodio (^{99m}Tc) per eseguire lo studio dinamico delle ghiandole salivari, invece della dose di 40 MBq prevista per gli studi statici. Nondimeno, nella pratica clinica medico-nucleare si rende spesso necessario l'uso di farmaci come *stressor* in test diagnostici ben codificati in letteratura e presenti in linee guida internazionali, del cui possibile utilizzo in ambito diagnostico scintigrafico non si fa menzione alcuna nel RCP (dobutamina, captopril, acetazolamide e persino furosemide).

Rimanendo nell'ambito dei radiofarmaci, occorre mettere in evidenza che spesso l'uso clinico richiede un'approfondita conoscenza dei singoli RCP dei prodotti utilizzati, comprese le sezioni relative a controindicazioni, avvertenze speciali e precauzioni di impiego (per esempio eseguire uno studio con farmaci radioiodati, come la soluzione di ^{123}I-Iobenguano, senza aver bloccato la tiroide con perclorato di potassio o soluzione di Lugol). Come per la maggior parte dei medicinali, anche per i radiofarmaci la quota maggiore di utilizzo off label riguarda gli usi in pediatria (dove in generale le prescrizioni off label di medicinali costituiscono il 60% del totale e quasi il 90% delle terapie prescritte in regime di ricovero). Anche nel caso dei radiofarmaci, i RCP spesso non autorizzano l'utilizzo nei pazienti pediatrici con le relative correzioni di posologia secondo linee guida (dosage card EANM): se somministrato a pazienti pediatrici, lo stesso ^{99m}Tc-Tiatide – autorizzato molti anni fa e con RCP non aggiornato che non prevede una specifica posologia pediatrica – verrebbe quindi a ricadere nell'uso off label.

Pur essendo l'uso off label dei radiofarmaci abbastanza limitato e circoscritto, non paragonabile con l'uso off label dei farmaci convenzionali, è tuttavia necessario che ciascun Medico Nucleare sia a conoscenza degli aspetti normativi legati a tali prescrizioni. Forse non è sempre chiaro che il termine "prescrizione" implica per il Medico Nucleare l'obbligo di attenersi alle indicazioni, alla posologia, alle vie e alla modalità di somministrazione autorizzate nel RCP del prodotto, che garantiscono la sicurezza e l'efficacia del radiofarmaco prescritto e somministrato al paziente. Ogni scostamento da tale documento ufficiale, e dalla garanzia connessa, può avvenire solo per motivi di ordine etico, in base ai quali, in situazioni cliniche selezionate, si ritenga che non esistano valide alternative all'uso off label per ottenere il risultato clinico auspicato.

Per un corretto inquadramento del problema, si rimanda al Codice di Deontologia Medica, in particolare all'art. 13 [22]:

La prescrizione di un accertamento diagnostico e/o di una terapia impegna la diretta responsabilità professionale ed etica del medico e non può che far seguito a una diagnosi circostanziata o, quantomeno, a un fondato sospetto diagnostico. Su tale presupposto al medico è riconosciuta autonomia nella programmazione, nella scelta e nella applicazione di ogni presidio diagnostico e terapeutico, anche in regime di ricovero, fatta salva la libertà del paziente di rifiutarle e di assumersi la responsabilità del rifiuto stesso. Le prescrizioni e i trattamenti devono essere ispirati ad aggiornate e sperimentate acquisizioni scientifiche tenuto conto dell'uso appropriato delle risorse, sempre perseguendo il beneficio del paziente secondo criteri di equità. Il medico è tenuto a una adeguata conoscenza della natura e degli effetti dei farmaci, delle loro indicazioni, controindicazioni, interazioni e delle reazioni individuali prevedibili, nonché delle caratteristiche di impiego dei mezzi diagnostici e terapeutici e deve adeguare, nell'interesse del paziente, le sue decisioni ai dati scientifici accreditati o alle evidenze metodologicamente fondate. Sono vietate l'adozione e la diffusione di terapie e di presidi diagnostici non provati scientificamente o non supportati da adeguata sperimentazione e documentazione clinicoscientifica, nonché di terapie segrete. In nessun caso il medico dovrà accedere a richieste del paziente in contrasto con i principi di scienza e coscienza allo scopo di compiacerlo, sottraendolo alle sperimentate ed efficaci cure disponibili. La prescrizione di farmaci, sia per indicazioni non previste dalla scheda tecnica sia non ancora autorizzati al commercio, è consentita purché la loro efficacia e tollerabilità sia scientificamente documentata. In tali casi, acquisito il consenso scritto del paziente debitamente informato, il medico si assume la responsabilità della cura ed è tenuto a monitorarne gli effetti. È obbligo del medico segnalare tempestivamente alle autorità competenti, le reazioni avverse eventualmente comparse durante un trattamento terapeutico.

Sono dunque centrali l'assunzione di responsabilità del medico e l'acquisizione del consenso informato da parte del paziente, ma occorre essere consapevoli che non basta il foglio di consenso firmato dal paziente per risolvere la pratica. In primo luogo, perché l'acquisizione di un consenso informato non si esaurisce con la semplice firma di un modulo prestabilito, ma richiede un'appropriata informazione, commisurata al livello di comprensione che il paziente può avere maturato nello specifico momento storico, ambientale o psicologico. In secondo luogo, perché l'assunzione di responsabilità da parte del medico e il consenso del paziente non implicano automaticamente la rimborsabilità del radiofarmaco, e quindi della stessa prestazione medico-nucleare, da parte del SSN.

Risulta chiara la complessità di una materia in continuo divenire, in cui i Medici Nucleari più che come utenti passivi sono coinvolti come agenti di un cambiamento, sottoponendo continuamente alle Autorità regolatorie quesiti normativi. D'altra parte, per alcuni radiofarmaci riemergono e si ripropongono dopo anni indicazioni che a una prima valutazione erano sembrate poco utili e quindi non sostenute da un numero crescente di pubblicazioni che documentassero efficacia e sicurezza del radiofarmaco impiegato. Un esempio evidente di tale fenomeno è l'utilizzo dei macroaggregati di albumina con somministrazione intra-arteriosa epatica per la valutazione degli shunt epatofughi prima di un trattamento radioembolizzante con ^{90}Y-microsfere: la letteratura più antica risale a oltre dieci anni fa e riguarda studi di valutazione del corretto posizionamento di dispositivi port-a-cath per infusione intra-arteriosa di chemioterapici, ma nel RCP non è riportata tale indicazione; si tratta quindi al momento di un uso off label, benché tale procedura sia espressamente richiesta nei protocolli di esecuzione del trattamento radioembolizzante. Un'altra situazione anomala riguarda la diagnosi di "morte cerebrale"; le norme di settore [23, 24] prevedono espressamente, nei casi con EEG non diagnostico, lo studio del flusso cerebrale mediante scintigrafia con ^{99m}Tc-HMPAO o ^{99m}Tc-ECD, ma tale indicazione non risulta autorizzata per nessuno dei due radiofarmaci.

Emerge chiara la necessità che la comunità medico-nucleare renda più evidente la specificità della propria disciplina basata sull'utilizzo dei radiofarmaci, documentandone in modo più esaustivo e generoso l'efficacia e la sicurezza nei lavori da sottoporre a pubblicazione e tenendo in maggior conto gli aspetti regolatori in fase di redazione di linee guida. Un altro aspetto, non solo etico, riguarda la necessaria sensibilizzazione delle aziende titolari di AIC di radiofarmaci interessati al fenomeno dell'uso off label; occorre rendere partecipi le aziende delle difficoltà del Medico Nucleare a operare in alcuni settori e dell'esigenza che esse mantengano il più possibile aggiornato il RCP dei loro prodotti al progresso tecnico-scientifico, specie nei casi in cui è disponibile una solida letteratura da sottoporre all'Autorità regolatoria ai fini della domanda di estensione di indicazione.

13.5
Conclusioni

La molteplicità di norme nazionali e di linee guida regolatorie e cliniche redatte dagli enti regolatori preposti (vedi cap. 2) – a volte in contrasto con quanto suggerito dalle linee guida delle società scientifiche (in genere allineate ai progressi in campo medico-scientifico, ma spesso pubblicate senza una necessaria revisione regolatoria) – fa emergere l'esigenza della stesura di adeguate linee guida redatte congiuntamente da addetti ai lavori e da regolatori, in grado di fornire un quadro per la prescrizione consentita di farmaci al di fuori delle condizioni di utilizzo autorizzate, laddove ritenuto necesssario e legittimato dalla normativa. Sicuramente non è facile conciliare i diversi aspetti responsabili del ricorso a un uso off label dei farmaci in misura ben superiore a quanto sarebbe legalmente consentito e non sempre sufficientemente supportato e garantito. Tra questi aspetti emergono, in particolare: la necessaria libertà del medico di prescrivere in scienza e coscienza il miglior trattamento per il proprio paziente; il diritto di ogni paziente a ricevere il miglior trattamento clinico disponibile, sia esso diagnostico o terapeutico, e di essere adeguatamente, correttamente e sufficientemente informato per poter dare il proprio consenso al trattamento con un medicinale utilizzato off label; la facoltà dell'industria farmaceutica di presentare o meno le domande di estensione di indicazioni per mantenere gli RCP dei propri prodotti aggiornati al progresso medico-scientifico, soprattutto quando ciò non consente un ritorno in termini commerciali ed economici. Infine un aspetto sicuramente trascurato riguarda la necessità, per la comunità scientifica e per gli enti regolatori, che i dati sull'utilizzo di qualsiasi farmaco siano sempre pubblicati con una particolare attenzione alla qualità delle pubblicazioni scientifiche; questo aspetto riveste particolare importanza quando l'ente regolatore è chiamato a valutare l'uso clinico consolidato di un farmaco, che necessariamente si basa sulla letteratura pubblicata in un arco temporale considerato dalla norma congruo, ma che deve coprire tutti gli aspetti di sicurezza e di efficacia definiti dalle linee guida e dalla normativa di settore.

Alla luce dei cambiamenti avvenuti nel SSN, si avverte la necessità di armonizzare e riunificare sotto un "testo unico per l'uso speciale dei farmaci" tutta la frammentata normativa di questo ambito molto delicato della pratica clinica e che investe praticamente tutti i medicinali. Tale proposta normativa dovrebbe tenere in considerazione la possibilità di integrare le norme oggi vigenti, nonché di prevedere possibili differenziazioni per l'uso di farmaci in malattie rare e tumori rari.

Bibliografia

1. Legge 24 novembre 2003, n. 326, Conversione in legge, con modificazioni, del decreto-legge 30 settembre 2003, n. 269, recante disposizioni urgenti per favorire lo sviluppo e per la correzione dell'andamento dei conti pubblici
2. Direttiva 2001/83/CE del Parlamento Europeo e del Consiglio del 6 novembre 2001 recante un Codice comunitario relativo ai medicinali per uso umano
3. Decreto Legislativo 24 aprile 2006, n. 219, Attuazione della direttiva 2001/83/CE (e successive direttive di modifica) relativa ad un codice comunitario concernente i medicinali per uso umano, nonché della direttiva 2003/94/CE

4. Agenzia Italiana del Farmaco (2006) Dear Doctor Letter. Bollettino d'informazione sui farmaci XIII, 1:30

5. Caputi AP, Luppino MR (2012) Prescrizione off-label. Normative e applicazioni (II ed.). SEEd, Torino

6. Regolamento (CE) n. 726/2004 del Parlamento europeo e del Consiglio del 31 marzo 2004 che istituisce procedure comunitarie per l'autorizzazione e la sorveglianza dei medicinali per uso umano e veterinario, e che istituisce l'agenzia europea per i medicinali

7. EudraLex - The rules governing medicinal products in the European Union. Volume 2C - Regulatory Guidelines. Guideline on Summary of Product Characteristics - SmPC (September 2009) http://ec.europa.eu/health/files/eudralex/vol-2/c/smpc_guideline_rev2_en.pdf

8. European Medicines Agency - Quality Review of Documents: Reference documents and guidelines http://www.ema.europa.eu/ema/index.jsp?curl=pages/regulation/document_listing/document_listing_000254.jsp&mid=WC0b01ac058008c34c

9. European Medicines Agency - Committee For Medicinal Products For Human Use (CHMP) Guideline on core SmPC and Package Leaflet for Radiopharmaceuticals EMA/CHMP/167834/2011 http://www.ema.europa.eu/docs/en_GB/document_library/Scientific_guideline/2011/10/WC500115503.pdf

10. Legge 23 dicembre 1996, n. 648, Conversione in legge del decreto-legge 21 ottobre 1996, n. 536, recante misure per il contenimento della spesa farmaceutica e la rideterminazione del tetto di spesa per l'anno 1996

11. Legge 8 aprile 1998, n. 94, Conversione in legge, con modificazioni, del decreto-legge 17 febbraio 1998, n. 23, recante disposizioni urgenti in materia di sperimentazioni cliniche in campo oncologico e altre misure in materia sanitaria

12. Decreto del Ministro della Salute 8 maggio 2003 Uso terapeutico di medicinale sottoposto a sperimentazione clinica

13. Agenzia Italiana del Farmaco - Determinazione 29 maggio 2007 http://www.agenziafarmaco.gov.it/sites/default/files/111.176126.118131378362875ed.pdf

14. Agenzia Italiana del Farmaco - Determinazione 16 ottobre 2007 http://www.agenziafarmaco.gov.it/sites/default/files/determina_161007.pdf

15. Agenzia Italiana del Farmaco - Determinazione 9 dicembre 2008 http://www.agenziafarmaco.gov.it/sites/default/files/det_091208.pdf

16. Commissione Unica del Farmaco - Provvedimento 31 gennaio 2001 http://www.agenziafarmaco.gov.it/sites/default/files/tipo_file1dc4_0.pdf

17. Commissione Unica del Farmaco - Provvedimento 20 luglio 2000 http://www.agenziafarmaco.gov.it/sites/default/files/tipo_file861e.pdf

18. Legge 24 dicembre 2007, n. 244, Disposizioni per la formazione del bilancio annuale e pluriennale dello Stato (legge finanziaria 2008)

19. Legge 27 dicembre 2006, n. 296, Disposizioni per la formazione del bilancio annuale e pluriennale dello Stato (legge finanziaria 2007)

20. Decreto Legislativo 24 giugno 2003, n. 211, Attuazione della direttiva 2001/20/CE relativa all'applicazione della buona pratica clinica nell'esecuzione delle sperimentazioni cliniche di medicinali per uso clinico

21. Farmacopea Ufficiale della Repubblica Italiana, XII ed. Norme di Buona Preparazione dei Radiofarmaci per Medicina Nucleare

22. Federazione Nazionale degli Ordini dei Medici Chirurghi e degli Odontoiatri (2006) Codice di Deontologia Medica http://www.fnomceo.it/fnomceo/downloadFile.dwn?id=60474&version=0

23. Legge 29 dicembre 1993, n. 578, Norme per l'accertamento e la certificazione di morte

24. Decreto del Ministro della Sanità 22 agosto 1994 , n. 582, Regolamento recante le modalità per l'accertamento e la certificazione di morte

Percorsi formativi e figure professionali nella preparazione dei radiofarmaci

14

A. Duatti, A. Giordano, R. Perrone, M. Leopoldo

I radiofarmaci sono specialità medicinali che, nella maggior parte dei casi, devono essere preparate prima dell'uso. Le preparazioni radiofarmaceutiche devono essere eseguite da personale altamente qualificato, che è responsabile sia del processo di produzione sia della qualità del prodotto finale. In proposito le Norme di Buona Preparazione dei Radiofarmaci per Medicina Nucleare (NBP-MN) [1], inserite nella Farmacopea Italiana sin dal 2005, prescrivono:

> La preparazione ed il controllo di qualità dei radiofarmaci devono essere effettuati da personale specializzato ed in possesso di tutte le conoscenze necessarie per poter operare in condizioni controllate con sorgenti radioattive non sigillate.

In altre parole, la gestione del processo che conduce alla produzione di una soluzione sterile e iniettabile, pronta per la somministrazione al paziente, di un particolare radiofarmaco – che comprende la preparazione del radiocomposto, il suo controllo di qualità, nonché l'assicurazione della qualità di tutte le procedure impiegate nel processo – deve essere sempre condotta da personale qualificato nella scienza e nella tecnologia dei radiofarmaci.

Attualmente, non esiste, nel sistema universitario italiano, un percorso formativo che assicuri un'adeguata preparazione teorico-pratica degli operatori coinvolti nella produzione dei radiofarmaci all'interno delle Strutture di Medicina Nucleare, né esiste un ruolo ufficialmente riconosciuto dal Sistema Sanitario Nazionale corrispondente a questa figura professionale, che nel prosieguo del capitolo verrà indicata con il termine Radiochimico/Radiofarmacista.

Sperimentazione e registrazione dei radiofarmaci. Giovanni Lucignani (a cura di)
DOI: 10.1007/978-88-470-2874-6_14 © Springer-Verlag Italia 2013

14.1
Una scienza storicamente multidisciplinare

Fin dagli albori, la scienza dei radiofarmaci si è sempre mossa in un ambito culturale fortemente multidisciplinare. Dal punto di vista strettamente scientifico, i radiofarmaci non possono essere considerati semplicemente come "farmaci", in senso classico, anche se la normativa che li regola è assai simile a quella dei farmaci convenzionali. La funzione biologica di un radiofarmaco è meglio rappresentata dal concetto di *trasportatore molecolare intelligente* (*smart molecular carriers*) di radioattività verso un bersaglio biologico. Il radionuclide viene, cioè, incorporato all'interno di un'architettura molecolare le cui caratteristiche strutturali ne permettono il trasporto e l'interazione selettiva con le cellule di un determinato tessuto biologico. La progettazione e la realizzazione di un radiofarmaco richiedono, dunque, l'integrazione di differenti contributi scientifici che coinvolgono la fisica nucleare per la produzione del radionuclide, la chimica e la biologia molecolare per la progettazione e la sintesi del radiofarmaco e la farmacologia per la determinazione delle sue caratteristiche farmacocinetiche e farmacodinamiche.

Storicamente, l'uso dei radionuclidi in biologia è sempre stato un settore di ricerca in ambito chimico-fisico piuttosto che medico-farmaceutico. Il principio dei traccianti, che costituisce tuttora il fondamento teorico per l'impiego dei radionuclidi in un organismo vivente, valse allo scienziato ungherese de Hevesy, che lo propose nel 1934, il premio Nobel per la chimica e non certo per la fisiologia e la medicina. A tutto ciò occorre aggiungere che, negli ultimi decenni del secolo scorso, il maggior impulso allo sviluppo di nuovi radiofarmaci è venuto dalle ricerche condotte sul radionuclide tecnezio-99m, che sotto il profilo strettamente chimico è un elemento artificiale di natura metallica e, quindi, completamente privo di ruolo biologico. Gli studi fondamentali sullo sviluppo di nuovi traccianti del tecnezio-99m si sono sempre concentrati nel settore della chimica inorganica dei composti di coordinazione, un'area scientifica assai distante da quella farmaceutica convenzionale. Con l'avvento della PET la situazione è divenuta ancor più complicata: infatti la sintesi *in situ* di radiofarmaci marcati con nuclidi emettitori di positroni a breve emivita ha richiesto l'installazione di complessi laboratori di radiochimica provvisti di ciclotroni, per la produzione di questi radionuclidi, e di celle per radiochimica equipaggiate con moduli di sintesi automatici, per l'ottenimento dei radiocomposti finali.

Il frammentato percorso storico e culturale seguito dai radiofarmaci prima di raggiungere l'attuale importanza nel panorama delle metodologie diagnostiche, l'estrema multidisciplinarità del settore e il fatto che per molti decenni i radiofarmaci sono stati considerati più come strumenti di ricerca scientifica che di impiego clinico quotidiano sono tra le cause principali dell'assenza di una specifica figura professionale di riferimento e di adeguati e mirati percorsi formativi.

14.2
La situazione internazionale

Nel raffronto con le altre nazioni industrializzate (come i Paesi dell'UE, gli Stati Uniti e il Giappone), nelle quali la medicina nucleare ha raggiunto il suo maggior sviluppo, la situazione italiana non costituisce in realtà un'eccezione. In particolare, nell'area europea si può affermare infatti che solo la Francia e la Spagna hanno stabilito un percorso definito per giungere alla formazione dell'operatore addetto alla produzione e al controllo di qualità dei radiofarmaci negli ospedali.

14.2.1 I sistemi francese e spagnolo

Il sistema francese prevede una serie di corsi specifici sui radiofarmaci che, normalmente, si svolgono presso i centri del Commissariat pour L'Energie Atomique (CEA), il più importante dei quali si trova presso Saclay, non lontano da Parigi. L'accesso a questi corsi è consentito solamente a studenti che abbiano conseguito una preparazione universitaria di tipo chimico-farmaceutico, che viene generalmente offerta dalle Facoltà di Farmacia.

Più complessa appare la situazione spagnola. La Radiofarmacia è riconosciuta in Spagna come vera e propria specialità indipendente, cui possono accedere solamente coloro che sono in possesso di un titolo universitario superiore in Chimica o Farmacia. La specializzazione si consegue dopo un periodo di studio di tre anni.

Nonostante queste differenze, sia la legislazione francese sia quella spagnola prevedono che il responsabile della produzione dei radiofarmaci all'interno di una Radiofarmacia ospedaliera debba essere un Radiochimico/Radiofarmacista. Nella maggior parte dei casi, le Radiofarmacie fanno parte delle Strutture di Medicina Nucleare.

In tutti gli altri Paesi europei, non esiste una figura professionale esattamente identificabile con quella del Radiochimico/Radiofarmacista, corrispondente cioè a un titolo accademico ben definito. Gli operatori impiegati nelle Strutture di Medicina Nucleare provengono, quindi, da differenti specialità scientifiche e, per poter lavorare con le preparazioni radiofarmaceutiche, devono solamente dimostrare di essere in possesso di una conoscenza approfondita, sia teorica sia pratica, della scienza e della tecnologia dei radiofarmaci. Una situazione analoga si riscontra anche negli Stati Uniti e in Giappone, dove la formazione viene acquisita principalmente attraverso lo svolgimento di dottorati di ricerca nel campo dei radiofarmaci, oppure in seguito alla partecipazione a corsi specializzati organizzati da università o strutture ospedaliere.

14.2.2 Lo European Radiopharmacy Diploma

Per far fronte, almeno in parte, a questa carenza formativa, la società scientifica European Association of Nuclear Medicine (EANM) ha istituito un diploma europeo – European Radiopharmacy Diploma – che può essere conseguito da persone in possesso di un titolo universitario di grado superiore in materie scientifiche frequentando successivamente tre differenti blocchi di lezioni della durata di due settimane ciascuno, che si svolgono, in anni diversi, in alcuni Paesi europei (tra i quali l'Italia). In particolare: il primo blocco illustra gli aspetti più spiccatamente farmaceutici della preparazione dei radiofarmaci; il secondo fornisce un'introduzione fondamentale, di carattere chimico-fisico, sulla produzione dei radionuclidi, sulla sintesi dei radiofarmaci e sulle loro proprietà; il terzo è dedicato a una descrizione del comportamento biologico dei radiofarmaci e delle loro diverse applicazioni medico-nucleari.

Occorre sottolineare, comunque, che questo diploma, proprio perché rilasciato da una società scientifica, non può rivestire alcun valore legale[1].

_____

14.3
La situazione italiana

Come si è già sottolineato, manca in Italia – con le sole eccezioni del Medico Nucleare e (entro determinati limiti, vedi § 14.3.1.2) del Tecnico Sanitario di Radiologia Medica (TSRM) – un ruolo specifico e ben definito per chi opera nei laboratori di preparazione dei radiofarmaci[2].

Né il DLgs 187/2000 [2] né le NBP-MN [1] definiscono espressamente la figura professionale e i requisiti specifici dei Radiochimici/Radiofarmacisti, ai quali il Responsabile Generale può conferire gli incarichi di responsabilità del laboratorio di preparazione di radionuclidi e delegare la preparazione dei radiofarmaci.

Di fatto questi professionisti (che in alcune realtà sono anche biologi o fisici) hanno spesso acquisito negli anni e "sul campo" competenze e preparazione di alto livello; a volte si tratta di veri e propri *opinion leader* del settore.

Richiedendo al Responsabile Generale di "assicurare che le operazioni di preparazione e controllo di qualità dei radiofarmaci vengano condotte da personale in possesso della necessaria preparazione sia teorica che pratica" le NBP-MN sembrano orientate verso una scelta di "ragionevolezza" basata sull'effettiva competenza. Ciò lascia tuttavia irrisolti i problemi determinati sia dalla carenza normativa (che, in assenza di regole precise, implica un'inevitabile discrezionalità dei criteri di valutazione), sia dall'assenza di percorsi formativi dedicati.

_____

[1] È opportuno qui sottolineare una sostanziale differenza tra il sistema accademico italiano e quello della maggior parte degli altri Paesi, connessa al cosiddetto "valore legale del titolo di studio". Nel nostro sistema, infatti, l'attribuzione di una specifica professionalità è sempre strettamente legata all'ottenimento di un determinato titolo di studio. In altre parole, nel nostro Paese *si fa un certo lavoro perché si possiede il corrispondente titolo di studio* (eventualmente convalidato da un esame di Stato). Questa impostazione, apparentemente ineccepibile, contrasta tuttavia con la dimostrazione del reale possesso delle conoscenze necessarie, che in generale non è richiesta in quanto si suppone certificata appunto dal titolo conseguito. L'inconveniente sta nel fatto che non sempre i percorsi universitari ufficialmente riconosciuti sono al passo con i tempi. Per questo motivo, in altri Paesi si preferisce la formula: *si fa un certo lavoro perché si dimostra di saperlo fare*. È scontato che questa dimostrazione implica anche il possesso degli idonei titoli di studio, ma occorre provare qualcosa di più. In questi Paesi dichiarare la competenza di una persona nelle preparazioni radiofarmaceutiche è, quindi, molto più semplice che in Italia, dove l'assenza di un titolo accademico specificamente riconosciuto per il settore rende la procedura inevitabilmente più complessa e priva di regole precise.
[2] L'art. 5, comma 3, del DLgs 187/2000 [2] afferma che gli aspetti pratici dell'uso dei radiofarmaci "possono essere delegati dallo specialista al tecnico sanitario di radiologia medica (TSRM), o all'infermiere, o all'infermiere pediatrico, ciascuno nell'ambito delle rispettive competenze professionali". L'articolo stabilisce altresì che l'infermiere professionale (pediatrico e non) non ha competenza riguardo alla preparazione dei radiofarmaci, ma può essere abilitato alla loro somministrazione, in analogia con i medicinali convenzionali. Al contrario, il TSRM può occuparsi della preparazione dei radiofarmaci, ma non può provvedere alla loro somministrazione.

Guardando ai percorsi formativi si rileva, infatti, che né chimici né biologi né farmacisti né fisici ricevono durante i corsi di laurea (triennali e/o magistrali) una formazione istituzionale minimamente adeguata ai compiti di cui ci stiamo occupando. Come è noto, non esiste in Italia una scuola di specializzazione in Radiofarmacia e, d'altro canto, il Sistema Sanitario Nazionale non prevede il ruolo professionale sanitario di Radiochimico/Radiofarmacista.

14.3.1 Gli attuali percorsi formativi

Poiché in Italia le competenze professionali sono stabilite dall'ordinamento e dal contenuto del corso di studi che conferisce il titolo professionalizzante (principio specificamente ribadito dalla Legge 42/1999 [3]), è evidente che solo un esame delle competenze acquisite nei diversi corsi di studio consente di capire quali figure professionali possano essere o meno titolate a svolgere questo lavoro.

Prenderemo quindi in considerazione i percorsi formativi di quattro figure professionali operanti nel SSN.

14.3.1.1 Ruolo e formazione del Medico Nucleare

Lo specialista in Medicina Nucleare – che consegue il titolo dopo cinque anni di Scuola di Specializzazione in Medicina Nucleare, preceduti da sei anni di Corso di Laurea magistrale in Medicina e Chirurgia – non è solo l'indiscusso responsabile dell'impiego dei radiofarmaci (DLgs 187/2000 [2]), ma è anche responsabile della loro preparazione per almeno tre motivi:

- per la specifica competenza professionale desumibile dal suo percorso formativo;
- per la specifica indicazione di legge;
- per il ruolo di Responsabile dell'Impianto di Medicina Nucleare.

Per quanto riguarda la *specifica competenza professionale*, il Decreto Ministeriale 1 agosto 2005 [4] sulle Scuole di Specializzazione (il cosiddetto "nuovo ordinamento") impone per lo specialista in Medicina Nucleare una specifica formazione sia sugli aspetti radioprotezionistici sia sugli aspetti chimico-farmacologici dei radiofarmaci. Tra gli "obiettivi formativi di base" il Decreto cita esplicitamente: fisica delle radiazioni, teoria dei traccianti, radioprotezione e radiopatologia e fondamenti di radiofarmacologia clinica. Tra gli "obiettivi formativi specifici" sono previste competenze di radiochimica, radiofarmacologia e controllo di qualità dei radiofarmaci, competenze sulla marcatura con radionuclidi di cellule, strutture subcellulari e molecole biologiche, sui principi e sulle norme di radioprotezione dei pazienti, degli operatori e della popolazione. Tra gli "obiettivi formativi integrativi o affini" il decreto cita: allestimento e somministrazione di radiofarmaci ai pazienti, organizzazione e principi di assicurazione di qualità dei Servizi di Medicina Nucleare, conoscenza della normativa e della legislazione concernenti l'impiego delle energie radiative.

Nessun altro corso di laurea o di specializzazione post-laurea fornisce oggi, in Italia, sia la competenza sulla fattispecie specifica (preparazione e controllo di qualità del radiofarmaco) sia la competenza sulle problematiche radiobiologiche e radioprotezionistiche connesse con l'allestimento e l'impiego dei radiofarmaci.

I Medici Nucleari oggi attivi in Italia – specializzatisi con il precedente ordinamento (si consideri che il "nuovo ordinamento" comincerà a diplomare specialisti dall'anno

2014) – non sono certamente meno preparati. Il Decreto Ministeriale 11 maggio 1995 [5] (cosiddetto "vecchio ordinamento") evidenziava, nello Statuto della Scuola di Specializzazione in Medicina Nucleare, come lo specializzando dovesse apprendere, nell'Area didattica C, "nozioni di radiochimica e radiofarmacia", "procedure per il controllo di qualità dei radiofarmaci" e "procedure per la marcatura con radionuclidi di cellule, strutture subcellulari e molecole biologiche", mentre l'Area F era interamente dedicata all'apprendimento di radiobiologia, radiopatologia e radioprotezione.

Per quanto riguarda le *specifiche indicazioni di legge*, le NBP-MN [1] ribadiscono che il Responsabile Generale della preparazione dei radiofarmaci è il Medico Nucleare, che ha il compito di:

– adeguare la struttura alle attività svolte;
– promuovere la formazione di personale qualificato, con competenze specifiche, cui affidare, secondo un sistema di garanzia di qualità, le operazioni e la gestione del laboratorio per la preparazione dei radiofarmaci;
– tenere sotto controllo i processi di produzione dei radiofarmaci (preparazioni) allo scopo di garantire, in analogia con gli altri medicinali, la qualità farmaceutica del preparato che condiziona la massima efficacia diagnostica o terapeutica del radiofarmaco e di minimizzare, come previsto dalle specifiche leggi nazionali, i rischi derivanti al paziente e agli operatori sanitari dall'esposizione alle radiazioni ionizzanti.

D'altra parte, il DLgs 187/2000 [2] prende in considerazione "la preparazione dei radiofarmaci" collocandola tra gli "aspetti pratici" delle prestazioni del Medico Nucleare. Secondo il Decreto, le esposizioni mediche individuali sono poste sotto la responsabilità clinica di uno specialista che, nel caso dell'esercizio professionale della Medicina Nucleare, è soltanto il medico dotato dello specifico diploma di specializzazione o titolo equipollente. È nella responsabilità dello specialista la possibilità di delegare "gli aspetti pratici per l'esecuzione della procedura o di parte di essa": ciò è esplicitamente affermato al comma 3 dell'art. 5, titolato "Responsabilità". La "delega degli aspetti pratici" è citata anche nell'ambito dell'applicazione del principio di ottimizzazione, essendo ricondotta alla responsabilità dello specialista in quanto responsabile dell'ottimizzazione e della giustificazione.

Per quanto riguarda il *ruolo di Responsabile dell'Impianto di Medicina Nucleare*, il DLgs 187/2000 [2] afferma che le Strutture di Medicina Nucleare ove vengono preparati i radiofarmaci fanno parte dell'Impianto di Medicina Nucleare, al quale è preposto un medico dotato dello specifico diploma di specializzazione individuato dall'Esercente. Il Responsabile di Impianto è anche il Responsabile Generale di quanto vi si opera; in tal senso Galli e Salvatori [6] ritengono correttamente che il Medico Nucleare Responsabile Generale citato nelle NBP-MN non possa che essere lo specialista "Responsabile di Impianto".

14.3.1.2 Competenze e formazione del Tecnico Sanitario di Radiologia Medica

Indubbiamente il TSRM è pienamente titolato alle attività del laboratorio di preparazione dei radiofarmaci in relazione sia al profilo professionale (il DM 26 settembre 1994 [7] stabilisce, tra l'altro, che i TSRM "effettuano le operazioni necessarie all'allestimento delle dosi radioattive da somministrare ai pazienti ed ogni altra operazione di camera calda"), sia all'ordinamento didattico (il DM 24 luglio 1996 [8] prevede, tra gli obiettivi didattici: apprendimento della marcatura di radiocomposti, decontaminazione ambientale, competenze necessarie per la preparazione delle dosi, capacità di approntare le preparazioni semplici di radiofarmaci). Da una survey recentemente condotta da Leonardo Pace dell'Università Federico II di Napoli emerge che i Corsi di Laurea triennale per TSRM prevedono in media 6,2 crediti formativi universitari (CFU) relativi a insegnamenti di Medicina Nucleare (Settore Scientifico Disciplinare MED36) con un range da 1,5 a 14,5 crediti. Il Corso dell'Università Cattolica del S. Cuore di Roma (con sede presso il Policlinico A. Gemelli) prevede, oltre a vari insegnamenti di Medicina Nucleare, anche uno specifico corso integrato dal titolo "Farmaci e Radiofarmaci" (5,44 CFU), con insegnamenti di farmacologia applicata, anestesiologia e rianimazione, farmaci e radioattività, medicina nucleare. È chiaro, pertanto, che il TSRM ha piena competenza e legittimazione per effettuare le preparazioni semplici dei radiofarmaci[3].

14.3.1.3 Limiti della formazione del Farmacista Ospedaliero

Come per le altre scuole di specializzazione di area sanitaria, l'ordinamento didattico delle Scuole di Specializzazione in Farmacia Ospedaliera (cui si accede successivamente al conseguimento delle Lauree in Farmacia o in Chimica e Tecnologie Farmaceutiche) è stato riformato dal Decreto Ministeriale 1 agosto 2005. Se per la parte chimico-farmaceutica il percorso formativo è ovviamente completo, non vi è la minima indicazione per quanto riguarda medicina nucleare, fisica e biologia delle radiazioni, radioprotezione e competenze teorico-pratiche di manipolazione, produzione e controllo di qualità di radiofarmaci, così come mancano insegnamenti attivabili nei settori scientifico disciplinari MED36 (diagnostica per immagini e radioterapia, che include medicina nucleare) o FIS07 (fisica applicata, che include fisica sanitaria). In effetti nel corposo ordinamento di questa tipologia di scuole il termine "radiofarmaci" compare solo due volte: tra gli "obiettivi formativi di base" è prevista "l'acquisizione di conoscenze ed apprendimento delle problematiche inerenti la galenica clinica, in particolare per quanto riguarda la formulazione dei medicinali e le tecniche di allestimento di terapie iniettabili in dose unitaria personalizzata, *ivi inclusi i radiofarmaci* [corsivo nostro], secondo i principi delle norme di buona dispensazione"; tra le "attività professionalizzanti obbligatorie" è prevista "Produzione di preparati magistrali obbligatoriamente sterili, eseguiti per il singolo paziente su indicazione medica, quali miscelazioni, diluizioni, ripartizioni di terapie nutrizionali, antiblastiche, antinfettive, antidolorifiche e di supporto alla cura del paziente, *radiofarmaci* [corsivo nostro], comprendente la valutazione ed interpretazione dei dati della prescrizione, la valutazione della fattibilità tecnica".

Appare chiaro pertanto che l'inserimento del termine "radiofarmaci" rappresenta solo una (lodevole) manifestazione di intenti, vista l'assenza di qualunque formazione specifica relativa alla parte *radio-* e la mancanza di requisiti specifici che prevedano Strutture di Medicina Nucleare nelle reti formative nelle quali si svolgono i periodi di tirocinio (attività professionalizzanti).

---

[3] Secondo Galli e Salvatori [6] sono *semplici* tutte le preparazioni implicanti l'impiego di generatori e kit, di cui all'Allegato A delle NBP-MN [1] e tutte le preparazioni derivanti da manipolazioni (miscelazioni, diluizioni, ripartizioni ecc.) di radiofarmaci forniti "pronti all'uso" da ditte autorizzate. Operativamente le attività *complesse* – come quelle definite "estemporanee" o quelle di marcatura di cellule autologhe – sembrano oggi fuori dalla preparazione teorico-pratica impartita dai Corsi di Laurea triennali. Tuttavia il TSRM può anche ricoprire incarichi di responsabilità nel previsto organigramma del laboratorio di preparazione dei radiofarmaci, *a giudizio e su indicazione nominativa del Medico Nucleare Responsabile*.

Cionondimeno dalla Società dei Farmacisti Ospedalieri (SIFO) la problematica del ruolo professionale del "radiofarmacista" viene vista da un punto di vista diverso: essendo i radiofarmaci equiparati ai medicinali (DLgs 178/1991 [9]), la preparazione, il controllo di qualità e il rilascio degli stessi sarebbe responsabilità del farmacista così come avviene negli ospedali per tutti gli altri farmaci. Non vi è dubbio, d'altronde, che il farmacista si trovi più a suo agio di altri con alcuni principi teorici e con alcune procedure pratiche previste dalle NBP-MN: per esempio, in materia di "Gestione della qualità delle procedure radiofarmaceutiche" (in particolare per quanto riguarda "Procedure operative standard", "Gestione delle deviazioni e dei cambiamenti", "Preparati non conformi" ecc.) [1]. Se le Scuole di Specializzazione in Farmacia Ospedaliera conferissero adeguate competenze teoriche e pratiche sui radiofarmaci (cosa che il nuovo ordinamento non impone, ma che qualche Scuola riesce comunque a fornire) questa strada sarebbe in effetti percorribile, anzi sarebbe relativamente facile visto che quello del Farmacista Ospedaliero è un ruolo professionale sanitario riconosciuto nel nostro Paese.

14.3.1.4 Limiti della formazione del Fisico Sanitario

Il fisico che si specializza in Fisica Sanitaria dopo il Corso di Laurea Magistrale in Fisica si trova in una condizione curiosamente opposta a quella del Farmacista Ospedaliero riguardo alle competenze sui radiofarmaci: ha conoscenze teoriche e pratiche di alto livello sulla parte *radio-* ma minime sulla parte *-farmaco*. Il "nuovo ordinamento" (DM 1 agosto 2005 [4]) si limita a prevedere, alla voce "Obiettivi Formativi di Base", che "lo specializzando deve apprendere conoscenze fondamentali di [...] biochimica e farmacologia"; null'altro si trova di lontanamente avvicinabile al mondo dei radiofarmaci. D'altronde anche il Fisico Sanitario, come il Farmacista Ospedaliero, può accedere ai ruoli ospedalieri del Sistema Sanitario Nazionale ricoprendo l'incarico di Esperto in Fisica Medica, previsto dal DLgs 187/2000 [2].

Anche in questo caso, dunque, solo una revisione (profonda) dell'ordinamento della Scuola di Specializzazione potrebbe fornire a questa figura le competenze necessarie per gestire ed eseguire attività di preparazione di radiofarmaci. Già oggi, comunque, il Fisico è titolato a gestire alcuni controlli di qualità dei radiofarmaci (per esempio riguardo alla purezza radionuclidica), oltre a lavorare correntemente per la Medicina Nucleare relativamente ad aspetti di radioprotezione e controlli di qualità della strumentazione.

14.3.2 Verso un modello didattico nazionale di formazione in Radiofarmacia?

Al fine di garantire la massima qualità farmaceutica ed efficacia diagnostica del prodotto radiofarmaceutico e per minimizzare i rischi derivanti dall'esposizione indebita del paziente alle radiazioni ionizzanti, sarebbe necessario disporre di personale altamente qualificato in diversi ambiti, che comprendono la conoscenza dei processi chimici alla base delle preparazioni radiofarmaceutiche, l'uso e la gestione di apparecchiature complesse per la sintesi e il controllo di qualità dei radiofarmaci, l'acquisto delle materie prime, il rilascio chimico, fisico e microbiologico del prodotto finito, il controllo degli ambienti di produzione, nonché delle problematiche radioprotezionistiche. Inoltre, occorre notare che, sul territorio nazionale, sono attualmente attive diverse aziende che producono e distribuiscono radiotraccianti pronti per l'uso in stretta osservanza delle norme che regolano la produzione dei medicinali per uso umano nelle Officine Farmaceutiche (Good

Manufacturing Practice [10]). L'osservanza di tali norme per i radiofarmaci deve, quindi, essere garantita e posta in atto da personale adeguatamente formato e continuamente aggiornato. L'aggiornamento continuo appare indispensabile anche perché, oltre al settore produttivo, sono operativi laboratori di ricerca impegnati nella progettazione e nello sviluppo di nuovi radiofarmaci, nell'ottimizzazione dei processi produttivi attraverso l'introduzione di nuove e più efficienti metodologie di sintesi chimica, nell'ampliamento delle indicazioni diagnostiche o terapeutiche dei radiofarmaci già presenti in farmacopea, e nella sperimentazione preclinica e clinica di nuovi radiocomposti prodotti dalla ricerca scientifica di base. Queste attività – fondamentali per assicurare il costante progresso e miglioramento delle metodologie proprie della medicina nucleare – devono essere svolte da personale altamente specializzato, in possesso di conoscenze approfondite nella scienza e nella tecnologia dei radiofarmaci.

Per far fronte, seppure in parte, alle lacune qui evidenziate del sistema formativo italiano, da alcuni anni sono stati istituiti sul territorio nazionale alcuni master universitari di II livello per la formazione nella scienza dei radiofarmaci, facendo seguito al primo esempio di questo genere istituito presso l'Università di Ferrara nel 2002. Ogni anno vengono inoltre organizzati, in Italia e in altri Paesi europei, numerosi corsi formativi e residenziali, come pure sessioni dedicate alle preparazioni radiofarmaceutiche nell'ambito di convegni e congressi scientifici. Questa offerta formativa nazionale ed europea può senz'altro essere valorizzata anche dal Medico Nucleare Responsabile nel momento dell'attribuzione degli incarichi nell'ambito dell'organigramma funzionale del Laboratorio di Preparazione dei Radiofarmaci, in forza del dettato delle NBP-MN, che dispongono che "le operazioni di preparazione e controllo di qualità dei radiofarmaci vengano condotte da personale in possesso della necessaria preparazione sia teorica che pratica".

Ciononondimeno, se opportunamente coordinata e ufficialmente riconosciuta, l'offerta formativa italiana potrebbe costituire il nucleo iniziale per l'individuazione di un percorso didattico comune su tutto il territorio nazionale, i cui contenuti consentano di definire una precisa specializzazione nel settore della Radiofarmacia e, quindi, di costruire un profilo professionale corrispondente a personale altamente qualificato nello svolgimento di attività di progettazione, sviluppo, produzione e controllo qualità delle specialità medicinali contenenti radionuclidi, utilizzate nella diagnostica per immagini e nella terapia medico-nucleare.

In sostanza, l'istituzione di un percorso formativo in Radiofarmacia dovrebbe prevedere il conseguimento di alcuni obiettivi formativi fondamentali che conducano all'acquisizione delle seguenti conoscenze.

1. Principi fisici fondamentali indispensabili per la comprensione dei decadimenti radioattivi, delle interazioni radiazione-materia, della rilevazione e misura della radioattività e della radioprotezione.
2. Descrizione fisica elementare dei principi alla base delle metodologie di diagnostica nucleare SPECT e PET.
3. Principi chimico-fisici fondamentali che regolano la progettazione, la sintesi e lo sviluppo dei radiofarmaci e che sono necessari alla comprensione della loro struttura molecolare.
4. Metodi e tecnologie analitiche e radiochimiche per il controllo di qualità dei radiofarmaci.
5. Principi di base della chimica farmaceutica, con particolare riferimento alla caratterizzazione farmacocinetica e farmacodinamica dei radiofarmaci.

6. Fondamenti di farmacologia e tossicologia per la valutazione degli aspetti relativi alla formulazione, somministrazione e tossicità delle preparazioni radiofarmaceutiche.
7. Concetti fondamentali di biochimica, biologia, fisiologia e patologia per la comprensione del comportamento biologico di un radiofarmaco e delle sue finalità diagnostiche o terapeutiche.
8. Principi fondamentali di microbiologia farmaceutica per il controllo degli ambienti di produzione e della sterilità del prodotto radiomarcato.
9. Concetti fondamentali di assicurazione di qualità.
10. Farmacopea e normativa italiana sui radiofarmaci.

Sebbene esistano differenze tra le strutture didattiche dei vari master proposti fino a oggi, gli argomenti sviluppati possono essere comunque raggruppati all'interno delle stesse categorie, per fornire quindi un *Syllabus* di riferimento come schematizzato di seguito.

Attività formative di base
- Elementi di fisica nucleare e delle radiazioni
- Elementi di fisica dei rivelatori e dei sistemi di imaging
- Metodi di produzione dei radionuclidi
- Elementi di chimica di coordinazione
- Elementi di chimica organica e degli alogeni
- Introduzione ai metodi cromatografici
- Elementi di chimica biologica
- Fondamenti di farmacologia
- Elementi di microbiologia

Attività formative caratterizzanti
- Radiofarmaci del Tc-99m
- Radiofarmaci dello Iodio
- Radiofarmaci metallici per la diagnostica SPECT
- Altri radiofarmaci per la diagnostica SPECT
- Marcature cellulari
- Radiofarmaci per la PET
- Radiofarmaci del F-18
- Radiofarmaci del C-11
- Radiofarmaci metallici per la diagnostica PET
- Altri radiofarmaci per la diagnostica PET
- Radiofarmaci per la terapia con radionuclidi
- Elementi di medicina nucleare
- Sperimentazione animale e imaging molecolare

Attività formative professionalizzanti
- Assicurazione di qualità in radiofarmacia
- Farmacopea e legislazione farmaceutica
- Norme di buona preparazione dei radiofarmaci per medicina nucleare
- Sperimentazione preclinica e clinica di radiofarmaci
- Pratica radiofarmaceutica SPECT e PET
- Tirocinio

Bibliografia

1. Farmacopea Ufficiale della Repubblica Italiana, XII ed. Norme di Buona Preparazione dei Radiofarmaci per Medicina Nucleare
2. Decreto Legislativo 26 maggio 2000, n. 187, Attuazione della Direttiva 97/43/Euratom in materia di protezione sanitaria delle persone contro i pericoli delle radiazioni ionizzanti connesse a esposizioni mediche
3. Legge 26 febbraio 1999, n. 42, Disposizioni in materia di professioni sanitarie
4. Decreto del Ministro dell'Istruzione, dell'Università e della Ricerca 1 agosto 2005 Riassetto delle Scuole di specializzazione di area sanitaria
5. Decreto del Ministro dell'Università e della Ricerca Scientifica e Tecnologica 11 maggio 1995 Modificazioni all'ordinamento didattico universitario relativamente alle scuole di specializzazione del settore medico
6. Galli G, Salvatori M (2006) Le NBP per la Medicina Nucleare (NBP-MN) Commento generale alla nuova normativa nell'ambito del panorama legislativo che riguarda la Medicina Nucleare. Notiziario di Medicina Nucleare ed Imaging molecolare, II(3, Suppl. spec.):12-20
7. Decreto del Ministro della Sanità 11 maggio 1995, n. 746, Regolamento concernente l'individuazione della figura e del relativo profilo professionale del tecnico sanitario di radiologia medica
8. Decreto del Ministro dell'Università e della Ricerca Scientifica e Tecnologica 24 luglio 1996 Approvazione della tabella XVIII-ter recante gli ordinamenti didattici universitari dei corsi di diploma universitario dell'area sanitaria, in adeguamento dell'art. 9 della legge 19 novembre 1990, n. 341
9. Decreto Legislativo 29 maggio 1991, n. 178, Recepimento delle direttive della Comunità economica europea in materia di specialità medicinali
10. EudraLex - The rules governing medicinal products in the European Union. Volume 4 - EU Guidelines for good manufacturing practices (GMP) for medicinal products for human and veterinary use http://ec.europa.eu/health/documents/eudralex/vol-4/index_en.htm

Printed in the United States
by Baker & Taylor Publisher Services